靈活飲食

基於科學並經實證的飲食規劃法，
突破眾說紛紜的迷障，針對個人需求，
去除不必要的壓力，並且終生維持

FLEXIBLE DIETING

A SCIENCE-BASED, REALITY-TESTED METHOD
FOR ACHIEVING AND MAINTAINING YOUR OPTIMAL PHYSIQUE,
PERFORMANCE AND HEALTH

亞倫・亞拉岡 著
Alan Aragon

林麗雪 譯

better 80

靈活飲食
基於科學並經實證的飲食規劃法，
突破眾說紛紜的迷障，針對個人需求，去除不必要的壓力，並且終生維持

FLEXIBLE DIETING
A Science-Based, Reality-Tested Method for Achieving and Maintaining
Your Optimal Physique, Performance and Health

作　　者	亞倫・亞拉岡 Alan Aragon
譯　　者	林麗雪
封面設計	蔡佳豪
內頁排版	黃暐鵬
排版協力	吳郁嫻
責任編輯	賴書亞
總 編 輯	賴淑玲

出 版 者　大家出版／遠足文化事業股份有限公司
發　　行　遠足文化事業股份有限公司（讀書共和國出版集團）
　　　　　231 新北市新店區民權路 108-2 號 9 樓
　　　　　客服專線 0800-221-029　傳真 02-2218-8057
　　　　　劃撥帳號 19504465　戶名：遠足文化事業股份有限公司
法律顧問　華洋國際專利商標事務所 蘇文生律師
Ｉ Ｓ Ｂ Ｎ　978-626-7561-06-5
定　　價　新台幣 990 元
初版 1 刷　2024 年 9 月

靈活飲食：基於科學並經實證的飲食規劃法，
突破眾說紛紜的迷障，針對個人需求，
去除不必要的壓力，並且終生維持／
亞倫・亞拉岡（Alan Aragon）作；林麗雪譯.
—初版.—新北市：大家出版，
遠足文化事業股份有限公司，2024.09
　　面；　公分.—（better; 80）
譯自：Flexible dieting : a science-based, reality-tested
method for achieving and maintaining
your optimal physique, performance & health
ISBN 978-626-7561-06-5（平裝）
1.CST: 健康飲食　2.CST: 減重　3.CST: 營養
411.3　　　　　　　　　　　113012677

謹將此書獻給珍娜（Jeana）、萊克斯（Lex）和麥克斯（Max）
——我生命中純粹快樂的主要源泉。

編輯說明

1. 內文中以方括號夾注阿拉伯數字諸處,如 [103],為原書註解。方括號中的號碼,對應書末「引用文獻」中的文獻編號。
2. 內文中以方括號夾注星號諸處,如 [*],為中譯時新增之注解。如未特別說明,注解和按語皆為譯者所加。

謝詞

要感謝的人很多。與其列出一份完整的清單，卻仍不可免地遺漏掉一些摯愛的重要人物，我的致謝詞會說得不那麼具體，但仍然是發自內心的。我首先要感謝我的家人，感謝你們的愛、支持、耐心和智慧。我所有真正的朋友，你們都知道你們是誰——謝謝你們一直在我身邊，尤其是在艱難的時刻。感謝我所有的同事和合著者，從第一線工作現場到象牙塔，感謝你們幫助我磨練技能。感謝所有長久以來關注我職業生涯的人，你們在我心中占有特殊的位置。感謝Victory Belt 出版團隊（以及我親愛的朋友布瑞特‧康崔拉斯〔Bret Contreras〕的引介）——感謝你們將我的文字和想法轉化成一本經得起時間考驗的書。對於那些剛接觸我的工作的人，感謝你們乘坐知識增益列車，並相信我的帶路。感謝大家為我提供了一個平台，讓我能夠從事自己最熱衷的事業。

目　次

重要的入門知識
IMPORTANT
INTRODUCTORY
STUFF

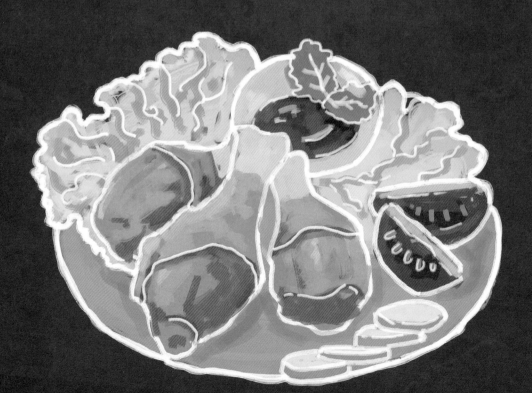

關於本書

一點背景說明

我寫的第一本書是我在 2007 年自費出版的《腰圍控制》（*Girth Control*）。當時我已經投身健身領域十五年了（我從 1992 年開始訓練客戶）。我寫書的目的是呈現當時的科學資訊，以及我自己的實地觀察。

《腰圍控制》已經出版十五年了，我從 2007 年以來也累積了大量的知識與經驗，已經準備好要和大家分享了。多年來，我有幸參與各種不同的研究出版刊品，並形成了教練、培訓師、運動員、營養師與教育人員所遵循的實證實務指南（evidence-based practice guidelines）大部分的基礎。臨床醫師也發現這些出版品很實用。在這裡，要特別向布瑞德·匈費德（Brad Schoenfeld）公開致敬，我會不時從第一線工作進入學術殿堂的象牙塔中參加活動，受他影響很大。

本書的目的

了解飲食與營養領域，就等於擺脫不必要的嘗試、費用、健康風險，也不用浪費時間。在某些情況下，還可以挽救生命。但這是一個重大的挑戰：我們要如何接觸到經常接收錯誤飲食資訊的一般大眾？我們該如何教育他們我們知道的事？我想我們可以站上講台、公開布道，但我們如何讓大眾願意學習呢？這可不是讓他們直接深入研究文獻，從中探索出一條路那麼簡單。即使他們有能力這樣做，還是可能錯失第一線工作的智慧。我們這些以實證為基礎的從業人員似乎知道所有的「祕密」，但我們嘗試把祕密有效傳達給外行民眾時，基本上都失敗了。

我經常被問到的一個問題就是，為了知道該吃什麼以達到健身相關的目標，我會推薦什麼好懂又不會太古怪的書？本書就是答案——或至少，是我的答案，並且有學術界與實務界的大量證據支持。我當然想要有一本書可以快速傳播，並一口氣改變世界。至少，我期待能引發蝴蝶效應，也許啟發一小群比我更有影響力、資源更豐富的聰明人，繼續以實證資訊來讓世界變得更好。

本書是為誰而寫？

　　我有大量的版面可以發表，為何不用來滿足大範圍人群的需求與目標？健康與健身領域目前有個趨勢，那就是「縮小利基」。若想要創造琅琅上口的媒體金句以及令人難忘的行銷口號，縮小利基很好，但是既然有機會寫出教科書程度的廣度與深度，我當然要好好把握。完全的初學者（以及僅具備非常基本營養知識的人）在本書得到的收穫，將和高等競技運動員與經驗豐富的教練一樣多。從普通的男性與女性，一直到自認為是跑道、田徑場、拳擊擂台與球場「菁英」的人，本書涵蓋了所有人的需求與目標。這麼廣泛的人群，反映的正是我在整個職業生涯中遇見的人。

　　話雖如此，我確實對中年的足球媽媽／爸爸特別偏心，也很喜歡那些想要重回年輕時輝煌歲月的上班族，這些人剛成年時，一想到要去海灘或游泳池，可不會立即就焦慮起來。但別誤會，我的目標是，從沙發馬鈴薯菜鳥到教授，再到專業運動員，每個人都能因為本書而改變人生（或至少真心認為本書有用）。

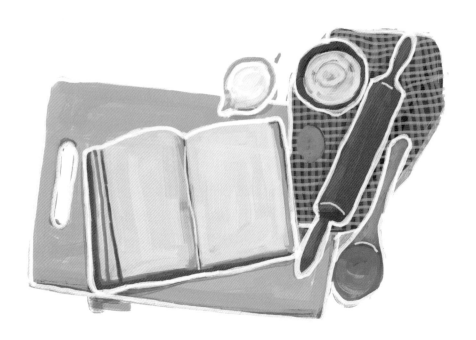

如何閱讀本書

　　我想，作者明確指導讀者如何閱讀他們的書，並不尋常。要說的話，若要從本書得到最多收穫，我覺得你應該從第一章讀起，這一章詳細說明了靈活飲食的定義。了解本書書名背後的涵義很重要。人們對靈活飲食有很多誤解，最令人抓狂的也許是靈活飲食要從頭到尾追蹤巨量營養素的攝取量。

　　因此，請先閱讀第一章，接著閱讀第二章〈科學整體情況〉，如果你能吸收的話，就接著讀第三章〈揭開科學研究的神祕面紗〉。這些都是幫助你理解本書後續章節的重要基礎觀點。事實上，在你平常消化那些與營養和健身相關的媒體資訊時，這些觀點都很重要。

　　閱讀完第一章與第二章後（如果你有勇氣，還可以閱讀第三章），接下來的三章會深入研究主要的巨量營養素（蛋白質、碳水化合物與脂肪）如何影響身體，以及在運動期間發揮最佳作用的能力。然後，我會探討膳食補充劑，最後會提出飲食規畫。你可以隨意跳讀這幾個章節，但請記住，每一章的結尾都有提供重點摘要，以防你讀到昏頭轉向。

縮寫字列表

縮寫	意義
AA	arachidonic acid 二十碳四烯酸
AARR	Alan Aragon Research Review 亞倫‧亞拉岡研究評論
AAS	anabolic-androgenic steroids 同化性雄激素類固醇
ACSM	American College of Sports Medicine 美國運動醫學院
ADA	American Dietetic Association 美國飲食協會
ADF	alternate-day fasting 隔日斷食
AHA	AmericanHeartAssociation 美國心臟協會
ALA	alpha-linolenicacid α-亞麻酸
AMDR	acceptable macronutrient distribution range 巨量營養素可接受範圍
AND	Academy of Nutrition and Dietetics 美國營養與飲食學會
APP	Athletic Performance: Primary 運動表現：主要
APS	Athletic Performance: Secondary 運動表現：次要
ATP	adenosine triphosphate 三磷酸腺苷
BCAA	branched-chain amino acid 支鏈氨基酸
BF%	body fat percentage 體脂率
BHB	ß-hydroxybutyrate ß-羥基丁酸
BMI	body mass index 身體質量指數
CKD	cyclical ketogenic diet 循環式生酮飲食

縮寫	意義
CLA	conjugated linoleic acid 共軛亞油酸
DHA	docosahexaenoic acid 二十二碳六烯酸
DHT	dihydrotestosterone 雙氫睾酮
DRI	Dietary Reference Intake 膳食參考攝取量
DSHEA	Dietary Supplement Health and Education Act 《膳食補充劑健康和教育法案》
EAA	essential amino acid 必需氨基酸
EBP	evidence-based practice 實證實務
EFA	essential fatty acid 必需脂肪酸
EPA	eicosapentaenoic acid 二十碳五烯酸
eTRF	early time-restricted feeding 早時段限時進食
EVCO	extra-virgin coconut oil 特級初榨椰子油
FFM	fat-free mass 去脂體重
FFMI	fat-free mass index 去脂體重指數
GI	glycemic index 升糖指數
GL	glycemic load 血糖負荷
HDL	high-density lipo protein 高密度脂蛋白
HIIT	high-intensity interval training 高強度間歇訓練
ICAN	internal cue awareness nurturing 內在信號覺知培養
IF	intermittent fasting 間歇性斷食

縮寫	意義
IIFYM	if it fits your macros 只要符合巨量營養素需求，吃什麼都可以
IOC	International Olympic Committee 國際奧林匹克委員會
ISSN	International Society of Sports Nutrition 國際運動營養學會
LBM	lean body mass 淨體重
LDL	low-density lipoprotein 低密度脂蛋白
MCT	medium-chain triglyceride 中鏈三酸甘油脂
MFGM	milk fat globule membrane 乳脂球膜
MPB	muscle protein breakdown 肌肉蛋白分解
MPS	muscle protein synthesis 肌肉蛋白合成
mTOR	mammalian target of rapamycin 哺乳動物雷帕黴素標靶蛋白
MVM	multivitamin-mineral 複合維生素礦物質
NEAT	non-exercise activity thermogenesis 非運動性活動熱量
NHANES	National Health and Nutrition Examination Survey 全美健康和營養檢查調查
PDH	pyruvate dehydrogenase 丙酮酸脫氫酶
PICO	population, intervention, comparator, outcome 人群、干預、比較、結果

縮寫	意義
PRISMA	Preferred Reporting Items for Systematic reviews and Meta-Analyses 系統性回顧與統合分析優先報告項目
PUFA	polyunsaturated fatty acid 多元不飽和脂肪酸
RCT	randomized controlled trial 隨機對照試驗
RD	reduction diet 減量飲食
RDA	Recommended Dietary Allowance 每日建議攝取量
RDI	Reference Daily Intake 每日參考攝取量
REE	resting energy expenditure 靜息能量消耗
RET	resistance exercise training 阻力訓練
RMR	resting metabolic rate 靜息代謝率
SFA	saturated fatty acid 飽和脂肪酸
T2D	type 2 diabetes 第二型糖尿病
TBW	target bodyweight 目標體重
TFA	trans fatty acids 反式脂肪酸
TRF	time-restricted feeding 限時進食
USDA	United States Department of Agriculture 美國農業部

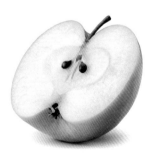

靈活飲食的起源 與演變
THE ORIGIN & EVOLUTION OF FLEXIBLE DIETING

請注意：在本章中，我會拋出大量的日期與引述，因為要理解研究文獻中靈活飲食的發展與定義，歷史時間軸是很重要的。這一章有時候感覺像在讀《利未記》[*]，還請多多包涵。接下來羅列的一連串發現，對於釐清流行媒體與健身文化的錯誤應用以及靈活飲食到底是什麼的困惑，是不可或缺的。

* 【編注】舊約聖經中的《利未記》內容為律法，逐條列出宗教儀式和日常生活的細項規定。

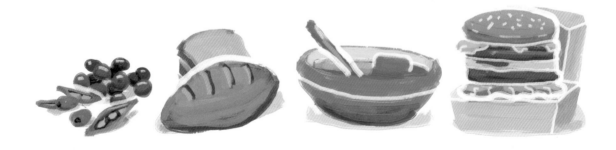

硬性與靈活飲食控制

追查同儕審查的文獻中靈活飲食的起源，帶我們回到了1975年，當時赫爾曼（Herman）與麥克（Mack）[1]率先以體重正常的人為對象，檢視高度節制與低度節制（減肥時自我限制的程度）。他們發現，在預先飲用奶昔之後，低度節制者的食物攝取量與預先飲用的量成反比。換句話說，喝較多奶昔的人，接下來的食物攝取量較低，反之亦然。但高度節制者的情形截然不同，他們的攝取量與預先飲用的奶昔量成正比。作者導出的結論是，低度節制者顯示的行為特性與成功自制並保持苗條的人一致，而高度節制者則與難以減重的人有類似的飲食行為。

靈活詞彙

預攝取 Preload

預攝取是指在實驗中於某一餐前的某個指定時間食用一份食物或飲料，以測試這樣做會如何影響之後那一餐的飢餓感、飽足感與熱量消耗。常見的預攝取包括蛋白質奶昔、能量棒，以及白開水。

那麼，認知上的節制和靈活飲食有什麼關係？讓我們快轉到1991年，魏斯頓荷佛（Westenhoefer）[2]提出，飲食節制（與「飲食控制」同義）可以分為靈活與硬性兩種類型。

* **硬性控制**是一種僵化、不是全有就是全無的飲食方式，食物的選擇與進食的時間都要根據設定好的、不可妥協的規則。
* **靈活控制**則採用更動態、更通融的策略，例如不是完全避開某些食物，而是吃較少的份量，允許更大的多樣性與靈活性。靈活控制也允許在下一餐以「健康」的食物來補償，或平衡「不健康」的食用量，以避免整體攝取過度[3]。

一個重要的發現是，硬性控制與更大的「失控」有關。在這種情況下，失控是指面對可口的食物或其他刺激時（例如情緒壓力），出現飲食過度的傾向。另一方面，更靈活的控制則與較少的失控有關。更令人擔憂的是，更嚴格的控制與更多有問題的飲食行為有關，其中暴飲暴食是主要的問題。靈活控制的情況相反：飲食失衡或失調的報告較少。所以，飲食越嚴格，節食者越可能打破規則、飲食過度。

靈活飲食控制有利結果的後續一致性

　　接下來的十年也有類似發現。1994年，謝林（Shearin）和同事[4]發現，靈活控制與身體質量指數呈負相關。換句話說，較靈活的飲食方法與更輕的體重有關。

　　隔年，威廉森（Williamson）和同事[5]的報告指出，在正常體重的女性身上，高度飲食節制結合飲食過度，和暴飲暴食症狀呈現正相關，除此之外，靈活控制與身體質量指數呈負相關。1999年，史密斯（Smith）和同事[6]發現，靈活飲食與較輕的體重、不會飲食過度、程度較輕微的焦慮及沮喪有關。相反的，硬性飲食與飲食過度及體重增加有關。

　　同樣在1999年，魏斯頓荷佛和同事[7]在一大範圍族群中正式確認靈活與硬性節制的相關概念為真。他們的結論指出，硬性控制與更強烈的失控、更高的體重、更頻繁及更嚴重的暴飲暴食有關；但靈活控制的結果完全相反，其中包括更可能長期維持的減重。2002年，史都華（Stewart）和同事[8]發現，硬性飲食（而非靈活飲食）與飲食失調症狀、身體意象困擾[*]以及更高的身體質量指數有關。

---

*　body image disturbance，醫學、心理學、精神醫學用詞，指對身體的感知改變，這是一種強迫症，定義為擔憂身體特定部位，需要採取特殊措施來隱藏或修復，例如節食或整容手術。

巨量營養素計算法在文獻中引起轟動

2020 年，康林（Conlin）和同事[8]針對進行阻力訓練的受試者，以十週的低熱量階段，接著是十週的隨意（無限制）階段，比較了巨量營養素追蹤法以及膳食計畫法（meal plan–based approach）的效果。在為期十週的節食階段，兩組都保持了淨體重、減少了脂肪量，兩組沒有顯著差異。在為期十週的隨意飲食階段，巨量營養素計算組的淨體重明顯比「硬性」組增加更多（前者 +1.7 公斤，後者 –0.4 公斤）。整體來說，除了巨量營養素計算組在節食後的隨意階段增加淨體重之外，兩組缺乏有意義的差異。巨量營養素計算組的參與者中途放棄的比率稍微高一點。作者群推測，由於不涉及任何計畫或計算，膳食計畫法可能比較容易執行。

靈活詞彙

低熱量 Hypocaloric、高熱量 Hypercaloric、正常熱量 Eucaloric

低熱量飲食就表示攝取的熱量比燃燒的更少，這將會減輕體重。高熱量飲食的意思正好相反，攝取得更多，燃燒得更少，相當於增加更多體重。正常熱量飲食介於兩者之間，是設計來維持目前體重的飲食法。

膳食計畫法被貼切貼上「硬性」標記。巨量營養素計算法則貼上「靈活」，這個分類至少部分是合理的，因為只要能達成巨量營養素的目標，並不限制食物選擇。然而，這個方法有可能轉為硬性（若目標克數沒有彈性），也可能造成不健康的錙銖必較。作者群對巨量營養素計算法的意見值得引述：**「如果做得太徹底，可能會產生硬性飲食常見的病態現象。」**

二元思維：硬性飲食控制的支柱

二元思維是一種將事件或刺激截然二分的傾向。舉例來說，有二元思維的人可能認為，特定食物不是好的就是壞的，只有這兩種可能。事實上，每一種食物都提供不同程度的營養價值。

2000 年，提格曼（Tiggemann）[9] 可能首先提出了二元思維概念會影響飲食法的結果。對食物與飲食的二元看法（例如「好」與「壞」或「潔淨」與「不潔」），隱含著一種失衡的認知方式。2003 年，伯恩（Byrne）和同事[10] 調查與維持減肥有關的心理因素，發現二元思維是體重再次增加最有力的預測指標。2008 年，拉曼喬蒂（Ramacciotti）和同事[11] 提出報告，指出患有暴食失調症的肥胖者中，二元思維是其特徵之一，而沒有失調的人則未表現出二元思維。2011 年，萊斯布里奇（Lethbridge）和同事[12] 報告指出，二元思維是與飲食失調有關的因素。2015 年，帕拉斯查（Palascha）等人[13] 發現，體重管理失敗與二元的食物及飲食信念更有關，而與飲食節制較不相關。2018 年，伯格（Berg）和同事[14] 發現，在平均年齡為六十九歲的超重與肥胖女性中，更靈活的飲食節制結合更不硬性的節制，可以減輕更多體重。

二元思維有個後果常被忽視，那就是為食物加上道德屬性，將食物標示為「壞」或「不潔」，而非「好」或「潔淨」。這種非黑即白的思維，會把某些食物與飲食行為視為「對」或「錯」。硬性飲食控制促進並強化了這種觀點。雖然對與錯或二分法可能適用於刑法，但從相對的角度比較能有效處理食物與節食問題，也更能反映現實中的細微差異與不確定性。重要的是，在規劃時，靈活方法可以讓飲食個人化。圖1a 概述了飲食節制與其子類別。

規劃與方案 Programming and protocols

在健身界與營養界,規劃與方案等專有名詞是用來描述執業者開立的、有組織的計畫,以便為個人的飲食法與運動法提供結構。然而,有結構並不表示所有方案都是僵化的。有些規劃與方案,還是很靈活。

圖1a:飲食控制:子類別與意義

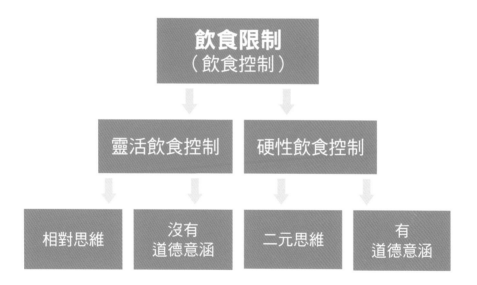

對食物懷有「好」與「壞」的看法,就可能對吃了某種壞食物的自己或他人進行道德判斷,認為是做了壞事,因此就是壞人。用這種方式來標記食物,會賦予食物不應有的力量。「壞」食物會被認為是禁果,這就像是為過度飲食(或暴飲暴食)清空路障,因為節食者發誓,這將是最後一次和這種敗德的食物有牽扯了。

重點是：這只是食物。要把力量交給自己，不是交給食物。當然，對於有潛在問題的食物，還是需要某種程度的節制。這就為我們引入一個概念：自主熱量。

自主熱量：適當攝取時，所有的食物都合適

靈活節食原則對大眾健康建議的影響，可以回溯到 1996 年，當時美國飲食協會（American Dietetic Association，或簡稱 ADA，現在稱為營養與飲食學會〔Academy of Nutrition and Dietetics〕或 AND）在通訊刊物中指定 3 月為全國營養月。口號是「所有的食物都合適」（All foods can fit）。這個簡單而令人難忘的口號，首先發表於經過同儕審查的文獻中，即 1997 年 9 月的《營養與飲食學會期刊》（Journal of the Academy of Nutrition and Dietetics）[15]。2002 年，美國飲食協會在傳達營養訊息上的立場是，「所有食物都適合健康的飲食方式」[16]。美國飲食協會的立場是，把食物標示為「好」或「壞」，可能會助長不健康的飲食方式。這個立場幾乎肯定是受到了二元思維的失衡作用等研究的影響。

靈活詞彙

立場 Position stands

這個專有名詞的英文看起來可能有點囉嗦，但立場有一個特定的重要目的：這是一個科學機構針對其領域相關主題最權威的實證聲明，用意是代表該主題的科學共識。

2005 年，美國衛生與公共服務部（US Department of Health and Human Services）與美國農業部（US Department of Agriculture, USDA）發明了自主熱量攝取量（discretionary calorie allowance）這個專有名詞[17]，定義是攝取營養豐富的食物而滿足了建議的營養攝取量後，剩餘的熱量差額。換句話說，吃完蔬菜，其餘熱量就可以自主攝取。

這表示靈活飲食有彈性能包含添加脂肪、添加糖與酒精。但這裡要特別留意：自主熱量大約占每日熱量總攝取量的10到20%，剩下80到90%的飲食應該要來自全天然和最低度精製的食物。由於實際運用時很溫和，這個飲食指南通過了時間考驗。

以2,000大卡的膳食為例，這相當於，不管想吃什麼，每天有200到400大卡的「自主」份額。當然，如果沒有吃垃圾食物（我偏好稱之為**放縱食物**）的欲望，也不必非得在飲食中安排。重點是，由100%典型健康食物組成的飲食，不一定會讓人更健康。特別是如果在膳食中允許選擇放縱食物，更能長期堅持下去。如果對你來說，完全沒有垃圾食物的飲食最能持續下去，那很好，只要這確實就是你的個人偏好。

> **靈活詞彙**
>
> ### 大卡 Kcal
>
> 大卡這個縮寫字通常與「卡路里」互換使用。這是因為大卡最初指的是千卡（kilocalorie），也就是一大卡等於一千小卡。這牽涉到卡路里如何轉換成能量的物理與化學，但在營養領域，我們可以說一大卡等於一卡路里的可用能量。

IIFYM：圈內笑話變成世界品牌

某些讀者已經知道，IIFYM代表「只要符合你的巨量營養素目標就行」（if it fits your macros）。但很少人知道這個首字母縮寫字形成的細節與演變，所以我會給你獨家新聞。我是無意中協助打造出這個怪物的一員，親眼看著IIFYM從留言板上的圈內笑話，變成某個飲食法的品牌名稱，也就是在不太考慮食物選擇與飲食品質的情況下，達到每日巨量營養素克數目標。讓我們回顧一下過去這十年的演變吧。

2009年，bodybuilding.com營養論壇資深成員艾瑞克 · 肯艾（Eric Koenreich）想用我們在論壇上給新手的一個答案創造出一個首字母縮寫字，這是因為有大量的貼文都在問，減脂階段是否可以吃各種食物。這些食物都不屬於傳統上用來備賽的、一系列狹隘的典型健身食品。例如，如果有人問是否可以吃全蛋，而不是只吃蛋白，我們就會說，「只要符合你的巨量營養素目標，就吃吧！」

在每天疲憊地重複回答這些問題之後，艾瑞克（出於挫折感）想到了一個快速、有點諷刺意味的方法，就是用答案中的首字母縮寫字來回應。每天要回答數十次同樣的問題，這時輸入「IIFYM」比「If it fits your macronutrient targets...」要輕鬆多了。從2009年到2011年，我們經常以這種帶著玩鬧性質，不是非常有幫助的方式回應貼文。「我可以吃雞腿肉，而不吃雞胸肉嗎？」—「IIFYM」。「在減脂時，可以吃香蕉嗎？」「白米飯呢？」「那花生醬呢？」—「IIFYM」。諸如此類，我們還為此竊笑。我們並不知道，我們隨意到處拋出來的這個愚蠢縮寫字會瘋狂傳播開來，並成為某種國際品牌。

大眾完全不知道這個縮寫字的起源與用意，因此IIFYM變成了一種飲食方式的名字，只要達到巨量營養素克數目標，就可以像魯莽的孩子一樣亂吃。很多人很高興在滿足他們的巨量營養素目標時可以吃垃圾食物，再多都沒關係，且還能達到他們的體重（或身體組成）目標。在此同時，很多人採行IIFYM的時候菜單中充滿高能量、美味可口的食物，但微量營養素與飽足感不足，於是不可避免地遇到問題。由於IIFYM被認為是在提倡一種不健康的生活方式，因此也一直存在一定程度的反對與鄙視。

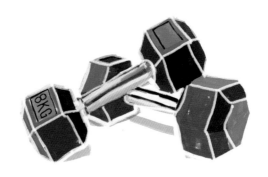

巨量營養素與微量營養素 Macronutrients and micronutrients

微量營養素是人體少量需要的營養素，例如必需維生素與礦物質，以確保健康的新陳代謝、成長與細胞功能。巨量營養素是身體大量需要的營養素，特別是脂肪、碳水化合物與蛋白質，提供我們發育、修復組織、調節身體過程[*]等一切工作的能量。

要教育人們在 IIFYM 架構中的自主熱量（10到20%），一直是一件很困難的挑戰，但這個訊息似乎取得了一點進展。只要本書被納入夠多的個人（也許甚至有些公共）圖書收藏，混亂應該會慢慢但穩穩地消散。附帶一提，IIFYM 讓我想起了美國飲食協會 1996 年全國營養月的口號：「所有的食物都合適。」但這還有一項重要條款：只要自主熱量僅占熱量總攝取量的 10 到 20%，所有的食物就都可以納入整體來說符合健康的飲食。適度享用放縱食物，但你的飲食還是應該主要由全天然與健康食物所構成。

重要提醒：IIFYM 與靈活飲食並不是同義詞

看到有人錯誤地混用 IIFYM 與「靈活飲食」這兩個專有名詞，是很令人沮喪的。看到這種混亂出現在一般大眾與學術圈中並持續到今天，也一直讓人覺得很無力。例如，康林和同事[8]就把 IIFYM、巨量營養素計算以及「靈活飲食」這個專有名詞歸於同一類，無意中暗示追蹤與微觀管理巨量營養素的公克數，就是靈活飲食的例子，但其實並不是。另外，這份同儕審查文獻也錯失了機會，並未說明 IIFYM 的正確起源與用意。可惜的是，我們不能指望康林和同事也知道這類在私下流通的消息。好吧，親愛的讀者，現在**你**知道了。

---

* 指身體內部進行的各種生化或生理學活動，例如新陳代謝、消化、循環等。

我們已經回顧了過去三十年的相關資訊，靈活飲食並不等同於打開某個追蹤巨量營養素的應用程式，一查發現你的蛋白質、碳水化合物與脂肪在晚上最後一餐還分別剩下某個奇怪的應攝取量，並苦惱你是否儲備了適當的食物來達到這些目標。相反的，靈活飲食控制涉及了對飲食節制的認知方式。

在一天或一週的追蹤／當責[*]方式、營養範圍、食物選擇與時間安排上，你控制飲食的方式是一種嚴格、非黑即白的二分法，或是允許一些彈性？靈活飲食控制屬於後者，並不是把追蹤巨量營養素的作法換個名稱而已。雖然設定巨量營養素目標並追蹤攝取量，的確允許食物選擇的彈性，但也有「要達成數字」的硬性。一個潛在的問題是，追蹤飲食攝取量到公克的程度，正是微觀管理的定義。就我的觀察，實施高精確度（攝取量與追蹤）的作法會加劇人們之前就有的執著傾向。

爆炸新聞：真正的靈活節食會適應各種硬性程度

這裡有一個要消化的重要概念：靈活飲食包括個人化的飲食靈活度（或硬性程度），追蹤與當責的精確度也因人而異。有些人可以維持追蹤克數的作法，而且做得很好，有些人甚至享受這種作法（不過，根據我的觀察，這些人是少數）。有些人寧願追蹤每一種食物種類的份量，就像營養師用的傳統代換系統。其他方法還包括只追蹤蛋白質與總熱量，或只追蹤蛋白質。還有一個選擇是，名義上不追蹤任何東西。更精確地說，你只是保持覺知，知道仍能進步（或維持進步）需要監控的最少飲食變項。這個選擇需要培養對飢餓與飽足感的覺知。

靈活飲食包含了上述所有方法，也將在本書中探討。記住：靈活飲食並不是一種特定的飲食，而是一種控制飲食的方法，避開了二元思維，而且更能促進個人化與長期堅持。圖1b概述了飲食控制的光譜，並顯示靈活飲食的真正本質。在討論規劃之後，本書之後還會介紹與攝取量和追蹤精確度有關的光譜。

---

* 【編注】accountability，在這裡指為自己行動的結果負起責任。

圖1b：飲食控制的光譜

靈活 ←───→ 硬性

- 蛋白質克數或份量目標，其餘飲食就根據身體的飢餓與飽足感決定
- 直覺進食（所有的攝取量都根據飢餓與飽足感）
- 攝取食物種類範圍
- 沒有定量目標的指示（即多吃或少吃某些食物或食物種類）
- 以上任何一項搭配自主份量分配

- 總熱量目標
- 蛋白質目標以及彈性的碳水化合物與脂肪攝取量（只要符合總大卡目標）
- 巨量營養素目標以及自由選擇食物來源
- 以上任何一項搭配自主熱量分配
- 以上任何一項搭配指定的「作弊」餐或「作弊」日（如果在計畫之內，其實就不算作弊。我更喜歡稱之為**放縱餐或休息日**）

- 允許與禁止食物
- 在一天中的某些時間允許或禁止食物或巨量營養素
- 特定的每日菜單，膳食中的變化與食物選擇最少（最不顧及食物選擇上個人的偏好）

真實的靈活飲食就是飲食控制的靈活性。這表示，你可以根據個人當時的目標，單獨或組合以上的任何一個方法。例如，在比賽期間，運動員可能會採取更嚴格或精確的策略，但在非比賽期間，就稍微放鬆一下。方法越嚴格，不良後果或無法持續的風險越大。因此，一般大眾的長期解決方案通常是逐漸轉向更靈活的飲食控制，並遠離硬性飲食控制的極端作法。

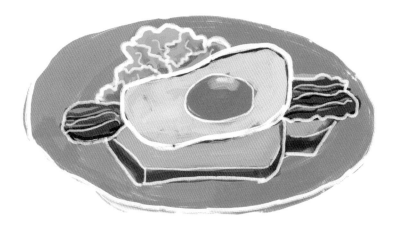

第一章摘要

- 靈活與硬性飲食節制（最後被稱為飲食控制）從1990年代初就被廣泛研究到現在。靈活飲食控制一直與良好的結果有關，而硬性飲食控制則一直與飲食失調（特別是暴飲暴食）症狀以及體重調節失敗有關。

- 硬性飲食控制的特徵是二元思維（傾向將事件或刺激視為二元對立：一種全有或全無／非黑即白的方式）。這種認知方式會導致不良結果，包括為食物加上錯誤的道德屬性（即「好」與「壞」），結果讓節食者的良心受到譴責，並不利於長期的成功。

- 針對硬性飲食的陷阱，一個解方就是自主熱量攝取量（占總熱量10到20%，可以來自個人想要的任何食物），而剩下的80到90%則來自全天然和最低度精製的食物。以營養豐富的食物為主，結合適度的放縱食物，確保整體的飲食健康，能夠增加長期堅持下去的機會。

- IIFYM（只要符合你的巨量營養素目標就行）一開始是健身留言板上的一個圈內笑話，後來演變成一種飲食方式的名稱，指的是只要符合巨量營養素目標，就能吃任何想吃的垃圾食物。但這並不是這個縮寫字的初衷，任何以為是這樣的人，都被誤導了。

- 靈活飲食並不是某種特定飲食方式的名稱。靈活飲食不是IIFYM的同義詞，更不僅僅是追蹤巨量營養素（又稱「巨量營養素計算」）的另一個術語。

- 靈活飲食會包容細微差異與不確定性，並非強加某種普遍的方法或一套節食規則，而是根據個人偏好、耐受度與目標來操作。靈活飲食包含巨量營養素目標、食物選擇、進食時間以及追蹤／當責／覺知方法的靈活性與個人化。

- 關鍵：靈活飲食甚至允許自由選擇最適合個人的靈活度（或硬性程度）。這包括混搭硬性與靈活飲食控制，而且可以根據個人目標而異。所以，是的，鮮為人知的好處就是，靈活飲食包括飲食方式本身的靈活性。

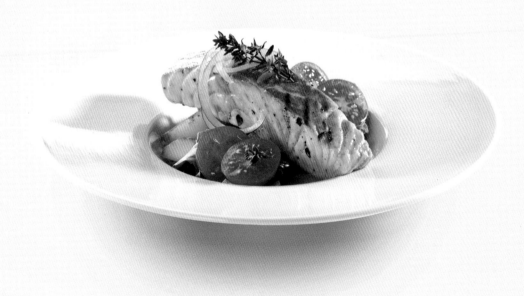

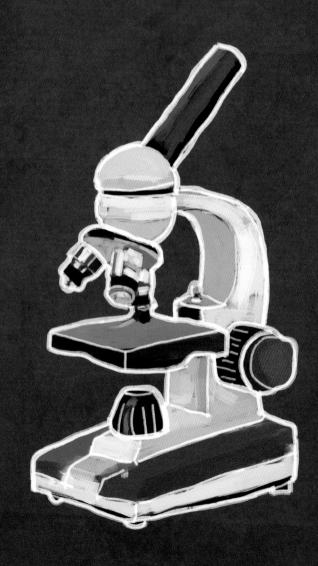

科學的整體情況
THE BIG PICTURE OF SCIENCE

為什麼一般大眾對於要吃什麼感到如此困惑？

在我來看，有三個互相影響的主要因素造成大眾對於飲食與營養感到困惑：

· 每一個人都在吃。
· 錯誤訊息氾濫。
· 缺乏科學素養。

       首先，為了生存，每個人都必須吃。因為每個人都在吃，對吃什麼是有效的，人們往往就產生一種權威感，特別是個人飲食習慣的效果一直都很好的時候。很多人覺得，他們在這個領域自動具備權威或專長，並由此出現各種教導、布道與大膽的主張。

當然，這些說法都沒有證據基礎，只有個人見證或不過是個人意見，且受確認偏誤與其他事情影響。這是營養領域中的一個獨特問題。例如，在社交聚會上，你不會看到有人四處提供法律建議，畢竟律師工作與人類生存沒有必然的關係。但是，唉……每一個人都在吃，所以每個人都是吃的「專家」。

靈活詞彙

確認偏誤 Confirmation bias

確認偏誤是指我們傾向尋找、選用、回想能證實我們既有信念的資訊。如果你曾經如此，不用難過。這個已充分研究、似乎普世皆然的現象是人性使然。我們會引用支持自己既有想法的訊息，甚至竄改經驗以符合我們的信念。困難的是覺察這件事，並願意打破循環。

錯誤訊息：每個人都可以寫飲食書

第二個造成大眾混淆的因素是，不合格的人（以及徹頭徹尾的騙子）掌握了飲食書籍的寫作訣竅，著作還很暢銷。整體來說，有科學頭腦，夠資格寫書或對大眾提供營養建言的人，一、忙著輔導客戶或治療病人；二、缺乏行銷頭腦；或三、不願意扭曲事實以擊中所有讓人情緒敏感的問題。因此，成功接觸到大量群眾的人，提供的卻是大量的錯誤訊息。

馬頓（Marton）和同事[18]檢查了目前百大暢銷飲食書籍作者的資歷與職業，以及這些書中的主張。他們的調查結果顯示在圖 2a。

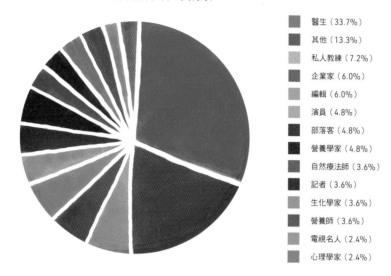

醫生（33.7%）

其他（13.3%）

私人教練（7.2%）

企業家（6.0%）

編輯（6.0%）

演員（4.8%）

部落客（4.8%）

營養學家（4.8%）

自然療法師（3.6%）

記者（3.6%）

生化學家（3.6%）

營養師（3.6%）

電視名人（2.4%）

心理學家（2.4%）

或許並不意外，樣本中的十四個職業中，醫生占最大比率（33.7%）。一般大眾不知道的是，醫生的營養課程要求非常不足[19]。相比之下，營養師（經過嚴格而廣泛的營養學訓練）只占職業中的3.6%，名列倒數第三，之後是電視名人以及以2.4%墊底的心理學家。調查還發現，這些書的作者大部分在同儕審查文獻中並不活躍。以下是一段論文摘錄，完全說明了我的觀點：

> 總而言之，我們對營養學暢銷書的綜合評估顯示，他們可能對很重要的事情提供了資訊或錯誤資訊……其中很多書，也許是絕大多數，可能包含了大量沒有科學根據的錯誤資訊與主張。

> 隨著越來越多消費者表示他們的營養資訊來自朋友與家人的經驗分享，或新聞文章、標題或電視新聞，比起經過同儕審查的科學文獻，這些書所傳播的訊息最終可能對大眾造成更大的影響……

第三個導致大眾對營養訊息感到困惑的因素是，缺乏科學素養。

科學素養：
穿越錯誤訊息雷區的必要條件

國家研究委員會（National Research Council）為科學素養下的定義是：「使用證據與數據評估科學家與媒體提出的科學訊息與論證品質的能力[20]。」缺乏科學素養的一般大眾很容易受訊息影響，不論是善意傳播錯誤資訊的人，或是故意欺騙消費者以詐取現金的個人或公司。雖然很多人讀這本書是為了得到直接答案，解開營養與健身的相關疑問，但我堅持要花點時間教你如何釣魚，而不是只給你一條魚（不過本書也提供了很多魚）。新資訊會從多種來源持續湧現，重要的是擁有一套基本技能，有人餵訊息給你或你關心的人時，才能辨明訊息品質。

　　討論科學素養必須從定義科學開始。美國國家科學院（National Academy of Sciences）把科學定義為「使用證據對自然現象建構可檢驗的解釋與預測，以及這個過程中產生的知識」[21]。科學是一套調查與發現的系統，用以達到最大客觀性與最小誤差。因此，這是我個人對科學的定義：

　　科學是一套原則，用來引導研究揭開真相，且不欺哄任何人及你自己。

　　雖然可以交替使用，但把科學與研究視為兩種獨立而相關的實體較為準確。科學是一套「完美」的原則，而研究是試圖執行這些原則的手段。由於研究是人在做的，一定有缺陷。可能雜亂無章，也有不同程度的錯誤與偏差。儘管如此，要調查事物在物質世界中確實的運作方式，科學研究還是我們的最佳工具。科學研究以外的選擇就是毫無根據的猜測、想像、見解與個人證詞。

由於未知領域太浩瀚，尤其是牽涉到複雜的人類生理學時，所以研究向前推進的步伐是無止境的。研究的目標是帶來更明確的答案，從而了解我們知識中廣大的灰色地帶。科學素養中具體、可量度的技能，包含鑑別有效的科學論證、評估來源的可靠性、看出科學訊息被誤用、了解研究設計的元素、解釋從研究產生的量化數據，並根據這些數據來評估結論[22]。對統計與方法有基本的理解是重要的，但更重要的是運用合理的邏輯與推理提出正確問題的能力。

靈活詞彙

質化與量化 Qualitative versus quantitative

質化與量化研究在所收集的數據與收集方法上都不一樣。質化研究收集非數值的資料，例如個人陳述，而量化研究依據的資料是以數字表示的或可測量的。

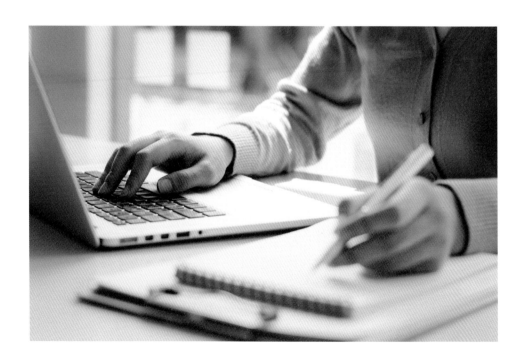

科學方法

> 很多人在小學都學過什麼是科學方法，但很少（如果有的話）回顧。容我舊事重提，這對科學素養的討論是不可或缺的。雖然科學方法並沒有一個單一、普遍適用的公認版本，但不同版本都具備相同的基本程序：

1. 對無法立刻解釋的現象提出觀察與描述，產生問題／目標。
2. 提出假設，既解釋這個觀察到的現象，也預測可量化的結果。
3. 透過能解決問題的實驗設計，來檢驗假設與其預測。
4. 分析結果／資料，評估這個新見解在該領域的潛在適用性。
5. 重複這個過程，可能的話，以更好的方法檢驗。從不同實驗室得到重複結果，就能更加確定該發現沒有錯誤。

當我們討論到隨機對照試驗（randomized controlled trial, RCT）時，這些步驟會更明朗具體。由於能夠證明因果關係，這種類型的研究被認為在證據等級中屬於最高級。

簡單說，這個過程就是觀察、做出有根據的猜測，然後檢驗那個猜測。如果猜測沒有通過測試，就拋棄，接著再用另一個假設來進行相同過程。如果你的預感是正確的，那麼這就是證據基礎的起點，如果其他人也可以複製這個結果，基礎就會更加穩固。

科學方法發揮效果的一個主要例子，就是發現與確認肌酸補充劑對增加肌肉尺寸與肌力的有效性。讓我們用以下例子來分解這個過程：

觀察：在肌酸這個例子中，觀察的起點是一個悠久的觀念：ATP（三磷酸腺苷）是體內所有生物過程所需的燃料，因此被稱為身體的能量貨幣。磷酸原系統（又稱為三磷酸腺苷－磷酸肌酸系統）供應限量的ATP，以提供能量給骨骼肌進行短期、最大強度的運動。在肌肉細胞中，磷酸肌酸發揮了能量緩衝的作用，可以延長ATP的可用性。

假設：根據觀察與現有知識的猜測是，補充肌酸可以增加肌肉內肌酸的濃度。這些肌酸可以形成磷酸肌酸，作為一種緩衝劑以重新合成 ATP，從而提高進行最大強度無氧運動的能力。

靈活詞彙

無氧運動 Anaerobic exercise

無氧運動與有氧運動的不同之處在於強度更高，每單位時間燃燒更多熱量。你肯定在某個時間點做過無氧運動，只是你沒有意識到。基本上，無氧運動是任何短時間、高強度、使用葡萄糖作為能量，而且氧氣需求超過供給的活動。高強度阻力訓練、短跑等劇烈運動都算是這類活動。

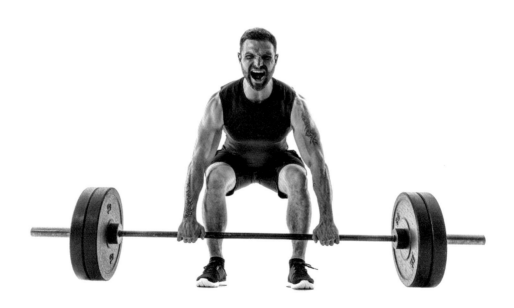

實驗：為了檢視假設是否成立，干預試驗比較了肌酸補充劑與安慰劑（惰性物質）的效果。如果你熟悉肌酸作用的方式，你就會知道關鍵在於讓肌內的肌酸存量達到飽和，這將在第七章探討。

　　結果分析：在高強度、以肌力／爆發力為導向的活動上，肌酸的效果明顯大於安慰劑，而且偏誤或干擾因素不太可能產生這些結果。因此，這個假設被認為是可行的。

　　複製：自1990年代以來，在廣泛的族群與環境中進行的數百項研究顯示了肌酸對於增加肌肉尺寸、肌力與爆發力的有效性[23]。

　　這裡的重點是，正確執行科學方法的研究一致支持肌酸的正當性。肌酸的證據基礎不僅僅是猜測、炒作，以及名人代言而已。

　　相較之下，有一種稱為共軛亞油酸的化合物，被吹捧為減重補充劑。它在齧齒動物身上效果很好，在人體身上的初步研究也顯示前景看好。然而，奧納克波亞（Onakpoya）和同事[24]進行的系統性回顧與統合分析發現，共軛亞油酸的長期效果小到不具有臨床意義。正如我將在本章下一節（第4點）探討的，從科學觀點來看，絕不會百分之百肯定地推斷共軛亞油酸對減肥沒有用，只是根據目前的證據，共軛亞油酸不太可能產生有意義的效果。

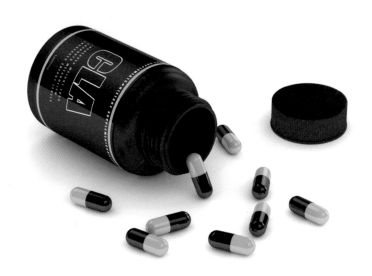

科學的本質（核心原則）

除了對科學方法有基本的掌握之外，同樣重要的是熟悉科學的基本性質，以及這份熟悉如何有助於科學推理與知道要提出的正確問題。美國國家學院（National Academies of Sciences, Engineering, and Medicine）主導的一個合作計畫，概述了科學探索的五個核心原則與假設[25]：

1. **自然並非反覆無常**。換句話說，科學的一個假設是，自然遵循著恆常的規則。因此，如果在與另一個實驗具有相同變項的條件下進行一個新的實驗，結果應該會是一樣的。

2. **知識的成長，是透過探索既有規則的限制與互相強化的證據**。發現相關變項之間的新關係，可以擴大任何特定主題的證據基礎。當不同類型的研究（觀察性或干預性）得出相似的結論，就稱為證據的趨同或一致性。特定主題的結果一致性越高，我們對該現象的真實性就越有信心，而不僅僅是因錯誤或偏差所致。有些規則在被發現的環境之外的地方仍然適用，這就是發現其普遍性的限制的步驟。然而，探究我們可以把這個結果／規則普遍化或適用到什麼程度，對科學的進展很重要。例如，如果某種特定飲食或方案在未經訓練的人身上看到某種特定的結果，但在有訓練的人身上卻看不到這種結果，這就表示，這種關係可能受到訓練狀態或其他特點影響，可能需要進一步的調查。基本上，科學是在探查與測試我們的知識邊界中發展的。

3. **科學是一種集體事業。**換句話說，科學是研究人員持續努力的共同心血，研究者都以自己與同儕的工作為基礎，持續推進。除了研究之前的發現並學習新的發現，研究人員會嚴格審查彼此的工作，以控管品質。每一項正確進行的研究都是釐清更大難題的一塊拼圖，是有意義的貢獻。在教育從業人員、臨床醫師與大眾時，集體研究也是不可或缺的。

4. **科學的宗旨在於增進信心，而非確定性。**科學發現在先天上就具有不確定性。科學的試探性質其實是優勢，因為在不確定性的前提下，才可能開放地去改善現有的模型與知識體系。研究人員應該了解並揭露其工作的不確定性與局限性。想要應用某個特定研究結果的個人或實體，也應該意識到該研究的局限性。

5. **科學知識是持久而可變動的。**既有模式在新的環境或以改良的技術進行測試時，特定主題的科學知識也會隨之改變狀態。科學過程容許一致的（可信的）新證據來修正之前的立場或意見，某些情況下甚至是推翻，即使這些立場與意見是被大家公認已經確定的。科學知識會改變，這不應該被視為一種缺點。事實上，這是一種進步，表示我們更深入、更清晰地理解自然如何運作。

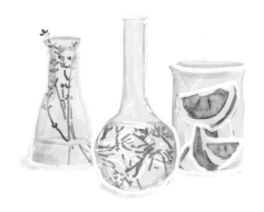

偽科學：如何不去採用

偽科學是一個重要的專門用語，用來指宣稱是科學（或者在外行人眼中看起來是科學），但實際上並沒有以科學方法為基礎的任何概念或作法。偽科學宣稱的研究證據基礎非常薄弱，幾乎不存在。為了製造科學光環，偽科學通常會誤用（或編造）專業術語，以及錯誤應用正當的研究。

偽科學的典型例子是占星術與順勢療法，根據體型或血型進食則是營養領域的偽科學例子。偽科學的特徵包括過度依賴個人軼事／感言、迴避同儕審查、缺少生物學合理性，並且缺乏研究證據。了解不科學的知識取得方法的本質，可以幫助我們藉由簡單的對照比較，來理解取得知識的科學方法（表2a）[26]。

表2a：取得知識的方法

	科學	不科學
一般方法	實徵的	直覺的
觀察	對照（控制）	不對照（不控制）
報告	公正的	偏頗的
概念的定義	明確	模糊
儀器	準確／精確	不準確／不精確
測量	可靠／可重複	不可靠
假設	可測試（可證偽）	不可測試（不可證偽）
態度	批判	不批判

實證實務：彌合實驗室與現場的落差

健身方面的實證實務（evidence-based practice, EBP）是實證醫學的一個分支，實證醫學的起源是來自提高患者照顧的科學標準之需求[27]。由於社群媒體上的爭論對抗（通常是用最多PubMed[*]連結淹沒反對派的人獲勝），實證實務通常遭到誤解。實證實務有三個主要部分：當前的科學文獻、現場經驗、將客戶／病患的需求個人化。

經過同儕審查的文獻對實證實務非常重要，可作為個人化計畫的起點。依靠科學文獻通常可以節省時間、精神與金錢，因為可以直接找到最可能有效的作用物與規則。不過，文獻也僅僅是實徵知識體系的一小部分。文獻中的灰色地帶或知識空缺必須由現場的經驗與觀察來彌平。實證實務是科學與實務的交集。所以，擁有最多PubMed連結是不夠的。另外，不管有什麼已經或尚未發表的內容，都必須根據個人需求與偏好量身製作規則。圖2b說明了人們對實證實務的誤解以及實際內容。

圖2b：實證實務

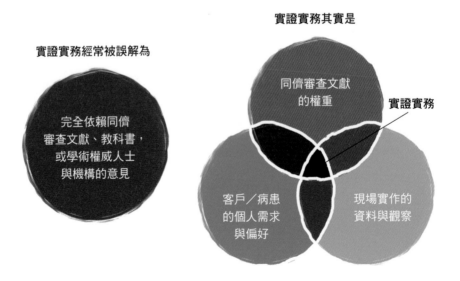

實證實務經常被誤解為

完全依賴同儕審查文獻、教科書，或學術權威人士與機構的意見

實證實務其實是

同儕審查文獻的權重

實證實務

客戶／病患的個人需求與偏好

現場實作的資料與觀察

---

* PubMed為美國國家醫學圖書館製作的生物醫學摘要資料庫，收錄主題包含醫學、牙科學、藥學、護理學、健康照護及生命科學，從一九四六年至今，書目資料量已達三千三百萬筆。

第二章摘要

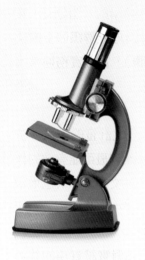

- 一般大眾對於吃什麼感到困惑，有三個主要原因：一，每個人都在吃（因此對這個領域有一種權威感）。二，由於有嚴重的偏見和／或不合格的人擁有大量觀眾，大眾媒體上充斥著大量的錯誤訊息。三，大眾缺乏科學素養。

- 要穿越錯誤訊息的雷區，科學素養很重要，這是一種能力，知道如何從炒作與猜測中辨別哪些訊息在科學上是有效的。

- 由美國國家學院主導的一個合作計畫，概述了科學探索的五個核心原則與假設如下：一，自然並非反覆無常。二，知識的成長，是透過探索既有規則的限制與互相強化的證據。三，科學是一種集體事業。四，科學的宗旨在於增進信心，而非確定性。五，科學知識是持久而可變動的。

- 由於巧妙使用行業術語以及誤用研究，偽科學雖不是科學，卻偽裝成科學。偽科學利用一般大眾對科學的興趣與缺乏理解，而從中得利。

- 實證實務彌合了理論與實務知識之間的落差。總是有未被科學研究明確涵蓋的知識灰色地帶。儘管同儕審查文獻是實證實務的重要部分，但加上現場經驗與觀察，並結合個別客戶／病患需求，才是完整的實證實務方法。

揭開科學研究的
神祕面紗
DEMYSTIFYING
SCIENTIFIC RESEARCH

研究的分類

要確實理解科學研究,很大一部分在於知道科學研究如何分類,並知道每一種類型的目的、優點與限制。也就是說,你應該知道哪些類型的研究具有最高的有效性,要給多少權重,以及如何區分。圖 3a 描述了研究的各種類型,從可以表達觀察的研究到能夠建立因果關係的研究,都在一道光譜上。

描述性研究

描述性研究包括個案研究、調查與歷史研究。其目標正如其名:描述觀察到的事物。描述性研究的優點在於相對直接了當,較不容易出現會帶來錯誤或偏差的異常變項(稱為**干擾因素**)。它只描述表面上可以觀察的現象,並不試圖確定是什麼作用物導致了某一個特定結果。

儘管缺乏干預(控制變項),描述性研究也很有價值。例如,成功的健美運動員備賽策略的個案研究,可以為研究之外的其他人提供線索,以得知做什麼會有效。

圖3a　研究類型的光譜

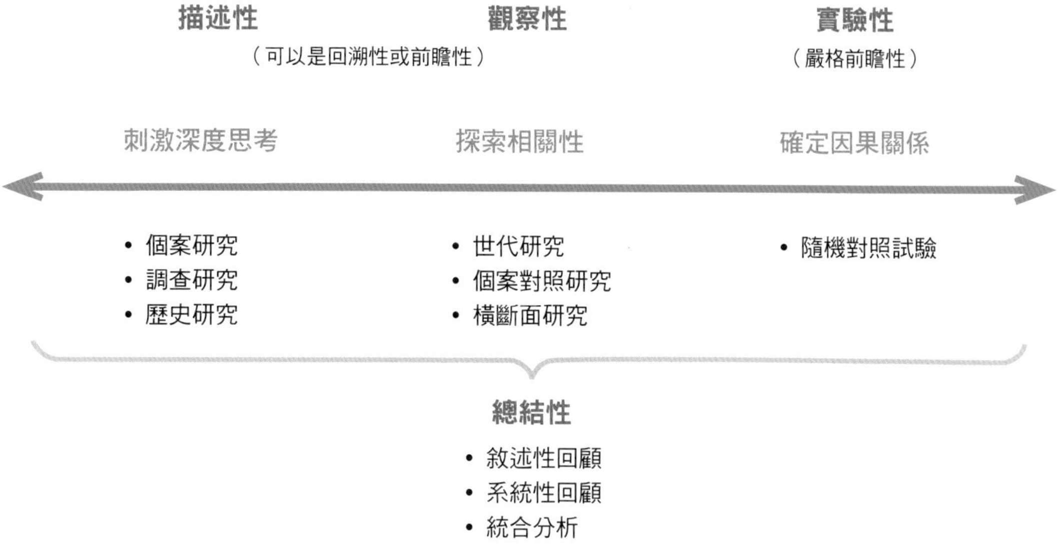

| 描述性 | 觀察性 | 實驗性 |
| （可以是回溯性或前瞻性） | （嚴格前瞻性） |

刺激深度思考　　　　探索相關性　　　　確定因果關係

- 個案研究
- 調查研究
- 歷史研究

- 世代研究
- 個案對照研究
- 橫斷面研究

- 隨機對照試驗

總結性
- 敘述性回顧
- 系統性回顧
- 統合分析

　　幾項個案研究發表之後，就可以發現模式與共通性，並在現實世界中檢驗。
　　描述性研究的主要限制是，無法指出被觀察事物之間的關係有什麼性質。這個「什麼」的問題，就是朝向「如何」的問題的基礎。

觀察性研究

　　沿著光譜向右，觀察性研究（世代研究、個案對照研究、橫斷面研究）更能夠確認事物、事件或現象之間的關聯是何性質。觀察性研究能夠發現變項之間的關聯或相關性。

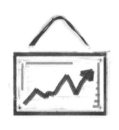

在觀察性研究的大範圍內，有一個更常見的專有名詞，即流行病學，就是在人口族群層面上的疾病研究。流行病學產生了大多數的頭條新聞（通常是與各種食物以及慢性病或死亡風險有關的健康恐慌）。流行病學的主要優點是能夠長期研究大量人口。研究人員可以研究各種生活方式與疾病結果（包括死亡率）的關聯，而這樣的關聯可能需要幾年或幾十年才會表現出來。由於後勤、倫理道德的約束以及財務費用，幾乎不可能透過對照干預的作法來檢驗。

至於觀察性研究的局限，則是這種研究大致上被認為是用來產生假設，而不是證實事實。換句話說，觀察性研究對提出問題很有用，但不能提出明確答案。除非滿足某些理論上的技術細節，例如希爾準則（Bradford Hill criteria）[28]，否則觀察性研究無法確定因果關係。俗話說「相關不代表因果」，完全適用於觀察性研究。

靈活詞彙

相關不代表因果 Correlation does not imply causation

這句話在支持科學的圈子裡很流行，描述的是僅根據相關性無法確定其中有因果關係。如果認定相關代表因果，就犯了邏輯謬誤。換句話說，僅僅因為兩件事同時或在同一個環境下發生，並不表示它們有緊密關聯，或一件事導致了另一件事。

隨機對照試驗

研究光譜的最右邊是隨機對照試驗，這被認為是真正的實驗性研究（相對於省略隨機過程的準實驗研究）。由於嚴格控制與操作變項，隨機對照試驗可以確定因果關係。

一個反映隨機對照試驗價值的主要例子是人工甜味劑與體重的研究。觀察性

研究指出飲食／食用人工增甜的食物及飲料和過重／肥胖有關[29]，導致有些人責怪零卡汽水（即無糖汽水）之類的食物造成體重增加。相反的，隨機對照試驗一致顯示，用人工甜味劑取代糖，有助於減重[30]。因此，透過觀察性數據指控人工甜味劑，犯了**反向因果關係**的錯誤。換句話說，過重與肥胖的人傾向於尋找人工增甜的「減肥」產品，反過來說人工甜味劑導致肥胖就不對了。我們會知道這一點，就是因為隨機對照試驗有能力調查因果關係。

雖然隨機對照試驗具有超越光譜上其他研究類型的優點，但並非沒有缺點。常見的限制包括試驗的持續時間短、樣本數小。嚴格控制與隔離探討的變項，有時候會損害**外部有效性**（在無菌實驗室環境中看到的效果與現實世界的關聯）。

靈活詞彙

樣本數 Sample size

在研究中，樣本數是指參與者的數量。在研究提出時就必須計算樣本數，因為樣本太大不可行，太小不科學。獲得恰當的樣本數是研究的關鍵。

總結性研究

為了提供證據整體狀況的綜論或鳥瞰觀點，總結性研究是必要的。有鑑於大量且不斷增加的營養與運動研究，從敘述性回顧、系統性回顧與統合分析中，我們可以對已知與未知有個整體的看法，而這一切都可以為未來的調查提供更清晰的路徑。敘述性回顧提供質化評估與推想，同時也傳遞了該領域的經驗。藉由避免選擇性報告或吹捧符合作者個人偏好的實驗方案，敘述性回顧努力超越單純的社論。對於解決因數據不明確或普遍的誤解而生的爭議領域，敘述性回顧特別有用。

有一篇敘述性回顧對我來說很特別（因為那是我第一篇經過同儕審查的出版品），標題是〈重新檢視營養時機：有代謝窗口嗎？〉[31]，討論以下誤解：在運

動後，有一道狹隘、快速消失的時間窗口，在其間攝取快速吸收的蛋白質與碳水化合物可以增肌。

　　與較自由而不受束縛的敘述性回顧相比，系統性回顧遵循特定的報告系統，例如系統性回顧與統合分析首選報告項目（Preferred Reporting Items for Systematic reviews and Meta-Analyses, PRISMA），其評論本身與評論中包含的研究具有最佳的透明度、完整性和品質[32]。

　　統合分析會從解決類似問題的幾個研究中收集數據，並量化分析效果的規模。

證據等級（新的、改良過的）

除了理解各種研究類型的目的、優點與局限，正確看待它們在證據等級上的級別也很重要（圖 3b）。在大眾媒體以及同儕審查文獻中流傳著多個證據等級的版本。它們有些細微差異，但本質類似，其中兩個共同點是：隨機對照試驗的級別高於觀察性研究（即世代研究、個案研究、橫斷面研究），而系統性回顧與統合分析則位於頂端。圖 3b 是我對傳統示意圖的更新版本，添加了細微差異。

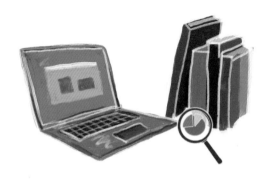

圖3b：證據等級

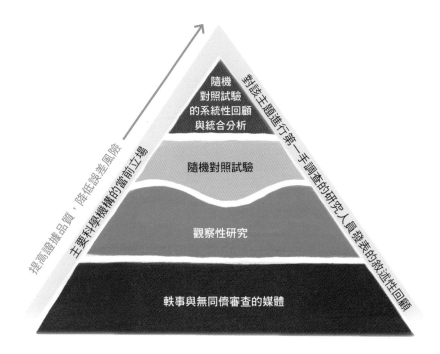

隨機
對照試驗
的系統性回顧
與統合分析

隨機對照試驗

觀察性研究

軼事與無同儕審查的媒體

提高證據品質，降低誤差風險

主要科學機構的當前立場

對該主題進行第一手調查的研究人員發表的敘述性回顧

軼事與無同儕審查的媒體

　　證據等級從最弱排到最強，位於底部的是軼事與無同儕審查的媒體。軼事就是講述個人經驗或觀察的故事。想像一下，有人對一種新的飲食、補充劑或運動設備讚不絕口：「我試了X產品，效果很好！」

　　軼事的問題是會受到個人偏見的影響（更不用說當事人的知識水平或相關的推理能力）。除了某種因代言協議而產生的商業偏見之外，關於軼事的一個重要警告是可能有確認偏誤。如果X商品（或X訓練方案，或X飲食方案）背後的行銷或說服策略讓某個人相信了那個產品，可能會導致這個人對預先存在的期望產生錯誤的滿足感，並因此確認了預先存在的信念。

另一個例子是，如果有人看到一部有關某種特定飲食的紀錄片，而該片以一面倒的正向眼光描繪這種飲食方式。當這個人採用這種飲食方式時，確認偏誤會助長對該飲食方式有利效果的選擇性感知或承認，同時主動忽略（或否認）其缺點。

無同儕審查的媒體包括雜誌文章、部落格貼文、流行的飲食書籍與紀錄片（或更準確地說，紀錄式劇情片）。這些消息來源全都受到多重偏見的影響，更不要說不為人知的意圖了。在大多數情況下，它們的主要目標是產生觀看次數與收入，所以科學的查證工作就退居二線，能說出好故事更重要。

觀察性研究與隨機對照試驗

觀察性研究（世代研究、個案對照與橫斷面研究）是下一個等級。現在，我們已經進入原創性論文（original investigation）的領域，也稱為初級研究。如前文提到，觀察性研究的局限在於無法證明因果關係。不過，它們可以給出明顯線索，並在可行的情況下，為隨機對照試驗進一步的測試提供假設。重點是要注意，區隔觀察性研究與隨機對照試驗的那道線是波形的，這表示，需要個別評估才能判斷這些研究的品質。我們無法完全依據研究設計本身斷定有效性的等級，而需要一種更靈活／自由的觀點。

> **靈活詞彙**
>
> ### 初級與次級研究 Primary and secondary research
>
> 初級研究是指第一手進行的任何類型研究，例如調查、訪談與實驗。次級研究則包括社論、敘述性回顧與系統性回顧，基本上就是初級研究的解釋或評估。

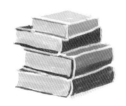

這將我們帶到下一個等級,也就是隨機對照試驗。由於能夠證明因果關係而不僅僅是相關性,隨機對照試驗通常被稱為研究設計的「黃金標準」。雖然這個標籤還頗為貼切,但隨機對照試驗的品質與實質意義差異很大。某個隨機對照試驗可能有強大的內部效度,換句話說,就是正確控制了有問題的變項,並準確地測試與測量了研究所設定的目標或主要測量指標。然而,內部效度高,並不自動等於外部效度高(與現實世界中人的關聯)。

所以,儘管隨機對照試驗聲稱擁有黃金標準的地位,也不能免除嚴格的審查。我已經討論過隨機對照試驗的主要限制,但有一個值得重複探討的普遍狀況是,它們通常只包含少量受試者(參與者)。受試者數量少的問題在於,把研究發現外推到或概括到相關整體人群的能力比較低。

系統性回顧與統合分析

在隨機對照試驗的系統性回顧與統合分析中,上述問題可以得到一定程度的緩解,這種方式落在證據等級的頂端。這類型研究的目的是以量化方式調查某特定主題的證據權重。作法是計算效應值並彙整多項研究的數據,以判斷證據傾向哪一個方向。

統合分析可以減輕個別研究中受試者數量少的問題。然而,統合分析的好壞取決於所包含的研究。即使這樣,異質性的問題仍持續存在,在嘗試得出明確結論時是一大挑戰。儘管如此,相對於刻意挑選結果符合個人信念的研究,統合分析是一個很有用,也更用心的替代方法。

在證據等級的大多數典型中,系統性回顧與統合分析都位於最頂端。然而,統合分析仍有相當大的局限性,其中一個重要問題就是個別研究經常發生的方法缺陷,這些研究缺陷會被納入包含它們的統合分析中。系統性回顧與統合分析傾向於涵蓋證據狀態的一小部分,通常專注於某個特定主題的單一問題或面向。

異質性與同質性 Heterogeneity and homogeneity

這兩個相反概念在科學研究中通常用來描述某個研究或某組研究中的一致性。異質性的東西表示在成份或特性（例如尺寸、分布或設計）上明顯不一致，而具同質性的東西就是指這些性質具有一致性。換句話說，在一組研究中，同質性是指方法相同，而異質性指方法上的差異。

在我提出的模型中（參考圖 3b），注意金字塔淺藍色的頂層沿著金字塔的邊界沿伸，這表示傳統上雖然把金字塔頂端保留給系統性回顧與統合分析，但立場與敘述性回顧有可能超越頂端。

立場與敘述性回顧

立場旨在傳達某個特定主題的證據狀態，會由幾位研究人員一起撰寫，他們通常是在某特定研究領域中產出最多或最有成就的人。此外，他們依賴的數據是來自當前的系統性回顧與統合分析，因此代表科學共識。

和大多數系統性回顧與統合分析不同的是，立場包含了對個人與專業實務有用的應用方式。在尋求營養或訓練相關問題的答案時，相關研究領域主要機構的立場是一個很好的起點：

- 美國運動醫學院（American College of Sports Medicine, ACSM）：www.acsm.org/acsm-positions-policy/official-positions/ACSM-position-stands
- 美國營養與飲食學會（Academy of Nutrition and Dietetics, AND）：www.eatrightpro.org/practice/position-and-practice-papers/position-papers
- 國際運動營養學會（International Society of Sports Nutrition, ISSN）：www.biomedcentral.com/collections/ISSNPosP

- 美國國家肌力體能訓練協會（National Strength and Conditioning Association, NSCA）：www.nsca.com/about-us/position-statements/

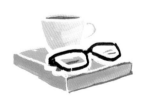

立場的主要缺點是很少更新，如果有的話，大約每幾年或十年才更新一次，這是因為工作量極為龐大，要評估與總結大量的研究，還要統一表達知識的狀態。這就是為什麼我讓它們在證據等級上屬於更有彈性的等級。立場可能明顯過時，但目前的立場代表的科學共識，也可能比系統性回顧與統合分析更全面、更具適用性。面對不常更新的立場聲明，隨著證據逐漸出現而持續更新的「活的」實務指南，可以解決證據不斷發展所帶來的問題。這方面的一個例子就是美國糖尿病學會（American Diabetes Association）的糖尿病醫療標準，這個標準現在會隨時更新資訊。

如果你正在研究的主題沒有當前立場，那麼我建議你就談論的主題，先搜尋系統性回顧，再搜尋統合分析。一個快速簡便的谷歌搜尋技巧是輸入主題與「系統性回顧」，這也適用於「統合分析」。請注意，系統性回顧通常和統合分析結合。另一個排除大量雜訊的技巧是，搜尋時對任何你想找的主題加上「PubMed」。PubMed是由美國國家醫學圖書館（US National Library of Medicine）維護的免費搜尋引擎，可以查找有關生命科學與生物醫學主題的MEDLINE[*]資料庫。

已發表的證據等級中還缺少敘述性回顧。如同立場，我把敘述性回顧的等級評為具有流動性，根據其品質，評等可能是位於頂端或靠近底部的任何地方。敘述性回顧有可能僅是提供思考的素材（某些情況下，可能只有失望可言了）。

社論就是一種敘述性回顧，但本質上是一種觀點文章。社論表達的觀點通常都有一樣強勁的對立面說法。如果社論被轉換成影片形式，你就會看到大量的情緒與戲劇表現。如果作者對該主題有大量的經驗與知識，或勤於公正地評估整體的證據，那麼社論是很有價值的。但是情形並非總是如此，即使高知名度的期刊，也曾發表相當缺乏科學嚴謹度的社論[33, 34]。

---

* MEDLINE及PubMed都是由美國國家醫學圖書館所建置，MEDLINE是資料庫，PubMed則是資料庫平台。

相反的，有些敘述性回顧是特定領域中活躍且廣泛發表文章的多位研究人員合作的成果，對證據狀態的評估做得很認真，也很徹底[35-37]。

解決研究結果互相矛盾的難題

科學研究常常被貶低為研究結果互相矛盾的大雜燴，根本毫無意義。也常常有人說，每一項顯示某個特定產品或規則有效的研究，都有另一項顯示無效的研究。

很重要的是，要堅持一種觀點：產生矛盾結果的單一研究，不能推翻現有的一批證據。透過更好的儀器或更相關的方案，可能會增加新的見解並挑戰現有的研究。如果一項新研究在方法層面上比之前的研究更加全面，包括更長的試驗期間、有更大量與研究問題更相關的受試者、更好／更嚴格的控制措施，或對設定的變化有更好的測量技術，那麼，就值得認定為具有顛覆力的研究。但是，再一次說明，這不太可能發生。我們繼續討論後，你就會看到，在提出類似問題的研究之間，可能有很多方法上的差異導致結果分歧。

當兩個檢驗同一問題的研究產生互相矛盾的結果，你應該問的第一個問題是，你是否比較了相同設計的研究。它們都是隨機對照試驗，或者你拿了一個隨機對照試驗來和觀察性研究比較？如果是後者，隨機對照試驗的優點是證據等級比觀察性研究高一級。只要記得一個重要的細節：研究不會因它的設計而自動變得更強或更有效，所有類型的研究都有做得很差的。儘管如此，隨機對照試驗仍有項優點：由於在針對某個控制的條件測試某個實驗性的處置方式時，其他變項都保持相等，因此能夠顯示因果關係。

控制 Controls

在科學中，控制是任何實驗的關鍵。控制組（又譯對照組）是指在整個實驗過程中保持一致的小組或條件，以提供一個比較點，來確認結果是正確的。

PICO 框架

如果你要比較主題相同但結果不同的兩項隨機對照試驗，透過 PICO 框架檢視個別試驗，可以找到差異的原因。PICO 起源於一種在實證醫學中讓研究問題聚焦的方法[38]。它有幾種差異細微的變體，但以本書而言，PICO 是族群[*]、干預、比較與結果（population, intervention, comparator, and outcome）的縮寫。

PICO 框架被用來作為文獻檢索的指南，也是確定哪一項研究更符合你的興趣的實用指南。有一個較不常用的 PICO 版本，在縮寫字後面加上 S，以表示**研究設計**（study design），以排除並過濾掉與特定文獻搜尋不相關的研究[39]。讓我們來檢視一下 PICO 的組成，以及在衡量兩項互相矛盾的隨機對照試驗的效度時，你應該提出的問題。

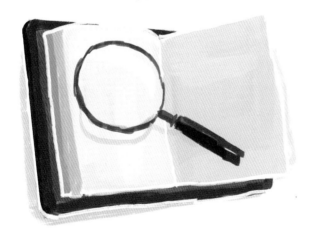

* 通常指一個特定的人群或群體，可以指研究中被調查或觀察的特定人群，也可以指整個國家、地區或全球範圍內的人口。在統計學中，也可以表示一組共同特徵的單位，如某個城市的居民或某種動物的族群。

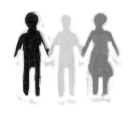

族群

受試者的特性是什麼？健康或生病？年輕或年老？男性或女性？瘦／正常體重或超重／肥胖？有在訓練或沒受過訓練？如果有在訓練，是指僅不再久坐，或是接受業餘訓練，或他們是競技運動員？程度如何？

這些特性全都會以不同方式影響結果。例如，在未受訓練的人身上沒有產生效果的某種營養干預，仍需運用於有在訓練的人，以做進一步的研究，因為他們在肌肉大小與肌力上較不容易因為顯著的新手效應而產生遮蔽效果。在一群有在訓練的受試者身上，看到某種特定干預措施出現正面效果時，這種干預就更值得注意，因為在更接近他們表現潛能的人身上，要引發變化就需要更大的強度／效能。

靈活詞彙

新手效應 Newbie gains

這個名詞是指之前很少或幾乎沒有經驗的人（特別是男性），在開始舉重時，往往可以快速增加肌肉量。在第一年，大部分的男性肌肉會增加 9 到 11 公斤，女性則增加一半左右。但在那之後，進步程度往往會大幅減緩。

營養領域一個經典例子是，在蛋白質攝取的反應上，肌肉蛋白合成的差異與年齡有關。與二十幾歲的受試者相較，七十幾歲的受試者一餐需要幾乎兩倍的蛋白質份量，才能最大程度地促進肌肉蛋白合成[40]。與年齡相關的合成代謝阻抗，有很多需要探討的地方，但我們要留在後面的章節討論。

另一個考慮的重點是動物研究，它有其地位，但也有明顯的局限。動物研究頂多是在缺少該主題的人體研究時，用來產生假設。若已有人體研究，動物研究最糟糕的情況，若不是毫無意義，就是有誤導性。一個典型的例子是老鼠的生酮飲食研究：生酮飲食造成老鼠嚴重的肝胰島素阻抗[41]、心臟功能受損[42]、內臟

脂肪大量累積[43]。但老鼠所顯示的這些不良影響，在生酮飲食的人體試驗中並未反映出來，而且在很大程度上是相反的。

最後我要重申，關於族群最重要的問題是，這群人與目前要處理的主題或問題有多相關？這群人與你及你的情況有多相關？

干預

這是指正在測試的作用物、產品或方案，也稱為實驗性處置、處置條件，或只是處置。

應該要問幾個問題。份量與服用方案是適當的嗎？如果這是一個訓練計畫，規劃變項（訓練組數、負荷、進度、盡力程度）對這群人是適當的嗎？採取了哪些執行措施？受試者與研究人員的互動頻率與深度如何？膳食攝取的監督或當責程度，或訓練課程的監督程度如何？如果正在測試補充劑，它的化學形式是什麼？這是急性（短期）反應研究，或是縱貫研究（也稱為慢性研究，持續數週或數月）？

急性研究的優點是有利於嚴格的控制措施並探索潛在機制，缺點是長期的普遍性值得懷疑。縱貫研究則在長期的普遍性表現突出，但是為了試驗的可行性，對變項的控制通常寬鬆許多。

關於干預最重要的問題是，這個作用物或方案跟目前要處理的主題或問題關聯深不深？這個干預跟你及你的情況的關聯深不深、可以反映到多少程度？

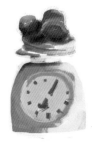

比較

　　這個部分又稱為對照處置、對照條件，或只是對照，指的是干預措施要比較的對象。在某些研究中，就是一種安慰劑，使用不會起反應的惰性物質。有些研究是在直接比較不同的飲食類型，就不會用安慰劑。

　　一個典型的例子是比較碳水化合物不同含量的飲食方式。如果目的是檢視限制碳水化合物的效果，那麼碳水化合物限制飲食（處置）與高碳水化合物／常規飲食（對照）的每日蛋白質與能量攝取總量就必須一樣。

　　有趣的是，在過去幾十年調查低碳飲食的研究中，未能維持蛋白質與卡路里等量已是屢見不鮮。與運動表現有關的研究常常缺乏對照，應該做到標準化／等量卻沒能做到的包括：做測試前那幾天的飲食攝取量、早上有測試時前一天的晚餐，以及運動測試是在中午或醒來很久之後做時，測試之前的那一餐。這些對照面向的差異會產生不同的結果。要注意這些對照條件如何反映你自己的情況。

結果

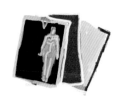

　　這是在測試潛在因素（干預／處置）的預期結果。簡言之，結果就是你假設會發生或不會發生的狀況。結果的例子包括脂肪減少、肌肉增加、運動表現，以及不同的健康參數、疾病狀態和死亡。

　　臨床術語用「**中間結果**」作為疾病的取代物（proxy）或替代指標。中間結果不是能感受或觀察的症狀[44]。研究人員試圖以中間結果追蹤病程，例子包括生物標記的改變，如血脂與血糖水平。

　　相對來說，健康結果（也稱為硬結果）是指生活品質或功能狀態的變化，例如疾病的實際狀態，當然還有死亡。在健身領域，急性／短期合成代謝反應（以肌肉蛋白合成等指標來測量）可以視為一種中間結果，而淨體重與體脂質量的變化則可以視為硬結果或具體的研究終點。

> **靈活詞彙**
>
> ## 肌肉蛋白合成 Muscle protein synthesis（MPS）
>
> 肌肉蛋白質合成是一個合成代謝（生長導向）過程，身體透過這個過程對營養和運動做出反應和適應。肌肉蛋白質的淨增加最後會造成肌肉質量增加。我將在下一章〈蛋白質〉詳細解釋這個過程。

　　雖然這兩種類型的結果都能提供有用的數據，但是硬結果的證據權重通常更大。除了評估結果對正在研究的問題是否恰當之外，一個重要的考慮因素是用來測量的儀器。身體組成測量方法的差異，可以解釋各種研究結果的差異。

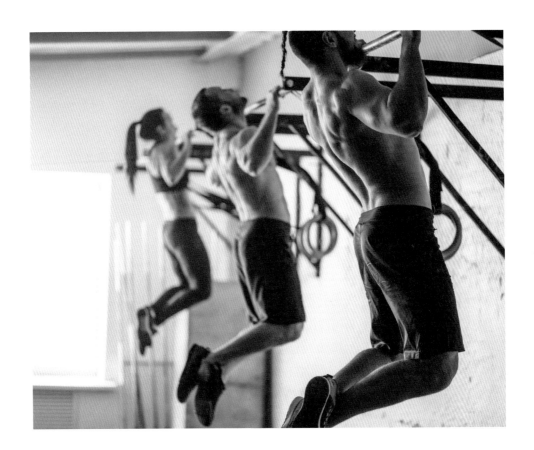

說到結果，當某個結果（例如體重變化）被視為「具有統計上的意義」，要特別注意數據，並探究這個差異是否具有實質意義。通常沒有，而且誠實的研究人員在討論他們的研究工作時會指出這一點。再一次提醒，在衡量一項研究與另一項研究相比有效性是高或是低時，你要判斷，這些結果對你或你的情況有多大的對應性與相關性？兩項研究用相同的方法測量相同的結果，這種情形很少見。換句話說，你要想的是，對你和你獨特的生活形態因素來說，這些結果（以及達到這些結果的方法）對你的意義為何？

提高研究技能的進一步探究與資源

獲得知識的旅程不限於這本書。擁有一些基本的研究技能，讓你的旅程繼續超越本書的篇幅，會很有幫助。不管你自己有沒有意識到，你可能是一個狂熱的次級研究人員。如果你經常透過學術文獻尋求解答，你就是這個俱樂部的成員了。正如前面提過的，有一些與健康及健身相關問題的最佳解答，已經包含在主要科學組織的立場中。但是，由於有些立場可能過時了，除了查核立場之外，搜尋系統性回顧可以幫你跟上當前進展。既然現在你已經有了研究光譜、證據等級與 PICO 作為工具，在瀏覽文獻時，就更能理解你所看到的內容。

在檢索文獻時，一個最實用的資源是埃克（Ecker）與史凱立（Skelly）[45] 發表的一篇論文，標題為〈進行成功的文獻檢索〉。這是一篇開放取用的出版品，所以可以免費閱覽全文。

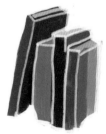

對於寧願觀看教學影片而非閱讀文字的人，我強烈推薦一支標題為〈使用 PubMed 進行文獻檢索〉的影片，這是由威斯康辛醫學院圖書館（Medical College of Wisconsin Libraries）整理的內容。可以在他們的 YouTube 頻道上免費觀看，而且內容完整、簡單扼要（21 分鐘），他們真的在簡單與完整之間取得完美的平衡。

方框 3c 列出了我個人喜歡的教學與資源，提供給有興趣提升

研究技能與科學素養的人參考。

方框3c：提高研究技能與科學素養的資源

文獻檢索教學

- 進行成功的文獻檢索（Ecker and Skelly）：
  www.ncbi.nlm.nih.gov/pmc/articles/PMC3609008
- 使用 PubMed 進行文獻檢索（威斯康辛醫學院圖書館）：
  www.youtube.com/watch?v=0lill6yUmk8

研究方法教學

- 設計研究計畫：隨機對照試驗與其原則（Kendall）：
  https://emj.bmj.com/content/20/2/164.full
- 發表營養研究：評估研究設計、統計分析，以及稿件準備的其他關鍵
  要素，第一部分（Boushey et al.）：https://jandonline.org/article/
  S0002-8223(05)02036-5/fulltext
- 發表營養研究：評估研究設計、統計分析，以及稿件準備的其他關鍵
  要素，第二部分（Boushey et al.）：https://jandonline.org/article/
  S0002-8223(08)00003-5/fulltext
- 《營養與飲食學會雜誌》中的研究方法系列（多篇論文，不同作者）：
  https://jandonline.org/content/researchDesign
- 評量處置效果的大小（McGough and Faraone）：
  www.ncbi.nlm.nih.gov/pmc/articles/PMC2791668/
- 運動醫學和運動科學研究的進展統計（Hopkins et al.）：
  https://journals.lww.com/acsm-msse/Fulltext/2009/01000/
  Progressive_Statistics_for_Studies_in_Sports.2.aspx

- 了解統合分析的基礎知識以及如何解讀森林圖：越簡單越好（Andrade）：
  https://pubmed.ncbi.nlm.nih.gov/33027562/

資料庫
- PubMed（不是全部開放檢索）：https://pubmed.gov
- PubMedCentral（全部開放檢索）：www.ncbi.nlm.nih.gov/pmc
- CochraneLibrary（不是全部開放檢索）：www.cochranelibrary.com

第三章摘要

- 主要的研究類型有觀察性、實驗性與總結性。每一種類型都有其重要目的：觀察性研究無法證明因果關係，但是可以幫助我們在大量人群中、在某些案例中、在很長一段時間內，得出基於相關性的推論。實驗性研究（特別是隨機對照試驗）的優點是能夠建立因果關係，但共同的局限是試驗期間短，參與者少，而且由於實驗室環境的無菌性，與真實世界並無關聯。總結性研究對於提供整體狀況的鳥瞰（與實用的）看法很重要，否則很容易在一堆設計與結果都不同的研究中迷失方向。

- 證據等級有很多種表現形式。我製作的版本（圖 3b）試圖提供比傳統模式更完整、更清晰和更細緻的差異。證據等級的底部是軼事和未經同儕審查的數據，中間是隨機對照試驗與觀察性研究，位於頂端的則是隨機對照試驗的系統性回顧與統合分析。

- 在這個等級圖中,可以大幅度改變證據等級狀態的是主要組織的立場／科學共識聲明。在面對更新、品質更好的證據時,這些文章在這個等級圖中的評等會下降。至於敘述性回顧,如果撰寫時不遵循預定的系統標準(例如PRISMA),就會受到各種偏誤的影響。但如果是由該主題領域裡最活躍、最多產的作者所撰寫,仍然能夠準確反映該證據的當前狀態。

- 由於研究設計／方法、儀器及受試者背景的差異,研究結果互相矛盾是不可避免的。評估隨機對照試驗的一個有用工作是PICO框架,這個縮寫字代表族群、干預、比較與結果。

- 提高研究技能與科學素養的技術與科學,可能是一段漫長而曲折的旅程。為了最大幅度地減少過程中的障礙,我提供了我個人覺得非常有用的研究資源(方框3c)。

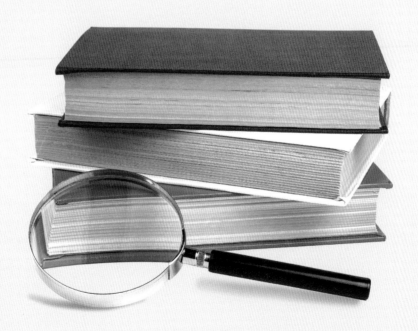

PART III

審視成分
EXAMINING THE COMPONENTS

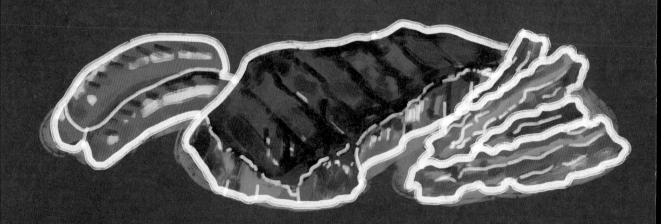

蛋白質
PROTEIN

當我們探討蛋白質這個話題時，就進入到問題的核心了。不過，我們首先要肯定荷蘭化學家葛拉德斯・約翰尼斯・穆爾德（Gerardus Johannes Mulder）在1938年創造 protein（蛋白質）這個名詞[46]。他是以希臘文 *proteus* 為根基，這個詞的意涵是排名最高或最為重要。

基於蛋白質對於維持生命的必需性，以及在體內發揮的多種關鍵作用，這個名詞很貼切。蛋白質具有構件、酵素、荷爾蒙、免疫因子、載體、酸鹼調節劑和神經傳遞介質等功能，所有細胞過程在某種程度上都需要蛋白質參與。身體儲存蛋白質的最大單一組織是骨骼肌[47]。維持肌肉組織的健康和功能有多麼重要，再怎麼強調都不為過。

本書的大部分讀者都知道，蛋白質是巨量營養素的其中一種，其他兩種是碳水化合物和脂肪。巨量營養素也稱為能量營養素，為無數的身體過程提供熱量（每克碳水化合物或蛋白質4大卡，每克脂肪9大卡）。酒精是否能歸類為巨量營養素，還有爭議，但嚴格來說，酒精確實提供了可代謝能量（每克7大卡）。

蛋白質被認為是必需營養素，原因是身體無法生物合成足夠的蛋白質來維持健康和生存。因此，蛋白質必須從飲食中獲得。蛋白質是由胺基酸組成的大分子，在組成蛋白質的二十種胺基酸中，有九種被認為是必需胺基酸（essential amino acids，即EAA，也稱為IAA，indispensable amino acids），因此必須從食物中獲得。

克／公斤 g／kg

在本書中,「克／公斤」代表每公斤體重所需克數。科學文獻使用國際體系的測量單位,而不是英制,因此本書使用公斤代替磅。要將磅轉換為公斤,只需將任何以磅為單位的數值除以2.2。例如,一個180磅的人體重就是81.8公斤。

營養學課程中長久以來的一個說法是,一般大眾攝取的蛋白質過多,到了有害健康的程度。這種說法沒有根據,也屬杞人憂天。最新的美國全國健康與營養檢測調查(National Health and Nutrition Examination Survey, NHANES)數據顯示,美國成年人的蛋白質攝取量平均每天為88.2克(1.1克／公斤),相當於每日總熱量的14%到16%[48]。這在美國醫學研究院(Institute of Medicine, IoM)的巨量營養素可接受範圍(acceptable macronutrient distribution range, AMDR)之內,即每日總熱量的10%到35%[49]。而且,依照任何科學上可靠的標準,1.1克／公斤的攝取量都不算過多。事實上,對於活動量較高的老年人和節食族群來說,這並不是最理想的攝取量(稍後將對此進行更多討論)。除非患有腎臟疾病,否則蛋白質攝取量超過前面提到的上限,似乎沒有任何立即的風險。

營養學 Dietetics

營養學是營養科學對人類健康和疾病的研究和應用。而且,正如你所預期,營養學從業者稱為營養師!營養師一詞的起源可以追溯到十九世紀末,當時營養科學首次被美國醫院認可。

關於腎臟健康的憂慮，德弗里斯（Devries）和同事最近進行了一項包含二十八個研究的統合分析[50]，比較了高蛋白質攝取量（≥1.5克／公斤，或能量攝取≥20%，或每日蛋白質≥100g）與正常／較低蛋白質攝取量（與高蛋白質組相比，每日從蛋白質攝取的能量減少≥5%）對腎功能的影響。結論是，較高的蛋白質攝取量對腎功能的影響微乎其微，甚至不存在。此外，安東尼奧（Antonio）和同事進行了一系列研究[51-53]，蛋白質攝取量在2.5至3.4克／公斤之間，試驗持續二到六個月，發現對腎功能或任何健康參數都沒有不利的影響。另外，有在訓練的女性在六個月內採取高蛋白飲食（平均2.8克／公斤），對骨礦物質含量或骨密度都沒有不良的影響[54]。隨後，格羅恩迪克（Groenendijk）和同事進行的一項統合分析顯示[55]，與較低的蛋白質攝取量相比，較高的蛋白質攝取量（高於每日建議攝取量的0.8克／公斤）可以顯著降低髖部骨折的風險。

換句話說，美國人的平均蛋白質攝取量遠遠沒有太高的問題。如果有問題的話，可能是有一點低。

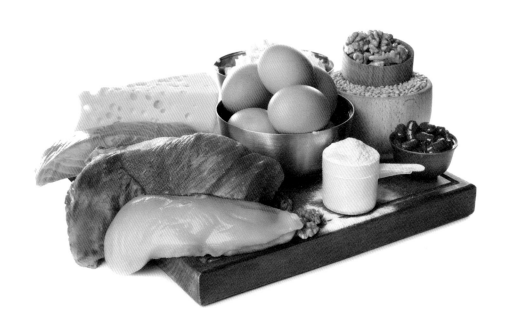

攝取的重要性層級

蛋白質攝取量（以及各種目標的飲食設計）可依重要性排序。記住這個觀點，你可以更完善地評估所聽到的主張，或是在處理這個巨量營養素之王時，更清楚所採取的飲食規劃影響的尺度。從最重要到最不重要的層級如下：

1. **每日蛋白質總量**。就蛋白質而言，這是所有目標中影響最大的因素。雖然理論上有可能做到正確的每日總攝取量，而品質極度不足，但這有點不太符合現實。赫維亞－拉林（Hevia-Larraín）和同事[56]發現，素食者和雜食者在肌肉大小和肌力增加方面沒有顯著的差異，這可能是由於每日總蛋白質攝取量充足（~1.6克／公斤）。我仍然要重申，使用未經訓練的受試者會留下未解問題。然而，整體來看，每日總攝取量是最重要的因素。

2. **全天蛋白質的分配**。指一天中蛋白質攝取的分配或模式（份量、間隔和時間點）。例如，目前有研究比較以下飲食模式：平均的分配與不平均的進食模式、較高與較低的進食頻率、長時段進食與限制時段內進食，看各自有何影響。雖然這些全都可能是重要的研究方向，但重要性還是遠不及每日蛋白質總攝取量。

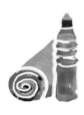

3. **與訓練有關的蛋白質攝取時機**。這個因素的影響最小，尤其是每日飲食計畫若採典型的（多次）蛋白質攝取，且總量足夠時。有人認為在進食頻率非常低的情況下（每天一餐或兩餐），在特定時機才攝取蛋白質是有效用的。在這種情況下，攝取蛋白質的時機可能會影響訓練表現或是肌肉生長。但即使如此，每天攝取一到兩餐的人很少有優化上述兩種目標的迫切需要。在後續章節中，我們會討論更多細節。

請記住，這樣的層級主要用於蛋白質。膳食脂肪也有類似層級，其中分配和時機幾乎無關緊要。唯一的例外是，在比賽前攝取大量脂肪可能會引起胃腸不適，並影響耐力表現，但這並不常見，也不太可能發生。與蛋白質和脂肪相比，策略性地安排碳水化合物攝取的時機，可能是耐力運動表現的關鍵因素。

在釐清這項細微差異後，讓我們來看看以增肌為目標的蛋白質需求，其次是減脂的目標，然後是運動表現。

在增肌中的作用

首先，在更廣泛的脈絡下探討肌肉生長（又稱「肌肉合成」或「肌肥大」）如何發生，以及這個過程如何有效進行，是很重要的。除了每日的蛋白質總攝取量之外，熱量總攝取量也是影響肌肉生長的因素。雖然不論熱量是否平衡，肌肉都可能生長，但處於熱量盈餘可以促進最大的生長率。更多蛋白質等於更多肌肉。

這個過程有兩個主要機制：更多的肌肉蛋白合成與更大的阻力訓練承受力。肌肉蛋白處於不斷轉換的狀態，肌肉蛋白合成與肌肉蛋白分解構成循環，而且整天都在持續進行。肌肉生長是肌肉蛋白合成長期下來淨值為正的結果。所以，為了在肌肉蛋白平衡上得到淨成長，進而使肌肉生長為淨成長，肌肉蛋白合成必須不斷超越肌肉蛋白分解。相對的，研究持續顯示，低熱量狀態（熱量赤字）會使肌肉蛋白合成與合成代謝的信號變弱[57]。此外，處於熱量赤字也無法滿足不斷增加的訓練需求（負重與訓練量）。

要重申的是，雖然身體處於低熱量狀態仍然可以看見肌肉生長，但主要限定在超重／肥胖且未受訓練的受試者。因此，如果目標是達成最大的肌肉生長率，則應讓身體處於高熱量狀態。

肌肉蛋白轉換 Muscle protein turnover

人體肌肉處於不斷分解與合成的循環中，這種現象稱為肌肉蛋白轉換。隨著年齡增加，特別是在缺少身體活動與肌肉鍛鍊的情況下，肌肉蛋白合成會減少。這會讓我們變得較為脆弱，容易出現與年齡相關的肌肉損失與不良代謝的一系列後果。與年齡相關的肌肉損失的另一個主要因素是蛋白質的攝取量低。為了使肌肉蛋白的平衡保持最佳狀態，阻力訓練與充足的蛋白質攝取量皆為必要。

下一個問題就是：熱量盈餘要盈餘多少？簡單說，你的訓練狀態越進階，也就是越接近肌肉發育的潛能，不會增加過多脂肪的熱量盈餘數字，就越小[57]。

每日蛋白質總需求量（增肌）

不只是為了增加肌肉，不論想達成什麼目標，每日的蛋白質總攝取量是最重要的。一般人若沒有特定的運動或身體組成相關目標，只想維持健康，每日蛋白質攝取量應該至少達1.2到1.6克／公斤[58]。這比每日建議攝取量的0.8克／公斤多了50到100%。

重點是要了解，每日建議攝取量是源於利用氮平衡[*]來針對久坐不動的人所做的研究，這種衡量肌肉蛋白狀態變化的方法粗糙且過時。因此，已經過時四十多年的每日建議攝取量，並不適用於活動量大且／或節食的人[59]或老年人[60]。

虛弱與肌少症是老年族群數一數二重大的健康威脅，由於共同現象是體重在非刻意的情況下逐漸減輕，因此這兩個詞通常可以互換使用。不過，虛弱是因為和年齡相關的衰退以及多種生理系統功能失調，使身體更脆弱的狀態[61]，而肌

---

* 指氮的攝取量與排出量之間的平衡狀態，可以用來評估熱量與蛋白質是否足夠。

少症則特指骨骼肌的質量減少[62]。這兩種狀況都會隨著年齡增加而更普遍。

　　合成阻抗是一種與年齡相關的現象，特徵是肌肉蛋白合成對合成刺激（例如蛋白質、胺基酸和／或阻力運動）的反應減弱[63]。合成阻抗現象通常發生在老年人身上，但也是骨骼肌萎縮的關鍵因素，而不論年齡，在不活動與臥床休養等骨骼肌停用期間，骨骼肌就會萎縮[64]。然而，由於身體活動程度隨著年齡增加而降低，一般認為，因而發生的合成阻抗是與年齡相關的骨骼肌萎縮的關鍵促進因素。歐洲靜脈暨腸道營養醫學會（ESPEN）專家小組（ExpertGroup）[65]建議，健康的老年人每日蛋白質攝取量至少為1到1.2克／公斤，營養不良或患有急性或慢性疾病的老年人則為1.2到1.5克／公斤，罹患嚴重疾病或受傷者要攝取更多。保護老人研究小組（PROT-AGE Study Group）[65]則建議，健康的老年人每日攝取量為1到1.2克／公斤，患有急性或慢性疾病的老年人則為1.2到1.5克／公斤，罹患嚴重疾病或受傷者最多可攝取2克／公斤。

　　除了達到規定的每日總攝取量之外，要克服合成阻抗特有的肌肉蛋白合成反應遲鈍，每餐需要吃到足夠的優質蛋白質。保護老人研究小組建議，每餐要攝取25到30克的蛋白質，其中包含大約2.5到2.8克的亮胺酸（leucine）[65]。不過，更

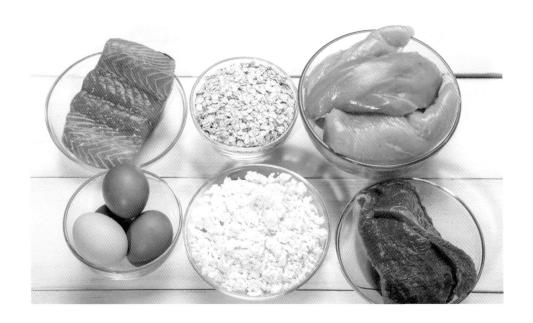

新的研究顯示，這個份量範圍處於低端，所以我認為這是最低攝取量，如果你的目標是在阻力訓練上達到最大適應能力的話，更是如此。接下來將討論蛋白質總攝取量與分配的最佳方法，這些建議也適用於老年人。

我很榮幸，是蛋白質攝取和阻力訓練適應性方面最全面的一篇系統性回顧和統合分析論文的作者之一[66]。這項分析涵蓋了四十九項研究的數據，總計1,863名受試者。我們得出的結論是，1.6到2.2克／公斤可以讓肌肉生長最大化。請記住，我們的分析排除了處於熱量赤字的研究，因此結論可能僅適用於熱量平衡（維持）和熱量盈餘條件。我將直接引述原文，因為這些數字影響重大，還形成了這個領域的操作指南：

> 我們在這裡的報告提供了重要見解，即每天攝取蛋白質1.62克／公斤（95%信賴區間：1.03至2.20）的情況下，阻力運動訓練引起的去脂體重增加處在一個穩定狀態（相關數據未經校正）〔……〕。考慮到這項估計的信賴區間為1.03到2.20，對於那些想用阻力訓練增加最多去脂體重的人來說，建議每天攝取蛋白質約2.2克／公斤可能是謹慎的做法。

蛋白質的品質：植物與動物的辯論

蛋白質品質的定義是特定蛋白質來源提供胺基酸去滿足人體生理需求的能力，這取決於可消化性和胺基酸組成[67]。優質蛋白質的特點是高度可消化性和

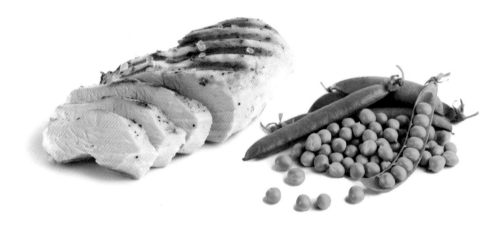

高比例的必需胺基酸[68]。蛋白質品質排名系統包括蛋白質消化率校正之胺基酸分數（Protein Digestibility Corrected Amino Acid Score）和接替這項分數的消化必需胺基酸分數（Digestible Indispensable Amino Acid Score）。

　　動物來源的蛋白質（例如肉類、魚類、家禽、蛋類和乳製品）品質通常比植物來源的蛋白質更高。此外，直接比較兩者的肌肉蛋白合成檢測時，動物蛋白質顯現出更大的合成代謝反應[69-72]。動物蛋白質通常具有較高的必需胺基酸和支鏈胺基酸含量。支鏈胺基酸中的亮氨酸是合成代謝的傳訊分子[*]，在刺激肌肉蛋白合成和抑制肌肉蛋白分解上發揮關鍵作用[73]。

靈活詞彙

亮胺酸和支鏈胺基酸 Leucine and BCAAs

亮氨酸是必需胺基酸，用於蛋白質生物合成，為三種支鏈胺基酸之一，據稱具有刺激肌肉生長的獨特能力。由於亮氨酸在促進肌肉蛋白合成和減少肌肉蛋白分解的特殊作用，有時被視為是「主要」支鏈胺基酸。因此，許多投入嚴格訓練計畫的人會使用支鏈胺基酸補充劑。正如我將在第七章中所討論，這是多餘的，若每日蛋白質攝取總量足夠，就能提供足夠的支鏈胺基酸。

　　傳統上，植物蛋白質由於必需胺基酸比例較低，因而被認為不如動物蛋白質。再加上可消化性較低，植物蛋白質在攝取上的排名似乎已有明顯的結論[74-76]。

　　但是當然，事情並沒有那麼簡單。值得注意的是，目前的蛋白質品質排名系統並沒有考慮到不同蛋白質會如何影響生理功能和形態。急性合成代謝反應研究的一個優勢是，在操縱變項時，能夠做到高度控制，相當精準。這些研究的主要限制是，急性肌肉蛋白合成反應並不保證長期而言肌肉生長也同樣優越。事實上，最近的長期研究全都顯示動物蛋白質的優越性缺乏明顯的持續性和一致性。

＊ 指生物體內某些化學分子，作用是傳遞訊息或啟動特定的生理反應。

合成代謝反應 Anabolic response

合成代謝指新陳代謝中參與「建構」的部分。換句話說，合成代謝反應，就是你的身體對我之前一直提到的肌肉蛋白合成的代謝反應。

　　巴博爾（Babault）和同事[77]所做的研究，是唯一顯示植物蛋白補充品的效果優於乳清蛋白的研究。他們發現，與乳清蛋白相比，補充豌豆蛋白（每天兩次，每次25克）能略微增加二頭肌肌肉厚度。然而，隨後的比較研究對於這項發現的可重複性提出了質疑。巴納塞克（Banaszek）和同事[78]進行一項為期八週的試驗，結果發現豌豆與乳清蛋白（訓練前後各24克）對肌肉厚度、身體組成和肌力的影響並沒有顯著差異。尼曼（Nieman）和同事[79]的後續研究報告指出，經過五天的高強度離心運動後，乳清蛋白（0.3克／公斤）在減輕肌肉損傷方面優於豌豆蛋白。

　　許多研究得到的結果不一致，為統合分析提供了絕佳的機會，去檢驗當相關研究的數據全部集中起來時，哪一種處置（如果有的話）具有更強的效果。這正是梅西納（Messina）和同事[80]在2018年所做的，他們試圖確認動物蛋白質與植物蛋白質補充品（特別是大豆）如何影響阻力訓練受試者增加肌肉尺寸和肌力。

　　報告指出，與動物蛋白質（大多數的研究使用乳清蛋白，其他來源包括牛奶和牛肉）相比，大豆蛋白質在增加肌肉尺寸和肌力方面有類似的效果。儘管素食者和植物性飲食的支持者可能會很快做出結論，認為這個發現表示對植物和動物蛋白質應一視同仁，但這裡有一些重要的注意事項。

　　這項統合分析的九個研究中，有三個支持乳製品蛋白質，六個則顯示沒有任何一種蛋白質類型有顯著的優勢。沒有任何研究發現大豆有較好的表現，若不是動物蛋白質勝出，就是平手。只有兩個研究採用了「最理想的」每日蛋白質總攝取量：達到或超過1.6克／公斤。九個研究中，只有一個研究的受試者有在做阻力訓練。較為近期，由林（Lim）和同事[81]進行的一項更大型的統合分析提出結論，

與植物蛋白質補充品相比，年輕成年人（小於50歲）攝取動物蛋白質後，淨體重的絕對數字與比例都增加更多。然而，這個統合分析也和梅西納的統合分析一樣，遇到了許多相同的限制。

重要的是，在前述的統合分析中，沒有一個研究是在比較完全的植物性／無動物成分飲食和雜食性飲食。所有的飲食都是雜食性，只有蛋白質補充品的類型不同。因此，如果比較組之間，每日蛋白質總攝取只有一小部分不同，那麼就可以預測，整體飲食的效果差異不會很大。

植物性飲食與雜食性飲食

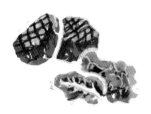

赫維亞 – 拉林和同事近期進行一項為期十二週的研究 [56]，挑戰了長期以來根據蛋白質品質排名而形成的優越性假設。這是首次在完全植物性飲食和雜食性飲食的背景下，比較植物蛋白質補充品（大豆）和動物蛋白質補充品（乳清蛋白），最後發現，在淨體重和肌力增加方面，兩組沒有發現差異 [56]。

這項研究的一個優勢（除了前所未有的在這個背景下比較素食與雜食之外），是分配足夠的每日蛋白質總量（至少1.6克／公斤）。主要的局限是使用了沒有受過訓練的人。對新手來說，處置效果的可能差異通常會被更大的反應所掩蓋（因此有「新手效應」這個詞）。在斷定素食飲食與雜食飲食一樣可以大幅提高肌肉對阻力訓練的適應性之前，有必要重複進行這項研究，特別是針對有在訓練的受試者。

總而言之，一克比一克，動物蛋白質產生的合成代謝比植物蛋白質更大，若目的是肌肉生長，動物蛋白質比植物蛋白質更有效。這是由於動物蛋白質含有較高的必需胺基酸，尤其是亮氨酸，也可能是由於其他成分，例如牛磺酸、肌肽、肌酸 [82, 83]、膠原蛋白 [84-86]，甚至是膽固醇 [87, 88]，植物性食物中並不存在這些成分。此外，若沒有補充品和／或謹慎的飲食調配，素食往往會缺乏足夠的必需營養素。素食族群最常被提到的營養缺乏包括維生素B12、omega-3脂肪酸（二十碳五烯酸／二十二碳六烯酸）、維生素D、鈣、碘、鐵和鋅 [89-91]。然而，不吃動

物性食品的人，肌肉成長不盡然就注定比較少。最近一份由賓格爾斯（Pinckaers）和同事[92]撰寫的回顧提出以下的策略，來改善植物蛋白質合成代謝效果較差的問題：

1. 攝取更多的蛋白質，以彌補品質較差的問題。
2. 使用特定的混合植物蛋白質，以創造更均衡的胺基酸組合。
3. 補充缺乏的游離胺基酸，來強化植物性蛋白質。

在上述的策略中，增加蛋白質總量可以說是最容易實施的。我的粗略估計是，從各種優質的植物來源增加15%到30%的每日蛋白質總攝取量，至少可以滿足亮氨酸的攝取量，並可能在合成代謝方面達到與動物蛋白質相同的表現水準。

靈活詞彙

豆科植物 Legumes

豆科植物是一個大的分類，包括菜豆（beans）、豆類（pulses）、豌豆（peas）等[*]。對於那些不喜歡食用一大堆豆科植物的人（以及伴隨而來的一堆巨量營養素和可能導致的脹氣），要記住商業市場上有大量的豆科植物蛋白粉，讓攝取高含量必需胺基酸（尤其是亮氨酸，每餐目標至少要達到3克，以最大化急性合成代謝）的挑戰變得比較簡單。

* 根據聯合國糧食及農業組織的定義，Bean 泛指豆科作物的種子，但不包含種子很小或是覆蓋、飼料用途的豆科作物；Pulse 為豆科作物中，收穫乾燥種子作為食物用途者，例如蠶豆、綠豆等，不包含油用的花生、大豆以及畜牧或蔬菜用等豆類；Pea 通常指豌豆或樹豆等豆類的種子。上述分類有些是習慣用法，可能因社會文化而有所不同。另一種分類方法為，Bean 指橢圓型或實心的豆類種子，像是黃豆、花豆等，但也包含其他形狀的實心種子，像是咖啡豆等；Pulse 原指可以煮成濃湯的種子，如扁豆、鷹嘴豆等；Pea 一般指圓型種子的豆類，或是包含這類種子的果莢，通常會當作蔬菜使用，例如豌豆。

讓我們想像一個體重80公斤的雜食者，他的蛋白質攝取量為1.6克／公斤，或

每天128克。全植物性飲食的目標將是增加15%到30%，即達到147到166克。也就是如果目標是要達到最大的生長，則要比雜食者的攝取量多出19到38克。豆科植物這類的全天然食物可以實現這個目標，因為它含有優質的蛋白質，每100克煮熟的豆類大約含有0.5克的亮氨酸[93]。

一個相關的說明是，大豆食品的異黃酮因為可能具有雌激素功能，長期以來是個備受爭議的話題。這種擔憂並非毫無根據，有報告指出，有在做阻力訓練的男性每天補充低至20克的大豆分離蛋白[94]，沒有接受訓練的男性每天補充56克[95]，睪酮會減少。然而，整體而言，證據並不支持食用大豆異黃酮會讓男性變得女性化的擔憂。

李德（Reed）和同事[96]最近進行一場包含四十一項研究的統合分析，結果指出攝取大豆蛋白或異黃酮對性荷爾蒙沒有顯著的影響。對異黃酮份量的子分析（每天小於75毫克對比大於75毫克）也沒有發現影響。雖然75毫克是代表高攝取量的合理分界點（日本老年人的攝取量為每天25至50毫克）[97]，但可以合理推測，那些重度依賴大豆來達到蛋白質目標的人可能會攝取過量異黃酮。希普曼（Siepmann）和同事[98]所做的個案研究就是經典的例子，他們描述一名患有勃起功能障礙和性腺功能減退的十九歲男性在放棄每天異黃酮含量為360毫克的大量豆製品素食飲食後，血液參數變正常，並且在一年內恢復性功能。

請記住，個案研究沒有控制變項，無法證明因果關係。然而，僅依賴大量的大豆蛋白補充品和大豆產品來達到每日的蛋白質目標，可能有某種程度的風險，會造成荷爾蒙的不良反應。

目前體重、目標體重與淨體重

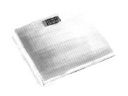

除了極少數例外，在同儕審查的文獻中，蛋白質的建議攝取量都是基於總體重而非淨體重。這主要是由於估計身體組成所涉及的複雜性和可能誤差。雖然以總體重為基礎來建議蛋白質攝取量比較簡單，但這預設了我們談論的是體重正常的個人。陷阱在於，如果某個人的體重嚴重超重或過輕，則可能高估或低估蛋白

質攝取目標。例如，如果一個人體重300磅（136公斤），體脂率為50%，則每天攝取300克蛋白質將是過量的。

> **靈活詞彙**
>
> ## 身體組成 Body composition
>
> 信不信由你，對於評估健康狀況來說，身體組成比體重更重要，也更準確。身體組成的整體概念就是：藉由關注體脂肪、身體水分、淨體重、骨量和每日熱量攝取等因素，改善整體的組成。通常指的是在增加肌肉的同時，減少脂肪。

一個相對簡單的解決辦法是，以目標體重或標的體重（target body weight, TBW）來確定蛋白質攝取量。如果你希望保持目前的體重，可以使用目前體重來估計蛋白質需求。這個方法是一種約略接近淨體重的有效途徑，並且具有內建的安全邊際[*]。

對於堅持以淨體重或去脂體重來估算蛋白質攝取量的人，達到最大肌肉生長的合理範圍是每公斤去脂體重攝取1.8至2.6克。這個範圍是出自我在2019年十月號的《AARR》（我在 alanaragon.com/aarr 上的每月研究回顧）中討論到的近期研究中的指標胺基酸氧化（IAAO）數據。為了簡化問題，可以設定每公斤去脂體重2.2克的目標，這正好位於「最佳」範圍的中間，是增肌目標的安全基準標的。

蛋白質代謝的性別差異

整體證據並未證明不同性別的蛋白質攝取水準要有所不同。主流科學組織的立場和共識聲明並沒有針對男性和女性建議不同的蛋白質攝取量，反映了性別間缺乏有意義的差異。

---

* 指在估算蛋白質需求時保留一定的餘地，以確保攝取足夠的蛋白質。

帝普頓（Tipton）的一篇經典研究綜述[99]轉引了許多研究的結果，研究顯示全身的蛋白質轉換（合成和分解的循環）沒有性別上的差異，淨肌肉蛋白質平衡也沒有不同。此外，沒有人類證據指出，卵巢荷爾蒙會抑制肌肉蛋白合成。史密斯（Smith）和同事[100]的後續研究發現，在年輕及中年的男性與女性之間，無論是斷食或者進食的狀態，肌肉蛋白合成都沒有實質差異。

沿續上述主題，爵爾（Dreyer）和同事[101]發現，男性和女性運動後，在肌肉蛋白合成和mTOR（哺乳動物雷帕黴素標靶蛋白）增加上並沒有差異。在這裡要提出的一點是，威塔（Witard）和同事[35]最近的回顧指出，六十五歲以上的女性有較高的基礎肌肉蛋白合成率。這至少可以部分解釋，相較於老年男性，老年女性因年齡引起的肌肉流失速度較慢[102]。另一個有趣的細節是，在耐力訓練期間，男性氧化的蛋白質和亮氨酸比女性更多[103-105]。這些差異是否會造成任何有意義的、功能性的結果，仍有待辯論，但是對於這裡建議的蛋白質攝取範圍，不太可能有影響。

靈活詞彙

哺乳動物雷帕黴素標靶蛋白 mTOR

哺乳動物雷帕黴素標靶蛋白依據營養物質、細胞能量、生長因子、胺基酸和環境訊號，幫助控制新陳代謝和細胞生長，從而調節基本細胞過程，例如蛋白質合成、新陳代謝和再生等。簡言之，mTOR是調節肌肉生長的關鍵傳訊分子。

與設定蛋白質攝取目標有關的主要性別差異是，女性體脂肪的比例較高。由於女性的淨體重在比例上較低，以總體重為基礎而訂定的蛋白質建議攝取量，可能會偏向高估女性的需求。然而，從「最佳」範圍（1.6至2.2克／公斤）的底線開始，可以相對簡單地解決這個困境。男性和女性都可以用1.6克／公斤為基準向上調整。可以合理地假設，女性每單位總體重需要的蛋白質較少，因為她們的體脂肪比例往往比男性高。因此，女性的需求可能會在1.6至2.2克／公斤範圍內的較

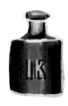

低端附近。

　　以淨體重為基礎的蛋白質攝取目標比較複雜，而且不一定更準確，但可以滿足一些人對精確性的要求。因此，每公斤淨體重2克是一般目標的合理基準目標。那些特別追求增肌的人（以及實行熱量赤字的節食者），可以從每公斤淨體重2.2克開始，並根據個人反應進行調整。

一整天的蛋白質分配（增肌）

　　以最大增肌為目標，就需要特別注意分配，即一天中蛋白質份量的模式、攝取頻率或分布。我強調「最大」，是因為只要達到每日蛋白質總量的目標，不用太關心其他事，肌肉也可能會生長。然而，要窮盡所有理論上的途徑來達成最大成長，從起床到睡前這一整天[106]就要攝取足夠份量來讓肌肉蛋白合成最大化[37]。

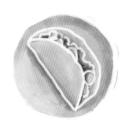

　　近期的一系列研究推翻了長期以來的假設，即20至25克的優質蛋白質會引起最大的合成代謝反應。麥諾頓（Macnaughton）和同事[107]的報告指出，在大量的阻力訓練後，與20克的乳清蛋白相比，40克的乳清蛋白會帶來更大的肌肉蛋白合成率。而帕克（Park）和同事[108]的報告指出，在混合巨量營養素的膳食中，與35克的牛肉蛋白質相比，70克的牛肉蛋白質具有更大的肌肉蛋白合成率。

> **靈活詞彙**
>
> ### 阻力訓練 Resistance training
>
> 阻力訓練是迫使肌肉收縮以對抗外部阻力（例如彈力帶或重量）的任何運動形式，目標是增加爆發力、肌力或耐力。基本上，你的身體在面對阻力時會努力提升自己，這種形式的訓練因而成為保持強健和健康的絕佳方法。

　　這些和類似的研究結果挑戰了亮氨酸觸發假說（也稱為亮氨酸閾值假說），該假說提出，為了達到最大的肌肉蛋白合成，需要一定份量的亮氨酸（約2至3

克，包含在20至25克的蛋白質中）。

這個想法的主要根據是關於蛋白質影響的研究，但檢視的是獨立的蛋白質份量，而不是固體食品基質[*]或混合膳食中的蛋白質，這可能會提高蛋白質份量的合成代謝上限[109]。考慮到短期和長期研究的集體證據，似乎每天至少攝取四次，每次蛋白質份量至少大約0.4至0.55克／公斤，是讓肌肉生長最大化的理想作法[37]。

是否每天只要攝取三次蛋白質就能達成最大的肌肉生長率，是值得進一步探討的灰色地帶。我推測每天攝取蛋白質三次與四次（或更多）的差異，可能不會有實質意義，除非是競技賽事的情況，因為非常微小的差異，就可以決定比賽名次。然而，對某些人來說，每天蛋白質攝取少於三次可能會帶來實際的挑戰，例如與大份量餐點相關的胃腸問題。

我要重申的是，理想的狀況是更廣泛（從起床到睡前）和更平均的分配（主餐中蛋白質的份量類似）。我也要提醒你，能夠長期維持比所謂的理想情況更重要。無論如何，只要在測量身體組成隨時間變化的試驗中，缺乏對阻力訓練受訓者不同進餐頻率進行直接比較，蛋白質進食頻率和分配就依然是個爭議領域。目前還沒有這樣的研究，所以我建議你做覺得適合自己的事。同時，表4a（見下頁）提供了總份量和每餐份量的具體細節。

如果你的主要目標是肌肉生長，斷食就不是你的朋友

在過去十年左右，各種形式的斷食越來越受主流歡迎。斷食帶來各種推測和有客觀證明的健康益處，但達致這些益處的主要機制是減少或控制總熱量的攝取[110]。具體來說，你吃的比較少，所以體重減輕了。

對這個主題特別重要的是，不吃東西就沒有合成代謝作用。我這麼說不是為了揶揄或嘲諷。實際上，有一派間歇性斷食的愛好者相信，由於生長荷爾蒙升高，斷食有助於肌肉生長。然而，斷食所造成的生長荷爾蒙暫時性上升，並不是淨合

* 食物中化合物之間發生的各種物理和化學作用的複雜組合。

表格 4a：達到最大肌肉生長的蛋白質分配

體重	每日蛋白質總量	每餐份量（三餐）	每餐份量（四餐）
50 公斤	80-110 克	27-37 克	20-27 克
55 公斤	88-121 克	29-40 克	22-30 克
60 公斤	96-132 克	32-44 克	24-33 克
65 公斤	104-143 克	35-48 克	26-36 克
70 公斤	112-154 克	37-51 克	28-38 克
75 公斤	120-165 克	40-55 克	30-41 克
80 公斤	128-176 克	43-59 克	32-44 克
85 公斤	136-187 克	45-62 克	34-47 克
90 公斤	144-198 克	48-66 克	36-50 克
95 公斤	152-209 克	51-70 克	38-52 克
100 公斤	160-220 克	53-73 克	40-55 克
110 公斤	176-242 克	59-81 克	44-60 克
120 公斤	192-264 克	64-88 克	48-66 克
130 公斤	208-286 克	69-95 克	52-71 克

成代謝事件。這是一種補償現象，自我平衡的壓力反應，只是身體試圖減輕它所認為的生存威脅。你可以將斷食期間的生長荷爾蒙升高想像成建築物斷電時緊急照明突然亮起。

靈活詞彙

短暫波動 Transient fluctuations

短暫的意思是「快速通過」，因此可以推斷荷爾蒙的短暫上升或下降，充其量只是暫時的現象，並不是用來實際確定身體是否發生了有益變化的最佳方式。

就一般原則來說，生理水平上（相對於藥物水平上）的短暫荷爾蒙波動，並不是肌肉生長的可靠指標。比較好的短期肌肉生長軌跡指標是肌肉蛋白合成率，而它在斷食期間會受到壓抑。這並不意味著斷食會導致肌肉量急速下降（身體比這更聰明），但斷食確實不會最佳化肌肉生長。高強度阻力訓練會導致皮質醇暫時升高，這表示阻力訓練不利於肌肉生長嗎？當然不是。睡眠不足會導致生長荷爾蒙短暫升高，這表示睡眠不足有益肌肉生長嗎？當然不是。這只是眾多例子中的幾個。如果斷食是促進肌肉生長更好的方式，我們會在同儕審查的文獻中看到這一點，但事實恰好相反。引用威廉森（Williamson）摩爾和（Moore）最近的一篇論文[111]：

因此，根據目前為止的急性研究，我們認為，進食次數較多可以增加胺基酸誘發的蛋白質合成機會，而進食次數較少但份量較高的飲食方式，就像間歇性斷食的情況，可能無法彌補損失掉的肌肉蛋白合成機會（……）我們的立場是，間歇性斷食可能代表了重塑骨骼肌的一種次佳飲食方法，可能會衝擊到維持或增加肌肉量和品質的能力，特別是在能量供應減少的時期。

與訓練時段有關的蛋白質攝取時機（增肌）

在國際運動營養學會對於飲食和身體組成的立場中[59]，我將每日總營養素和熱量攝取稱為「蛋糕」，而其組成份量的具體攝取時機則是「糖霜」。再次說明，蛋白質攝取時機遠不及每日總攝取量重要。人們往往容易受到行銷宣傳的煽動，過分強調時機的重要性，聲稱與訓練相關的時機勝過一切。這是錯誤的，尤其是就蛋白質來說。首先要把蛋糕做好，然後再抹上糖霜。

運動前

運動前單獨攝取蛋白質的這種增肌策略很少受到關注。我和我的同事進行了為期十週的研究，針對有在做阻力訓練的受試者比較運動前和運動後攝取蛋白質（25克乳清蛋白）[112]。無論是哪一種時機方案，都沒有顯著的肌力或肌肥大優

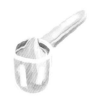

勢。我們的研究結果呼應了侃道（Candow）和同事[113]之前的研究，他們針對有在做阻力訓練的受試者進行了類似的比較，一組在運動前使用安慰劑、運動後使用蛋白質，另一組則相反。使用的蛋白質劑量為0.3克／公斤。結果並沒有觀察到對肌肉量和肌力產生影響，運動前或後立即攝取蛋白質的合成代謝效果似乎沒有差異。在訓練前後都立即攝取蛋白質的效果，研究則出現了不一致的結果，我們很快會在討論「合成代謝窗口」概念時談到這一點。

靈活詞彙

肥大 Hypertrophy

肥大是指身體某一個組織的發育，通常是藉由增加組成部分的體積而不是數量。在本書中，通常是指透過營養因素和／或阻力訓練，增加肌纖維尺寸和肌肉質量。

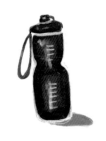

運動中

在訓練期間攝取蛋白質（或胺基酸）是促進肌肉淨成長的另一個可能機會。但在非空腹、典型長度的訓練中，它本身的有效性是如何呢？

博德（Bird）和同事[114]的報告指出，在全身性阻力訓練期間，攝取碳水化合物濃度為6%、含有必需胺基酸的溶液（開特力加上6克的必需胺基酸），肌肉蛋白分解會受到抑制。與只有攝取碳水化合物或無營養素的安慰劑相比，它防止肌肉蛋白分解的效果更好。這個發現很有趣，但是阻力訓練引起肌肉蛋白分解這樣的威脅，很可能僅限於斷食時的訓練。（在博德的研究中，運動前的斷食時間為四小時。）

同樣地，比倫（Beelen）和同事[115]發現，碳水化合物和水解酪蛋白的組合（在兩小時的阻力訓練中，每小時劑量各0.15克／公斤）優於單獨使用碳水化合物。淨肌肉蛋白質平衡在此一組合的處置中數值為正，在僅有碳水化合物的處置中數

值則為負。儘管這項試驗的測試是在晚上進行，而不是早上斷食的時候，但仍可以看到這些結果。不過，此試驗的阻力訓練課程長達兩小時，可以理解的是，特別關注「運動中」的營養支持，可能是有益的。

然而，身體比我們所認為的更聰明。德爾迪克（Deldicque）和同事[116]的報告指出，相較於在有進食的條件下運動，斷食一夜再運動然後進食，可以產生更強的合成代謝訊號反應。可能的解釋是，身體會加強運用運動後的營養，以回應所感知到的能量危機。這並不意味著斷食訓練是促進生長的最佳方式，而只是表示身體有其調節方式，以維持自我平衡。不過，對於那些在起床後立即訓練，而且沒有時間在運動前攝取蛋白質的人來說，如果目標是全力減低肌肉蛋白分解率，那麼運動中攝取蛋白質可能是合理的。在這種情況下，運動中攝取蛋白質可能會有幫助，並且不會造成傷害。

運動後

運動後的時段充斥著各種主張和傳說。在 2000 年代初期，艾維（Ivy）和波特曼（Portman）的研究和他們受歡迎的平裝本《營養的時機：運動營養的未來》（*Nutrient Timing: The Future of Sports Nutrition*），將「運動後合成代謝窗口」的概念帶給了一般的健身愛好者[117]。這個主張的前提是，運動後立即攝取特定營養素的時機（在運動結束後一小時內，快速吸收蛋白質和碳水化合物），可能會促成或破壞增肌。基本上，就重要程度來說，它將糖霜放在蛋糕之前。

這個原則深植在受訓者和教練的信念裡，最終被視為事實。然而，艾維和波特曼的概念是根據短期合成代謝反應的研究，測量的是肌肉蛋白合成和／或肝醣（又稱糖原）再合成。他們的書出版時，幾乎沒有長期試驗來檢驗這些想法。

然而，在艾維和波特曼的書出版後的十年間，有許多研究出現模稜兩可的結果。因此，運動後合成代謝窗口的概念引起了我和同事相當大的懷疑。所以，我們進行了相關研究的統合分析[118]。

蛋白質定時（Protein-timed）條件的定義是阻力訓練前後一小時內攝取蛋白質，而非定時條件則是指訓練前後至少兩小時不攝取蛋白質。基本分析（不考慮共變項，例如每日蛋白質總量）顯示，蛋白質定時條件在肌肥大方面稍具優勢。

　　然而，在考慮共變項時，我們發現與非定時條件相比，蛋白質定時條件的優勢是由於每日蛋白質總攝取量更高（平均為1.33克／公斤和1.66克／公斤）。在研究的子分析中，確實使兩組之間的每日蛋白質總量相等的研究，仍然沒有顯示在訓練一小時內攝取蛋白質有其優勢。因此，我們的結論是，如果真有蛋白質攝取的合成代謝窗口時機，時間範圍可能比傳說中的訓練前後一小時還要長。

　　所以，受到最佳證據支持的似乎是運動後的時機。雖說如此，與其專注於狹窄的運動後「合成代謝窗口」，我們應該將焦點放在運動前後的用餐時段（運動前後時期）。富含蛋白質餐點的合成代謝效果大約會持續三到五個小時，依據餐點的份量和成分，可能還會更久[31]。視個人喜好和耐受度而定，運動前後三到五個小時內，可以隨時攝取液體或固體餐點。運動前後餐點中的蛋白質份量應該會達成最大的合成代謝反應（0.4至0.55克／公斤）[37]。對大多數人來說，最低份量約相當於30至50克。圖4a說明了當前與訓練相關的運動前後蛋白質攝取時機的策略。

圖4a：運動前後蛋白質攝取時機

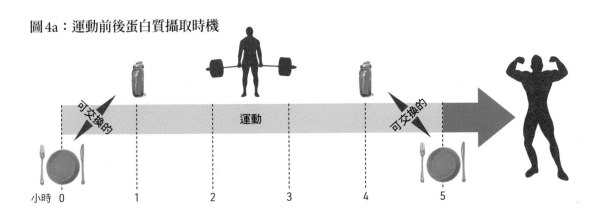

在減脂中的作用

每日蛋白質總需求量（減脂）

個人在熱量赤字（節食）的條件下，對蛋白質的需求更高，因為體內蛋白質被用來對抗能量赤字，損失淨體重的威脅較大。蛋白質需求的增加取決於赤字的程度和節食者精瘦的程度[59]。你節食越積極，蛋白質的功能就越像是一層保護層。

在熱量赤字的條件下，體脂率中等到高等且先前未受過訓練的人，從脂肪量中減去體重的比例較高。你越瘦，損失淨體重的威脅就越大。話雖如此，在持續熱量平衡（體重維持）的條件下[119]，甚至在熱量盈餘（體重增加）的條件下[120]，攝取低蛋白質仍然可能會危及肌肉量。根據整體證據，1.6克／公斤是蛋白質攝取的最佳基準，一般節食者可以依據個人反應向上調整。

運動員的需求

蛋白質攝取不足不利於維持肌肉，而在熱量赤字條件下，這種先天威脅會加劇。2019年赫克托（Hector）和菲利浦斯（Phillips）在一篇研究綜述中檢視了菁英運動員在熱量赤字條件下的需求[121]。這個族群限制飲食熱量的原因包括：為了按體重分級的運動而「減重」、改善功率體重比（power-to-weigh tratio）、提升整體運動表現，以及在健美運動或體態競賽中改善身體組成。作者得出的結論是，對於熱量赤字條件下的運動員，適當的蛋白質攝取範圍為1.6至2.4克／公斤。

挑戰極限

在唯一的系統性回顧中，赫姆斯（Helms）等人[122]檢視了阻力訓練受訓者在熱量赤字條件下的需求，報告指出合適的份量是每公斤去脂體重2.3至3.1克蛋白質，根據赤字的程度和精瘦的程度逐步調升。然而，重點在於闡明這篇論文的局限。

這篇回顧包含的六個研究中，只有三個研究探討了訓練有素的競賽運動員。

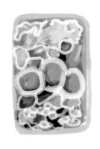

只有一個研究（馬埃斯圖〔Mäestu〕和同事[123]）檢視健美比賽運動員的攝取量，報告指出，沒有使用藥物的世界級健美運動員，在比賽前的蛋白質攝取量範圍為每公斤去脂體重2.48至2.68克。根據赫姆斯等人的系統性回顧，實驗組中的受試者平均體脂肪約18%（包括男性和女性）[37]，所以上述數字相當於總體重1.9至2.5克/公斤的攝取量。查佩爾（Chappelle）和同事[124]的報告說，排名前五、沒有使用藥物的菁英級男性及女性健美運動員，比賽前的蛋白質攝取量分別為3.3和2.8克/公斤。

一個重要的注意事項是，這些結果是觀察性的，因此無法建立因果關係。然而，這些觀察結果是有價值的，並且強烈暗示了這個族群的最佳可能選擇。已故的美國企業家吉姆‧羅恩（Jim Rohn）有句箴言：「成功都有跡可循」，這句話在這裡也適用。總的來說，我們可以將有意挑戰極限者的蛋白質攝取範圍歸納為目標體重2.2至3.3克/公斤。

身體重組

身體重組（健身社群暱稱為「重組」）是指同時減脂和增肌。隨著個人訓練狀態更進階，重組的能力會下降[125]。換句話說，體脂過高且先前未受過訓練（或先前受過訓練但中斷）的人，會發生比較劇烈的重組。你越接近自己的潛力，重組的空間就越小。

隨著越來越接近自己的潛力，重組最終會變成一個不切實際的目標。高級的訓練者和大部分的後期中級訓練者，最好一次只專注一個目標，也就是減脂或增肌，而不是兩者同時進行。

重組能力的層級從最高到最低分別是：

1. 曾經身體強健／受過訓練但體脂肪過多的人
2. 過重的新手
3. 中級訓練者
4. 相對較瘦的高級訓練者

以前身體強健的人，前後變化通常最劇烈，尤其是如果他們多年來久坐不動，同時飲食過量的話。至少有兩個潛在機制，讓曾經身體強健的人能迅速回復良好狀態。

首先，訓練會增加肌肉纖維內的肌核數量[126]，透過增加的粒線體重塑，讓肌力和肌肉尺寸更快恢復。訓練引起的肌核增加不受細胞凋亡（細胞死亡）影響，即使訓練中斷許久，這些細胞成分仍能保持完整[127]。

靈活詞彙

肌核和粒線體重塑 Myonuclei and mitochondrial remodeling

肌核通常被認為是肌肉纖維的「控制中心」，當你運動並長出肌肉時，肌核的數量會增加。但最酷的部分是，當肌肉纖維縮小時，肌核並不會完全消失，而會促進肌肉再生。「肌肉記憶」這個詞就是由此而來。肌核能夠如此，是通過粒線體重塑，重塑指的是粒線體適應環境刺激的能力。

另一個潛在機制是訓練引起的毛細血管持續增加（肌肉內的血管網絡增加）[128]。當這些機制與能降低學習曲線的更大神經效能結合時，很明顯，由於能快速「反彈式成長」，之前受過訓練（而後又增加體脂）的人有重組優勢，讓他們可以處於層級的頂端。

許多研究（其中有些研究的受試者是有在訓練的人）的一致性結果是，較高的蛋白質攝取量更有利於重組。巴拉卡特（Barakat）和同事[125]近期的一篇論文，是同儕審查文獻中首度專門研究身體重組現象的報告。他們得出結論，每公斤淨體重攝取2.6至3.5克蛋白質，可能會增加身體重組的可能性或程度。這與挑戰極限的攝取範圍非常相似，即目標體重2.2至3.3克／公斤。

關於糖質新生和酮症的說明

糖質新生是生糖胺基酸（glucogenic amino acids）[*]生成葡萄糖的過程。人們普遍相信，膳食蛋白質可以輕易地轉換為葡萄糖。這是許多生酮飲食者害怕高蛋白攝取量的原因之一，他們擔心糖質新生可能使他們脫離酮症狀態。

靈活詞彙

酮症 ketosis

又稱為「生酮」（keto），是一種流行的低碳水化合物飲食的基礎。酮症發生在身體缺乏足夠的碳水化合物來燃燒以供應能量時，因此開始燃燒更多比例的脂肪（由於飲食，現在供給量更多），同時產生稱為酮體的能量供應副產品。

卡恩（Khan）和同事[129]進行的一項經典研究中，使用追蹤法估計50克茅屋起司蛋白質的糖質新生，結果顯示有9.68克葡萄糖進入循環。佛羅門廷（Fromen-tin）和同事[130]更近期的研究使用了更複雜的追蹤法，報告指出，攝取23克的雞蛋蛋白質會產生3.9克的葡萄糖。他們的研究具備糖質新生的最佳條件（隔夜斷食後，而且沒有膳食碳水化合物），因此他們認為3.9克的量算很少。

研究告訴我們的是，雖然攝取蛋白質可以產生葡萄糖，但對健康的人來說，產生的量在正常狀態下是微不足道的。在極端的情況下，例如長時間斷食和飢餓，身體為了生存可以加速進行糖質新生，分解身體蛋白質以產生葡萄糖，為重要的細胞功能提供能量。

在一般飲食的正常情況下，血酮濃度較低（<3毫莫耳／公升）。可以通過斷食或將碳水化合物限制在每日最多50克或每日總熱量最多10%，進入酮症狀態，此時能量攝取主要來自脂肪（60%至80%）[59]，這會讓循環中的酮濃度達到0.5

---

* 指在體內能轉化生成葡萄糖、肝醣的胺基酸。

至3毫莫耳／公升。循環中的酮主要是β-羥基丁酸。

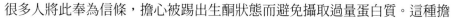

> **靈活詞彙**
>
> ### 毫莫耳／公升 mmol／L
>
> 在本書中，這個測量單位代表每公升血液中的葡萄糖毫莫耳數（milli-moles），其中一毫莫耳等於千分之一莫耳（mole），莫耳則是用來測量分子質量的單位。簡單來說，這是一種測量血液中葡萄糖濃度的方法。

　　生酮飲食研究的先驅傑夫．沃萊克（Jeff Volek）和史蒂芬．芬尼（Stephen Phinney）在他們的《低碳水化合物表現的藝術與科學》（*The Art and Science of Low Carbohydrate Performance*）一書中[131]，建議血液中β-羥基丁酸濃度應維持在0.5到3毫莫耳／公升之間，以達到「生酮適應期的最佳燃料流量」。他們將營養性生酮狀態定義為β-羥基丁酸濃度在1到3毫莫耳／公升之間。與目前討論相關的是，他們建議的蛋白質攝取量（淨體重0.6到1克／公斤）相對來說比較低。

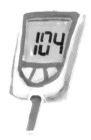

　　很多人將此奉為信條，擔心被踢出生酮狀態而避免攝取過量蛋白質。這種擔憂是基於部分膳食蛋白質在糖質新生過程中可能轉化為葡萄糖。然而，控制性干預試驗提供了足夠的證據，可以肯定地說，蛋白質攝取超過傳統建議的量，血液中的β-羥基丁酸濃度仍然能夠滿足生酮的支持者。

　　表4b列出的研究顯示，高蛋白質攝取量可以使血酮濃度保持在0.5到3毫莫耳／公升的範圍內[132-134]。要注意的是，三個研究中有兩個顯示的是生酮愛好者提倡的血酮濃度（1到3毫莫耳／公升）。

一整天的蛋白質分配（減脂）

　　這一小節代表了一個發展中的研究領域，但有一些曲折。對於肌肉保留（在熱量赤字下），和在維持或高熱量條件下增肌，身體的控制系統可能並不對稱。在熱量赤字的條件下，只要每日蛋白質總量達到最佳化，並且進行阻力訓練，身

表4b：研究顯示高蛋白質攝取量仍能維持生酮狀態

出版品	族群	蛋白質攝取量	碳水化合物攝取量	血酮濃度
Wilson JM,et al. *J Strength Cond Res*. 2020 Dec;34(12):3463-74.	25 名大學生年齡、有在做阻力訓練的男性	1.7 克／公斤	31 克／天	1 毫莫耳／公升
Burke LM, et al. *J Physiol*. 2017 May 1; 595(9):2785-807.	21 名頂尖競走選手	2.2 克／公斤	33 克／天	1.8 毫莫耳／公升
Volek JS, et al. *Metabolism*. 2016 Mar;65(3):100-10.	20 名超馬選手和鐵人三項運動員	2.1 克／公斤	82 克／天	0.7 毫莫耳／公升

體為了保留肌肉量而進行的蛋白質分配似乎更溫和、有彈性。蛋白質分配包括一天中的攝取次數、平均程度和蛋白質份量的配置。如同你將看見的，這三項變項對減脂的影響並不一致。所以，蛋白質可以幫助保持肌肉量，但是可以幫你減脂嗎？

2015年，我和同事進行了目前為止唯一的一項統合分析，檢視進餐頻率對減重和身體組成的影響[135]，分析中包括了十五項研究。進餐頻率對總體重變化沒有影響，但較高的進餐頻率，與減少更多脂肪量和保留更多肌肉有關聯。

然而，我們進行了敏感性分析，測試了個別研究對整體分析的影響。刪除一項單一研究（岩尾〔Iwao〕和同事[136]），便排除了用餐頻率會影響身體組成的論點。因此，我們得出的結論是，由於堅持是主要的考量，所以若以減脂為目標，每天的用餐次數應該取決於個人偏好。

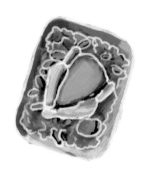

這項統合分析的主要局限是沒有研究結構化的運動方案（更不用說漸進式阻力訓練計畫）。在我們分析的研究中，蛋白質攝取量也不足以達到最大的肌肉保留效果。最近的研究解決了這些缺點，我稍後會談到。

不均衡的攝取
即使是不均衡的攝取模式也屬於蛋白質分配的範疇。在不

均衡的模式中，一天的蛋白質攝取主要集中在一餐（或一段時間）內。

　　阿納爾（Arnal）和同事[137]早期的研究顯示，每日蛋白質總攝取量為每公斤淨體重1.7克的年輕受試者（平均年齡二十六歲）中，蛋白質平均分配在四餐中與在午餐提供80%蛋白質的不均衡模式，兩者在氮平衡上沒有差異。阿納爾和同事進行了同樣設計的另一個研究[138]，這次是較為年長的受試者（平均年齡六十八歲），實際上發現不均衡模式有較好的氮保留能力。

靈活詞彙

氮平衡 Nitrogen balance

維持正氮平衡是一個大致的指標，表示淨體重處於合成代謝的狀態，換句話說，就是處於成長的狀態。所有的巨量營養素都含有碳、氫和氧，但只有蛋白質還包含氮分子。因此，理論上，追蹤氮平衡可以告訴我們身體是否有足夠的蛋白質進行肌肉生長。然而，考慮到骨骼肌只是體內氮的許多來源之一，這不一定是最可靠的衡量指標。

　　這兩個研究的時間都很短（兩週），氮平衡是一種衡量身體蛋白質狀態相對粗略的方法，並且並未評估身體組成（淨體重和脂肪量）。然而，這些研究結果指出，當蛋白質總量充足時（≥1.6克／公斤），與平均分配攝取量相比，不均衡的蛋白質攝取並不會威脅淨體重。我要重申的是，目前為止，仍然難以確定任何特定分配蛋白質的方式具持續的減脂優勢。

限時進食

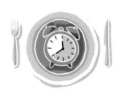

　　與蛋白質分配相關的還有限時進食（也稱為限時飲食），這是一種間歇性斷食。限時進食表示將進食時段縮短到約八小時或更短，通常與進食時段至少十二小時的控制組進行比較。

　　限時進食的作用相當於不均衡分配，控制組的條件則代表更平均的分配。包含阻力訓練和充足蛋白質（≥1.6克／公斤）的限時進食

研究顯示，限時進食和控制組條件（平均地分配）對於淨體重的影響類似[139-141]。

　　其中一項研究中，相對於控制飲食，限時進食有明顯的減脂優勢[139]。一項研究觀察到限時進食可能具有減脂優勢，但在治療意向分析中，優勢並不存在。治療意向分析是根據所有受試者的數據估計結果，無論他們是否遵守干預方案或是退出試驗。以這樣的方式進行的最新研究[141]發現，無論是限時進食或控制組飲食在身體組成方面都沒有優勢。重要的是，研究採用了全面而精細的四室模型（four-compartment model）[*] 來評估身體組成。此外，還利用超音波評估肌肉形態學（橫切面、厚度、品質）。

調查結果，或缺乏調查結果

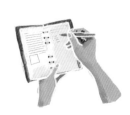

　　整體而言，這些模稜兩可且大多不顯著的差異，讓我們得出結論，即蛋白質分配對減脂的影響介於可疑和可忽略之間。為了優化身體組成結果，你應該執行你喜好且最能夠長期堅持的蛋白質攝取模式。對於減脂目標而言，只要達到適當的每日總量，顯然有各種可能的配置方式（包括一天的進食次數和不均衡與平均的進食）可以產生類似的結果。

　　一個簡單而務實的方法是，在減脂計畫中保持與增肌相同的蛋白質進食模式。在熱量平衡或盈餘的條件下支持肌肉生長的方法（蛋白質**至少**攝取三到四次，以達到最大的急性合成代謝反應），可能會在熱量赤字的條件下支持肌肉保留。然而，我要指出的是，那些選擇挑戰低進食頻率界限的人可以這麼做，並且幾乎不用擔心肌肉流失，同樣的，前提是有達到每日蛋白質總量的目標。

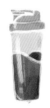

與訓練課程相關的蛋白質時機（減脂）

　　傳統上，斷食有氧運動宣稱可以促進減脂，因為在隔夜斷食的狀態下運動時，脂肪氧化（脂肪「燃燒」）的速率較高。然而，我想要傳達的一個重

---

* 測量身體成分方法，用於評估人體的組成成分。這種模型將身體組成分為四個主要部分：脂肪量、淨體重、體內水分、骨骼密度。

要原則是，在短時間內（即訓練過程中）發生的事情，不一定會轉化成較長時間內身體組成的變化。最重要的，是一天、一週、一個月結束時的**淨脂肪平衡**（脂肪氧化和脂肪儲存之間的差異）。

靈活詞彙

氧化 Oxidation

在科學上，氧化是一個原子或分子失去一個或多個電子的化學反應結果。在我們的脈絡裡，運動員所指的「燃燒」脂肪，更準確地描述是消耗身體燃料來源（不僅僅是脂肪，而是儲存為三種巨量營養素的其中任何一種），並結合氧氣的輸送以產生能量。

我和我的同事針對這個主題進行為期四週的研究，在控制的、熱量赤字的條件下直接比較進食和斷食有氧運動[142]。我們採用的配方是250大卡的代餐奶昔，內含乳清蛋白（20克）、麥芽糊精（40克）和微量的脂肪（0.5克）。

在評估身體組成在這些條件下有何變化上，這是首次，也是目前為止唯一的一項研究。斷食有氧運動組以及進食有氧運動組都減少了體脂肪並保持了淨體重，兩組沒有顯著差異。重要的是，兩組的所有飲食變項（每日總熱量和巨量營養素攝取量）都完全相同，唯一的差異在於第一餐是安排在運動前或運動後。斷食有氧運動並沒有減脂的優勢。

我們的研究結果在哈克特（Hackett）和哈格斯特姆（Hagstrom）[143]後續進行的系統性回顧和統合分析中得到了印證，該分析共包含五個研究和九十六名受試者。由於進食與斷食訓練在整體上對於身體組成的影響並沒有差異，他們得出結論：這方面的飲食規畫可以很靈活，並且根據個人喜好來訂定，因為似乎沒有特定方法對減脂更有效。

最後，有一系列引人入勝的研究顯示，相較於碳水化合物，運動前攝取蛋白質會導致運動後的能量消耗大幅增加[144-145]。然而，能量消耗的短期差異並不能保證身體組成在較長時間內也出現差異。現在就假設「增加蛋白質攝取」的運

動有減脂的優勢還言之過早。因此，至少就減脂來說，請選擇適合你個人需求的蛋白質攝取計畫。

在運動表現中的作用

每日蛋白質總需求量（運動表現）

再次強調，我們從最重要的層級開始——每日總量。增加和保留肌肉量對於提高和保持肌肉的肌力與功能性能力至關重要。因此，運動表現的蛋白質需求與最大化肌肉生長的蛋白質需求非常相似，這並不令人驚訝。

力量型和耐力型運動員的需求沒有區別。他們的需求類似是合理的，因為力量型運動員需要更多蛋白質通常是為了增加肌肉量，而耐力型運動員則是為了防止肌肉流失。關於運動族群的蛋白質攝取指南，最安全的選擇是這個專業領域的主要科學組織的立場。

表4c概述了主要營養（和運動）組織針對運動族群蛋白質需求的最新立場。國際運動營養學會自2007年首次針對這個主題發表立場以來，蛋白質建議量一

表4c：關於運動目標的蛋白質需求立場

出版品	族群	建議
國際運動營養學會立場聲明：蛋白質與運動，2017	身體活動量大的個人，包括追求增強肌肉肌力、耐力或尺寸的競技和休閒運動員	1.4-2克／公斤「有在做阻力訓練的受試者，在熱量赤字期間，可能需要較高的蛋白質攝取量（2.3-3.1克／每公斤去脂體重／天），以達到最大的淨體重保留率。」
美國營養與飲食學會、加拿大營養師協會、美國運動醫學院：營養與運動表現，2016	橫跨肌力—耐力光譜的各種運動領域的競技運動員	1.2-2克／公斤「在強化訓練或減少能量攝取期間，短時間內可能需要較高的攝取量。」

直保持不變[146]。美國營養與飲食學會、加拿大營養師協會（Dietitians of Canada）和美國運動醫學院[147]則根據新的研究，將上限從先前在2009年提出的1.7，增加到2克／公斤。回顧過去，國際運動營養學會在這方面處於領先地位。

儘管這些組織的立場代表科學共識，並不意味著這是無可爭辯的。指標胺基酸氧化技術是一種經過驗證的方法，用於確定人體中的必需胺基酸需求量[148]。最近使用指標胺基酸氧化技術的研究顯示，蛋白質需求量高於立場聲明中列出的蛋白質範圍的下限。

加藤（Kato）和同事[149]的報告指出，耐力運動員在訓練日的平均需求估計為1.65克／公斤，在95%的信賴界限中，上限為1.83克／公斤。最近，班德根（Bandegan）和同事[150]發現，有在做耐力訓練的受試者在訓練後24小時內，估計平均蛋白質需求為2.1克／公斤，在95%的信賴界限中，上限為2.6克／公斤。後者的研究結果對當前立場建議的運動員蛋白質攝取量下限提出了質疑，也就是1.2至1.4克／公斤。根據目前的證據，我不建議競技運動員或認真追求勝利的休閒運動員將蛋白質攝取量降至1.6克／公斤以下。

靈活詞彙

信賴界限 Confidence limits

在統計學中，信賴界限是信賴區間的上限或下限數字，是對於一個未知參數的估計範圍。在理論上不存在誤差的情況下，信賴界限就是估計的上限和下限，我們在測試中想找出的真實數值，就介於這之間。

與訓練課程相關的蛋白質時機（運動表現）

運動前

到目前為止，只有一項研究直接比較蛋白質與其他巨量營養素對耐力表現的影響。羅蘭茲（Rowlands）和霍普金斯（Hopkins）[151]對競技自行車選手進行測試，

比較了比賽前九十分鐘攝取高脂肪、高碳水化合物或高蛋白質飲食對衝刺和50公里比賽表現的影響。比較不同的實驗組，並沒有觀察到顯著的差異。

這項研究提出了一個引人入勝的問題，可惜的是，尚未進行複製性研究。據我所知，並沒有研究專門比較運動前攝取蛋白質與其他巨量營養素對肌力表現的影響。

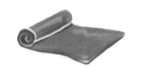

運動中

一個常常被忽視、可以大幅影響運動中營養增強潛力的因素，就是運動前是否攝取營養品。從生物利用率[*]的角度來看，運動前攝取營養的作用和運動期間攝取營養一樣，因為消化和吸收會持續數小時。

靈活詞彙

增強劑 Ergogenic

增強代表「增強身體表現」，但是還具有更細緻的意涵，從提升能量水平到促進運動後恢復，任何事物都可以是增強劑。增強劑通常分為營養上、藥理上、生理或心理上。請記住，使用增強劑要謹慎。並非所有增強劑都是合法的，或被允許在競賽中使用。

柯洛比‧尼爾森（Kloby Nielsen）和同事[152]在最新的一項統合分析中，檢視了一起攝取蛋白質和碳水化合物與僅攝取碳水化合物對耐力表現的影響，報告指出，含蛋白質的條件能夠增強耐力。然而，這是在攝取相等碳水化合物的試驗中觀察到的，而且添加的蛋白質導致總熱量攝取增加，這解釋了其優勢。在總熱量相同的比較中，碳水化合物及蛋白質混合物與僅有碳水化合物相比，在耐力表現上並無優勢。因此，只有在運動期間消耗的碳水化合物不足時，添加蛋白質才有利於表現。

*　指作用物主成分進入人體循環或作用部位的速率與濃度。

我想要補充的是，桑德斯（Saunders）和同事[153, 154]發現，在耐力運動期間和之後攝取碳水化合物和蛋白質比例為4：1的飲料，和僅含碳水化合物的溶液相比，能更有效地抑制肌肉損傷。這些混合飲料中蛋白質和碳水化合物的份量分別為每運動十五分鐘0.038和0.15克／公斤（每小時分別為0.15和0.6克／公斤）。這相當於訓練時每小時大約8至15克的蛋白質。但是，再次強調，這裡最大的干擾因素是運動前的營養品並不含蛋白質，因此對於耐力競賽缺乏現實世界的效度。

　　值得重申的是，運動前的營養作用和運動期間的營養一樣。關於蛋白質研究的完美例子，是由包爾（Power）和同事[155]完成。他們發現攝取45克的乳清蛋白後，血液中的胺基酸濃度大約需要四十五分鐘達到高峰，回到基準濃度需要再兩個小時。

　　請記住，這是可以快速消化的蛋白質，且只有蛋白質。若是含有同樣蛋白質劑量的混合巨量營養素飲食，人體循環中的營養濃度達到高峰的時間會更長，回復到基準濃度的時間也會更長。因此，運動中攝取蛋白質的問題可能只適用於斷食訓練，即使在這種情況下，運動中攝取的蛋白質對運動表現而言也不是有效的燃料。下個章節將探討碳水化合物，我會更詳細地討論這一點。

運動後

　　蛋白質與碳水化合物結合可以產生更多的胰島素輸出，經證明可以增強運動後葡萄糖的吸收。然而，克拉文（Craven）和同事[156]在最近的一項統合分析中指出，與僅攝取碳水化合物相比，蛋白質與碳水化合物一起攝取並不能加速運動後肝醣再合成（或隨後的運動表現），特別是當碳水化合物的劑量達到或接近每小時1克／公斤。這個發現反映了最近關於運動後碳水化合物劑量（1至1.2克／公斤／小時）的立場聲明，這是在時間有限的條件下（指相隔不到八小時的力竭型耐力賽）讓肝醣補充最大化的劑量[147, 157]。

肝醣再合成 Glycogen resynthesis

肝醣是一種多醣，功用是儲存能量，因此以葡萄糖合成肝醣（也稱為肝醣生成）是運動能量產生的主力。所以，肝醣再合成指的是補充這些儲備能量，並增強運動表現的方法。

　　根據這個發現，不論原因是什麼，當碳水化合物劑量被限制在低於1克／公斤的濃度時，添加蛋白質可以視為加速肝醣再合成的一種方法。值得一提的是，儘管碳水化合物達到最理想的劑量時（>1.2克／公斤），運動後攝取蛋白質並沒有直接增強的效果，但仍然是攝取蛋白質的機會，而且應該加以利用，因為並沒有不利的影響。這個機會能刺激肌肉蛋白合成，並滿足每日蛋白質部分需求（同時有助於達到蛋白質攝取頻率的目標）。故意忽視運動後的蛋白質攝取，對於減少肌肉損傷或加速恢復和生長，並沒有幫助。

　　總而言之，蛋白質的攝取時機對於運動表現是一個相對不重要的因素，碳水化合物在這個領域最重要。雖然在運動過程中攝取蛋白質有潛在的益處，可以減少肌肉蛋白分解，進而間接保存肌力，但這只適用於運動前（和／或運動後）完全沒有攝取蛋白質的情況。

第四章摘要

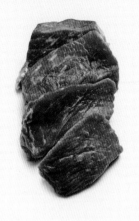

- 蛋白質是由胺基酸組成的大分子。組成蛋白質的二十種胺基酸中，有九種被認為是必需胺基酸，必須從飲食中獲取。蛋白質是用來作為構件、酶、荷爾蒙、免疫因子、載體、酸鹼調節劑和神經傳遞介質。

- 動物性蛋白質（例如肉類、魚類、家禽、雞蛋和乳製品）的品質通常比植物性蛋白質更高，能更有效地刺激肌肉蛋白合成。然而，最近的證據顯示，在每日蛋白質總攝取量1.6克／公斤的情況下，素食在肌肉尺寸和肌力上可以產生類似的成長，至少對於先前未受過訓練的人來說是如此 [56]。

- 蛋白質攝取的考慮因素從最重要到最不重要的層級如下：一、每日蛋白質總量；二、一天中蛋白質的分配；三、與訓練期間相關的蛋白質攝取時機。

- 沒有特定的運動或身體組成目標的一般大眾，每天應該攝取的蛋白質最低範圍為1.2至1.6克／公斤，以維持一般健康。1.6至2.2克／公斤可以達到最大的肌肉生長效果。探取低熱量條件的運動員，合適的蛋白質攝取範圍為1.6至2.4克／公斤。根據主要科學組織目前的立場聲明，要達到最佳運動表現，需要1.4至2克／公斤。談到挑戰極限，有在做阻力訓練的精瘦受試者，在熱量赤字條件下蛋白質需求為每公斤淨體重2.3至3.1克。挑戰生理極限、處於壓力條件下的運動員，例如長時期熱量赤字，可以用目標體重2.2至3.3克／公斤作為準則。蛋白質攝取範圍在每公斤淨體重2.6至3.5克時，就曾觀測到出現身體重組（同時減少脂肪量並增加淨體重）的效果。

- 以淨體重為基礎的蛋白質目標更複雜，而且不一定更準確，但可以滿足一些人對精確性的需求。就一般目的來說，每公斤淨體重2克是合理的基準目標。以增肌為目標的人（以及實行熱量赤字的節食者），可以從每公斤淨體重2.2克開始，並根據個人反應調整。

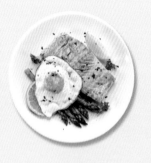

- 針對以淨體重為基礎攝取蛋白質的複雜問題，一個簡單的解決方案是依目標體重來估算。如果你希望維持目前的體重，可以使用目前的體重來估計蛋白質需求。這是估算出接近淨體重的有效方法，並具有內建的安全邊際。

- 雖然不管能量平不平衡，都可能達到肌肉生長，但熱量盈餘會促進最大的生長速率。對於新手而言，熱量盈餘需要高過維持所需的20%至40%，更高級的受訓者則需要高出10%至20%（同時優化蛋白質劑量），以達到最大的肌肉生長效果。

- 最大化增肌的目標可能需要特別注意分配，即一天中蛋白質劑量的模式、頻率或分布（最少進食四次，每餐劑量至少0.4至0.55克／公斤）。具體的蛋白質劑量和對應的體重請參考表4a。

- 與其專注在狹窄的運動後「合成代謝窗口」，應該將焦點放在運動前與運動後進餐之間的時間段（運動期間）。富含蛋白質膳食的合成代謝效果大約是三到五個小時，而根據膳食的份量和成分，可能會更久。

- 雖然運動期間攝取蛋白質對於減少肌肉蛋白分解具有潛在的好處，但這僅適用於運動前（以及／或運動後）沒有攝取蛋白質的情況，或者是接近或超過兩個小時的持續／力竭型訓練。理想情況下，要達到最大的肌肉蛋白合成效果，運動前和運動後的蛋白質劑量（約0.4至0.6克／公斤）應該分配在整個運動期間。意思是蛋白質應該在訓練前兩小時內攝取，並在訓練後兩小時內再次攝取。請參考圖4a。

- 與在運動中有特定用途的碳水化合物不同，蛋白質的攝取時機對於運動表現是相對不重要的因素。

- 雖然在碳水化合物充足的情況下，運動後攝取蛋白質並不具有增強的作用，但仍然有助於增加每日蛋白質總量，同時也刺激肌肉蛋白合成的機會。

- 由於合成代謝反應整體上缺乏差異，因此，在根據性別制定不同的蛋白質目標上，無論是整體或每一份膳食，都沒有足夠的證據支持。

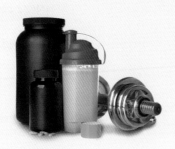

碳水化合物
CARBOHYDRATE

CHAPTER
5

碳水化合物是一種永遠具有新聞性的營養素，是爭議和貶抑的焦點。但問題在於：高度加工食品中的精製碳水化合物和脂肪的結合才是罪魁禍首，媒體卻選擇性地挑出碳水化合物來指責。很多流行的飲食書籍都是以這種操控、小心選擇或迴避碳水化合物為基礎。可惜的是，對於一般大眾來說，哪裡有碳水化合物，哪裡就有誤解。

好吧，俗話說，責無旁貸。如果你在尋找神奇的食物來源、份量控制，或普遍適用的碳水化合物攝取量，以終結人類疾病並創造超級英雄，那麼在閱讀本書時，你會極度失望。現實中沒有這種東西。

個人的偏好、耐受度和目標決定了碳水化合物攝取量該是多少才能符合各種需求。大多數流行飲食書籍中的保證和主張都是源自推測而不是科學。在這裡，除非我明確指出我們所根據的是假設的理由或個人的觀察，否則我們都將謹守科學。

從營養的角度來看，碳水化合物是三種巨量營養素之一，其他兩種是蛋白質和脂肪。碳水化合物的主要作用是作為能量來源。此外，碳水化合物還在葡萄糖和胰島素作用，以及膽固醇和三酸甘油脂代謝與發酵過程中擔任關鍵角色[158]。

碳水化合物可以根據結構進一步分類為：

- **簡單碳水化合物（單醣和雙醣）** 分別由單個和雙個單醣單元組成。單醣的例子包括葡萄糖、果糖和半乳糖。雙醣的例子包括蔗糖、麥芽糖和乳糖。

- **複合碳水化合物（寡糖和多醣）** 由短鏈和長鏈的單醣單元組成。其中，多醣更豐富且與人類飲食相關。多醣常見的例子包括直鏈澱粉、支鏈澱粉和肝醣（人體儲存多醣的形式）。

靈活詞彙

多醣 Polysaccharides

當你將「poly」（表示「多個」）和「saccharide」（指以糖為基礎的化合物）結合在一起時，你會得到什麼？是自然中最豐富的碳水化合物！多醣是由許多較小的單醣組成的大分子，可以儲存能量、傳遞細胞訊息，甚至支持細胞和組織的功能。

纖維：一種複雜的碳水化合物

膳食纖維屬於複合碳水化合物的範圍。纖維是一種植物化合物，包含一連串的非澱粉多醣，人體的腸道無法完全消化。膳食纖維的種類包括β- 葡聚醣、纖維素、半纖維素、樹膠、木質素、果膠、黏質物與抗性澱粉。

目前的證據共同支持每天最少攝取纖維25到29公克，可以降低全因性死亡率與心血管相關死亡率、冠狀動脈心臟病發生率、中風、第二型糖尿病，以及大腸癌的風險[159]。這些發現也符合兒童與成人的膳食纖維攝取量建議：每1千大卡14克[160, 161]。

然而，目前並沒有足夠的數據可以針對纖維來源與纖維類型制定明確建議。纖維的傳統分類根據的是溶解度，但最近的焦點一直是凝膠成型的能力。不可溶

性纖維對結腸健康有益（即糞便膨脹），而具黏性的可溶性纖維則顯示出以下好處：改善血糖控制、血壓與血脂狀況。

　　嚴格來說，纖維並非沒有熱量。它的代謝能量平均大約為1克2大卡[162]。有意思的是，研究已經發現，纖維攝取量越高，減肥效果越好，也更能堅持飲食法，此效果不受巨量營養素與熱量攝取的影響[163]。纖維對調節體重的影響，還有更進一步的研究支持：約萬諾夫斯基（Jovanovski）和同事[164]進行隨機對照試驗的統合分析後發現，在隨意（沒有限制）的飲食中，補充黏性的可溶性纖維，可以降低體重與腰圍。這件事的含意是，嚴格來說，纖維可能提供熱量，但往往有利於減肥，只是其中的機制尚不完全清楚。可能的解釋是，飽足感增加（這可以降低總能量攝取），同時又增加能量消耗（透過高纖維食物的更大生熱效應）[165]。

靈活詞彙

食物生熱效應 The thermic effect of food

吃完大餐後，是否感到溫暖？食物生熱效應指的是，當你吃東西時，在消化、吸收、代謝與儲存食物時燃燒熱量。簡單說，這是在體內處理食物和營養素的熱量成本。

抗性澱粉

　　抗性澱粉的背後有大量市場炒作，特別是為了達到減重的目的。顧名思義，這種類型的澱粉不利於消化與吸收。與纖維類似，抗性澱粉在上消化道不會被消化，之後會在大腸中進行發酵，並產生短鏈脂肪酸，因此有改善腸道健康的潛力[166]。

　　與健康有關的新聞媒體不斷重複播放的研究顯示，米飯煮熟再冷卻後，抗性澱粉含量會高很多[167]。一般煮好的米飯，抗性澱粉含量低，通常低於3%[168]。抗性澱粉增加據稱可以降低食物的代謝能量（可用的卡路里）。食用特別煮熟／

冷卻的米飯，可以觀察到較低的血糖反應，因此支持了前述論點[167]。

　　從那時候開始，人們的信念發生了一次大跳躍，大家都相信抗性澱粉是肥胖問題的解答。但肥胖本質上是飲食過度的問題。可惜，這個假設的結果不如預期。懷特（White）和同事[169] 最近進行了一個系統性回顧，報告指出，在糖尿病前期的受試者身上，抗性澱粉並未增加飽足感，或降低食欲與食物攝取量。隨後由郭（Guo）和同事[170] 進行的系統性回顧包含了十一個研究，其中六個專門評估了身體組成（抗性澱粉的份量範圍為每天13到40克）。與普通（可消化的）澱粉相較，抗性澱粉對血糖控制與胰島素敏感性顯示出有益的效果，但對體重與身體組成沒有影響。

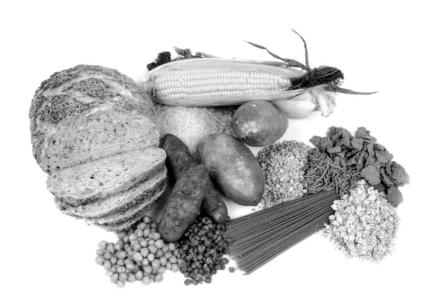

肝醣：儲備的碳水化合物

根據淨體重、飲食成分與訓練需求，肝醣水平（儲備的碳水化合物水平）的差異可能很大。成人在骨骼肌中儲存350到700克的肝醣，在肝臟中儲存100克[171]。

碳水化合物攝取量直接影響肝醣水平，而由於每一克肝醣會與2.7到4克的水進行化學結合，因此肝醣水平也會大幅影響肌肉質量。碳水化合物與蛋白質的能量產出相近，約為4大卡／克，而脂肪則有9大卡／克。儘管脂肪的能量含量幾乎是碳水化合物的兩倍，但在產生三磷酸腺苷（人體的能量貨幣）方面，脂肪的氧化（「燃燒」）卻不是有效率的方式。透過葡萄糖氧化產生的三磷酸腺苷，比脂肪氧化快二到五倍[173-174]。在不同運動強度下追求最佳化運動表現時，脂肪氧化會影響碳水化合物的份量：強度增加時，會更依賴碳水化合物。最大攝氧量超過60%時（中高強度及以上），由於逐漸調用更多快縮肌運動單位，產生三磷酸腺苷的主要燃料是血糖與肌肉肝醣[175]。

> **靈活詞彙**
>
> ### 三磷酸腺苷 ATP
>
> 三磷酸腺苷被稱為人體的能量貨幣，這不是沒有道理。在每一種已知的生命形式中，都可以發現三磷酸腺苷。從肌肉收縮到化學合成，這種了不起的化合物為活細胞中的許多作用提供所需能量。身體有幾個產生三磷酸腺苷的系統，會在不同階段協同作業，以因應你對身體的要求。

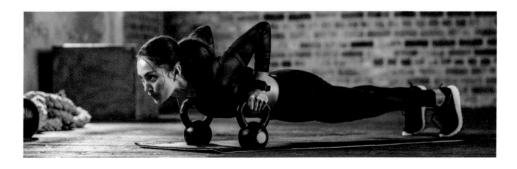

升糖指數：見樹不見林

一九八一年食物升糖指數（GI）一問世，就產生了很多紛擾[176]。升糖指數是食物提高血糖水平能力的一種評比。具體來說，升糖指數是在固定時間範圍內（兩個小時），某種食物中固定量的碳水化合物（50克）引發的血糖反應。這指數是與參照食物（純葡萄糖或白麵包，其升糖指數設定為100）比較而得的。

升糖指數被武斷地分為低（GI≤55）、中（GI 56–69）與高（GI≥70）三種類別。除了升糖指數，還有一個說明總碳水化合物的參數稱為升糖負荷（GL），用以改善僅用升糖指數來評斷碳水化合物的缺失。這些分類系統不只武斷，也無法指出營養密度與食物品質[177]。

最重要的是，針對升糖指數各種作用的大部分研究，在比較各種飲食時都沒能把巨量營養素控制在一樣的量。蛋白質、脂肪與纖維含量，都會降低某特定食物的升糖指數。常見的研究設計缺陷是，在比較不同升糖指數的食物時，巨量營養素（與纖維）沒有維持相等。這給低升糖飲食帶來了不公平的優勢。

在飲食比較中，不同組的巨量營養素和纖維維持相等時，升糖指數的差異並未影響身體組成或心血管風險的標記[178-180]。基於這些理由，要判斷碳水化合物的品質時，升糖指數是有問題的指標。我甚至會說，升糖指數無關緊要，還會讓我們忽略重點。在飲食比較中，只要巨量營養素與纖維保持相等，升糖負荷一樣毫無意義。

健全、基於科學的研究方法，會把焦點放在主要食用全天然與最低度精製的碳水化合物，而不是根據升糖指數的評等來評判食物。有個以升糖指數為焦點的愚蠢例子是，士力架（Snickers）糖果棒與全脂冰淇淋的評等比鳳梨與西瓜等新鮮水果更高。這當然很荒謬。是的，有人會說，冰淇淋與士力架的升糖負荷比水果更大。嗯，恭喜你，你又往前跨出一步，離比升糖指數與升糖負荷更重要的焦點更近了，那就是以非精製碳水化合物為主的飲食中的碳水化合物總量。

糖：現實與危言聳聽

有鑑於肥胖、糖尿病與心臟病等危機總是環環相扣，針對飲食中糖分的影響已有大量研究。記住，我們談論的是添加糖（也稱為外源糖），不是牛奶／乳製品與水果等食物本身就有的糖。

近年來最著名的一篇論文是可恩（Khan）與希文派珀（Sievenpiper）[181] 的著作，本文從證據等級的最高層級（系統性回顧與統合分析）總結了這個主題相關的證據。他們的研究重點是含果糖的醣類，因為果糖是最常被詬病的單糖。他們的結論是，只有在每日過度攝取總熱量的情況下，含果糖的醣類才會增加體重與心臟代謝疾病的風險，這強烈挑戰了與流行飲食／糖有關的恐怖論述。以下直接引用論文：

> 當熱量一樣時，與其他形式的巨量營養素包括複合碳水化合物、脂肪與蛋白質相比，含果糖的糖似乎不會導致體重增加，低份量果糖甚至可能有好處。

可恩和同事 [182] 隨後進行的一個統合分析確定，添加糖導致心血管疾病死亡率的危害門檻是 65 克，或總能量的 13%。實際上，65 克的添加糖相當於 13 茶匙（4.33 湯匙）的糖或糖漿。美國成年人飲食中平均的添加糖攝取量，據估計占總能量攝取量的 14.9%[183]，這已經打破上述的危害門檻。

要考慮的一個注意事項是，這些發現是基於一般民眾，而不是強調表現的運動員（他們可以從超出標準的添加糖中得到好處）。主要健康組織對添加糖的建議並不一致（占總能量的 5% 到 25%）。另外，這些數字的基礎是缺乏科學依據的低品質證據 [184]。有個實用的解決方案可以追溯到第一章，也就是基本上從你內心渴望的任何食物中，設定一個總攝取量 10% 到 20% 的自由選擇熱量額度，添加糖就落在這個額度範圍 [17]。

必要性的相對性

碳水化合物通常被標記為「非必要的」巨量營養素，因為身體可以利用非碳水化合物組織及其代謝物來合成所有生存所需的葡萄糖。不過，需要問的問題是……**對什麼來說是必要的？**

必要性在傳統上、臨床上的定義是指生存，但在最佳化運動表現（尤其是高強度）或肌肉質量的背景下，可以說，碳水化合物確實是必要的。碳水化合物與液體的結合一直被稱為，除了遺傳能力與訓練外，「在長時間的耐力活動期間，確保最佳表現的最大單一決定因素」[185]。

碳水化合物強化運動表現的好處發表在科學文獻上的時間可以回溯到一九二○年[186]。碳水化合物研究時間軸後續的里程碑包括，一九六○年代的研究顯示，肝醣可用性與耐力之間有很明確的關係；以及一九八○年代研究顯示，在運動期間攝取碳水化合物可以提高表現[187]。

二○○○年代初期，新的研究時代展開，業界開始調查訓練時為了達到各種持續時間的最佳表現，在過程中攝取的碳水化合物數量與種類等更詳細的內容。在了解多重可運輸碳水化合物攝取的作用上，取得了新的進展。最近十年，則在碳水化合物周期性中取得更大的研究進展，也就是為了增強耐力表現，如何策略性操控碳水化合物可用性。值得注意的是，營養的必要性是針對具體目標（而不僅僅是生存的需求），在零碳水化合物的飲食中，根本不可能達成最佳健康／最

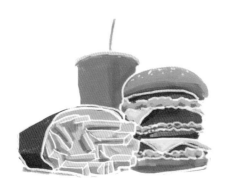

大程度預防慢性疾病的目標。最大的短缺就是膳食纖維，之前已經探討過膳食纖維對健康的益處。因此，碳水化合物對最佳健康是必要的。

靈活詞彙

周期性 Periodization

周期性是指為了改善成果，隨著時間改變訓練計畫。談到碳水化合物周期性時就意味著，根據當天或每一餐的情況，藉由食用少量、適量或大量的食物來操控碳水化合物可用性。這樣做可以為你下一次的訓練課程，調整碳水化合物可用性（或肝醣含量）。

碳水化合物代謝的性別差異

和蛋白質的情況一樣，綜合證據並未證明兩性有不同的碳水化合物攝取量水平。個體對碳水化合物的需求差異範圍更大，這進一步證實了概括男性與女性的不同需求是沒有實用性的。再重申一次，缺乏意義的差異也反映在主要科學組織的立場中：不分別對男性與女性提供建議。

說到這，塔諾波斯基（Tarnopolsky）和同事[104]的經典研究發現，在耐力運動中，女性消耗的肝醣比男性少25%（男性也氧化更多蛋白質／胺基酸）。這是由於女性的肌內三酸甘油脂儲存量較多，在運動期間，這可以促進更大的脂肪分解率與作為燃料的使用率[188]。

然而，這不表示女性競技運動員應該低估碳水化合物攝取量，而更看重脂肪攝取量。為了達到運動表現上的目標而最大化碳水化合物可用性，這件事並不會因基質利用率的差異而改變。另外，碳水化合物份量經過優化之後，運動後的肝醣再合成率[189]以及肝醣儲備能力（相對於淨體重）[190]，男性與女性是相似的。

基質利用率Substrate utilization

基質是在化學反應中的化學物質，會發生反應以生成某種產物。就我們目前的目的而言，這個反應指的是碳化合物轉換成能量。因此，基質利用率是指我們的身體消耗燃料以產生能量的效率。

在增肌中的作用

每日碳水化合物總需求量（增肌）

漸進式阻力訓練被公認為是最能有效促進肌肉生長的運動類型[191]。在這過程中，每一種巨量營養素都發揮重要作用。膳食碳水化合物在肌肉生長中的主要作用是提供能量，以支持漸進式阻力訓練。碳水化合物是高強度肌肉收縮的燃料，可以來自內源性來源（來自身體內部；肝醣或循環葡萄糖）或外源性來源（來自飲食；含碳水化合物的食物或飲料）。

值得重中的是，雖然脂肪是比碳水化合物更濃縮的能量來源，但由於ATP生成率較低，所以是效率遠比碳水化合物更差的能量基質。有鑑於肌肥大的速度在持續熱量盈餘的情況下達到最快、碳水化合物在快速能量生產中的作用，以及與膳食脂肪相比比較不會成為脂肪儲備，因此在規劃熱量盈餘上，碳水化合物的效用更高[57]。

高負荷／高強度阻力訓練主要是醣解作用（葡萄糖依賴性）的活動。數回合下來，阻力訓練可以減少肌肉24%至40%的肝醣存量，這因訓練量與費力程度而異[171]。數回合典型的阻力訓練不會完全耗盡肝醣，但這也表明，在更大的訓練量下，為了提升表現，維持特定最低碳水化合物攝取量的重要性。

最近幾項研究[192-196]在阻力訓練學員身上發現，生酮飲食若不是導致淨體重減少，就是不利於淨體重增加。另外，阿什塔里－拉基（Ashtary-Larky）和同事

[197] 一項最近（大規模）的審查 [197]，檢驗了從一九二一年至今的生酮飲食文獻。他們的結論是，在接受過阻力訓練的人身上，和高碳水化合物／低脂控制飲食相比，在生酮飲食下，淨體重的損失往往更大。相同作者群帶領十三家研究所進行的一場系統性回顧與統合分析 [198]，也進一步證實以下發現：將碳水化合物限制在生酮水平（小於總能量的10%，或每天少於50克），對達成最大限度肌肥大或保持率的目標來說，都是適得其反。生酮飲食不會破壞肌肉生長，但綜合證據顯示，它們會抵消或至少無法達到最大肌肉生長。

最大化肌肉生長的每日份量與最佳化肌力表現的量相近，這很合理。在可能是第一篇專門處理健美運動員巨量營養素需求的論文中，蘭伯特（Lambert）和同事 [199] 建議的量是5至6克／公斤。斯萊特（Slater）與菲利浦斯（Phillips）[200] 在更新的研究中接力呈現調查的數據，舉重與投擲運動員回報每天的碳水化合物攝取量是3到5克／公斤，而健美運動員回報的是每天4到7克／公斤。史班洛夫（Spendlove）和同事 [201] 的一個系統性回顧報告指出，健美運動員在淡季的平均攝取量是每天5.3克／公斤。國際運動營養學會最近的立場 [83] 不變：舉重與健力運動員進行中強度訓練量時，建議每日攝取5到8克／公斤。雖然這個領域主要是觀察性研究（因此缺少因果數據），但可以肯定地說，3到8克／公斤的碳水化合物攝取量反映了最大肌肉生長目標的整體證據。

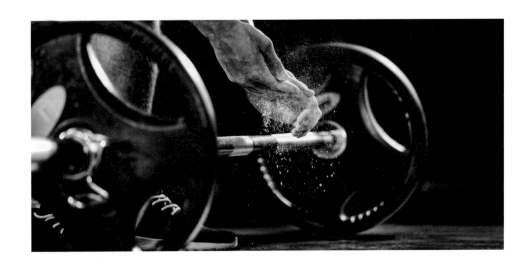

與訓練課程相關的碳水化合物攝取時機（肌肥大）

運動前

　　肌肥大的目標與漸進式超負荷的表現目標密不可分。換句話說，肌肉生長通常隨著訓練量負荷（組數 × 次數 × 負荷）的增加而來。舉重表現下降對減脂目標來說並不是關鍵問題，但對肌肉生長卻是。雖然壓低每日的碳水化合物總量，也可能**維持**舉重表現，但一定會損害持續改善的動力，從而無法達到最大的生長率。

靈活詞彙

漸進式超負荷 Progressive overload

漸進式超負荷是肌力訓練成效背後的關鍵原則。主張逐漸增加肌肉骨骼系統的壓力，久而久之，就會提升身體的適應力。換句話説，逐步增加重量（負荷、次數與／或組數）可以幫助你變得更強壯。

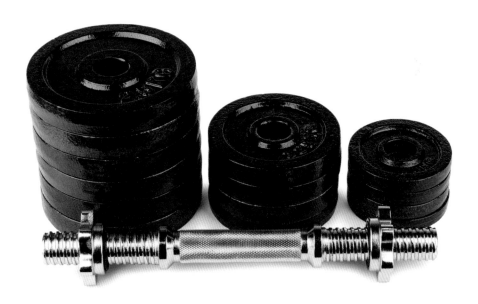

在阻力訓練前攝取碳水化合物可能會增加能量輸出，但是這領域的研究產生的結果並不一致。研究顯示，訓練時間持續五十分鐘或更長，具有增強效果，而大多數的研究顯示，訓練時間不超過四十分鐘，就不具效果[202]。

不過，這項研究的主要局限性是用了斷食的受試者。當訓練是在進食狀態下進行時，運動前立刻攝取碳水化合物的增強效果是存疑的，尤其是阻力訓練，做這種訓練時，每個肌肉群的肝醣減少量通常不會達到臨界水平。典型的阻力訓練長度與運動量會消耗大約24%至40%的肝醣。

賓‧納哈如丁（Bin Naharudin）和同事[203]在最近的一項研究中，比較了非營養品安慰劑飲料以及一份碳水化合物份量為1.5克／公斤（平均116克）的豐盛早餐。餐後兩個小時開始運動。與斷食組相比，早餐組的上半身與下半身運動的重複次數顯著增加。

這個測試使用訓練量更大的阻力訓練，以及含高碳水化合物固體食物的典型早餐（之前的設計是使用飲料），藉此改善了之前的設計。另一個設計優點是受試者有在做耐力訓練，過去平均每週進行四次。這項研究的一個明顯限制是，所有受試者都是習慣吃早餐的人，如果是習慣不吃早餐的人，結果可能會不一樣。然而，這些研究提供了我們理由，若目標是肌肉生長（以及提高表現），不要在斷食中進行阻力訓練。

若要達到最佳的阻力訓練表現，運動前要攝取多少碳水化合物？這因人而異。根據每日碳水化合物限制的程度以及訓練的性質，這可能不構成問題，或需要認真考慮。對於尋求謹慎的方法以保障表現水平的人，在吃下適當混合巨量營養素，並含有0.5到1克／公斤的碳水化合物的餐點後兩小時內訓練，這個範圍可以滿足大多數人的需求。賓‧納哈如丁和同事[203]在最近的試驗中用的是1.5克／公斤，份量相對較大，也確實是一個選項（而且有效），但是，對大部分非比賽型、總能量需求較低的人來說，當天其他時間攝取碳水化合物的彈性會受到限制。

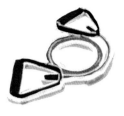

運動中

運動中攝取碳水化合物的好處很大程度取決於訓練過程中的肝醣可用性。因碳水化合物訓練補充劑而得益的阻力訓練，會是那種長時間的訓練，每個肌肉群的訓練組數較多，而且經過一夜的斷食，同時減去含有碳水化合物的運動前餐點，之後馬上開始訓練。

在這種情況下，訓練過程中攝取的碳水化合物就可以提供能量給高強度的肌肉運動，否則的話，到訓練課程結束前會越來越衰弱。但也要注意，這些情況（一夜斷食，運動前不攝取營養素，進行一場長時間的力竭訓練）只反映了訓練人口中非常有限的一部分人群。

結果令人失望，在進食狀態進行阻力訓練期間攝取碳水化合物，對最大化肌肉生長幫助有限。一個可能的例外是，在隔夜斷食的狀態下進行阻力訓練，並持續大約一小時以上。另一個例外是，在進食狀態下（運動前二到四個小時之內吃），以力竭、耐力型的方式，訓練九十分鐘或更長時間。不過，在專為最大化肌肉生長而設計的訓練計畫中，這兩種都很難辦到。

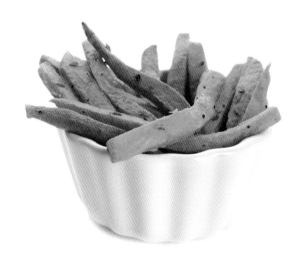

如果做的是訓練量特別大、接近或超過九十分鐘的阻力訓練，每小時攝取30到60克的碳水化合物，可以抵消訓練後段肝醣可用性下降的風險，特別是在斷食或半斷食狀態下的訓練[157]。

運動後

「合成代謝窗口」這個觀念在傳統上總會提到運動後碳水化合物，這個觀念來自早期針對力竭型耐力訓練耗盡肝醣之後，肝醣合成率的研究發現[31]。這與肌肥大是不同的目標。

使用低蛋白質或胺基酸份量的急性（短期）研究所得到的肌肉蛋白合成數據，產生了一個假設：同時攝取碳水化合物與蛋白質，對於促成最大的合成代謝反應是必要的。根據推測，碳水化合物的胰島素刺激作用超越單純蛋白質，會增強合成代謝。不過，在幾個急性研究中，單獨攝取較高蛋白質份量（20到25克或更多），以及同時攝取快速吸收／高胰島素生成的碳水化合物，兩者顯示在肌肉蛋白合成上沒有差異，這樣的結果反駁了這個想法[204]。

運動後碳水化合物被吹捧為可以經由提高胰島素而在抗分解代謝上發揮重要作用。然而，證據顯示，在肌肉蛋白的淨增加方面，肌肉蛋白合成比抑制肌肉蛋白分解更重要。莫頓（Morton）和同事[205]的報告指出，在健康的人身上，運動與進食後肌肉蛋白合成的變化比肌肉蛋白分解大四到五倍。格林（Glynn）和同事[206]比較了20克必需胺基酸加30克碳水化合物，以及20克必需胺基酸加90克碳水化合物在運動後的合成代謝反應。他們發現，肌肉蛋白分解只有很小的變化，並得出結論：不論碳水化合物份量或胰島素水平是高是低，肌肉蛋白合成都是合成代謝的主要動力。這些發現也符合格林哈夫（Greenhaff）和同事[207]的研究發現，在血液胺基酸水平持續升高期間，肌肉蛋白平衡在胰島素濃度升高至15至30毫升／升時達到穩定。即使沒有同時攝取碳水化合物，膳食中典型的蛋白質份量也能達到這麼高的胰島素濃度。

抗分解代謝 Anticatabolism

分解代謝，即肌肉分解，是增肌的敵人。因此，任何有抗分解代謝效果的東西，對想要增加或維持肌肉質量的人來說，都很有價值。雖然攝取充分的蛋白質在這方面是最重要的，但攝取足夠的碳水化合物也被認為是一種抗分解代謝（也稱為「蛋白質節約」[*]）的方法。

* 當碳水化合物足夠時，身體會優先利用其作為能量來源，因此可以節省蛋白質用於建造及修補組織，可以保護肌肉不被分解。

　　胡爾米（Hulmi）和同事[208]在進行漸進式阻力訓練的受試者身上，比較運動後只攝取30克蛋白質，以及同時攝取蛋白質與34.5克麥芽糊精，研究發現，在肌肉大小與力量的增加上沒有差異，這也證實了這些急性研究。

　　因此，對努力攝取足夠的任何特定巨量營養素的人來說，雖然運動後提供了一次進食機會，在運動後立刻快速吸收碳水化合物的這個精確時間，與達到肌肥大目標的關係有限。也有例外的情形，也就是每天徹底訓練肌肉超過一次的計畫（這在設計來達成最大肌肉生長的計畫中是很罕見的）。

在減脂中的作用

每日碳水化合物總量的要求（減脂）

　　雖然碳水化合物攝取不足會影響增肌目標，但對減脂目標來說，就比較彈性了。只要在一天／一週／一個月的期間，持續保持淨熱量赤字，任何程度的碳水化合物攝取量都是可行的。「持續」是這裡的關鍵詞。如果一個人選擇的碳水化合物限制程度難以長期持續，目標也就落空了。因此，減脂所需要的碳水化合物份量，實際上正是那個人最能堅持下去的份量。這會因個人偏好、忍耐

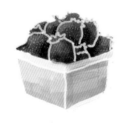

力與目標而異。

與流行的傳言相反，就取得最佳減脂效果而言，碳水化合物的攝取量確實沒有所謂的神奇閾值，高於神奇閾值減脂效果就會受到抑制這件事也不存在[59]。生酮飲食（來自碳水化合物的總熱量少於10%，或每天最多50克碳水化合物）至今仍是流行的減肥／減脂法，原因是一開始體重會快速下降（主要是因為肝醣減少，其中大部分是水）。「生酮」飲食有大批死忠追隨者，有些人成功了，有些人則在不斷重複的節食挫折中搖擺不定。關於生酮，我們頂多可以說是一個可行的選項，但不是每一個人都能夠持續下去。

患有第二型糖尿病的受試者不斷證明生酮飲食的可持續性值得懷疑。雖然這樣對生酮來說不太公允，因為這些患者還有更迫切的需要：遵守治療性的干預飲食。儘管如此，要長期堅持下去大致上都會失敗。

衛克（Wyk）和同事[209]針對低碳飲食與第二型糖尿病進行了相當新的回顧，對於強調碳水化合物限制本身得出了一個懷疑的結論。這些研究的一個共同點是受試者無法堅持碳水化合物限制。衛克的回顧包含九個統合分析及另外的十二項研究。他們的結論是，總體來說，特別是進行時間超過六個月的研究中，在低碳飲食與控制飲食之間，臨床結果（包括血糖控制）沒有差異。

再一次重申，這可能是無法堅持的結果，特徵就是受試者隨著時間逐漸增加碳水化合物攝取量。在一年的極低碳飲食中（每天少於50克），碳水化合物攝取量範圍在132克到162克。這一點值得重複：經過一年的節食，受試者最後的碳水化合物攝取量大約是一開始訂定的酮體濃度碳水化合物攝取量的三倍。

杭特里斯（Huntriss）和同事[210]在後來進行的一個統合分析發現，在第二型糖尿病受試者身上，極低碳飲食（每天少於50克）很難堅持，但適度的低碳飲食（每天少於130克）較能持續。在更近的一項統合分析中，戈登伯格（Goldenberg）和同事[211]的報告指出，讓第二型糖尿病受試者進行六個月的減重，低碳水化合物飲食（每天少於130克）的表現實際上優於極低碳水化合物／生酮飲食（來自碳水化合物的總熱量不到10%）。然而，若受試者嚴格遵守生酮飲食，這種差異就不存在了。這裡反覆暗示的是，與每天限制130克的低碳水化合物飲食相比，

生酮飲食似乎缺乏長期的可持續性。

好消息是，生酮飲食、高碳水化合物／低脂飲食，以及介於兩者之間的一切，是減脂的可行選項。很多研究在生酮飲食與各種程度的非生酮飲食中嚴格維持相同的蛋白質與總熱量，結果並未發現生酮飲食具有減脂優勢[59, 197, 212-214]。更精確地說，當蛋白質和總熱量都維持等量時，碳水化合物對脂肪的各種比例中，有很多對減脂都一樣有效。雖然沒有靈丹妙藥（一種普遍勝出的飲食模式），這可能令人失望，但好的一面是，這也為彈性規劃飲食以滿足一定會不同的個人需求留下了空間。

有關阻力訓練受試者的近期研究顯示，由於生酮飲食對肌肉生長與維持沒有好處，因此有潛在的減脂優點[198]。然而，碳水化合物限制有利於減脂的這個假設需面對一個挑戰，那就是目前的數據是來自競賽運動員，而這些人的目標是達到人類精瘦極限。查佩爾和同事[124]研究了自然健美菁英（在國家級比賽中排名前五）的飲食策略。根據報告，備賽開始時，男性與女性的碳水化合物攝取量分別為每天5.1和3.7克／公斤（每天431.1克和340.6克）。備賽結束時，男性與女性的碳水化合物攝取量分別為每天4.6和3.5克／公斤（每天340.6克和196.7克）。這些碳水化合物攝取量是所謂生酮飲食的3.9至8.6倍。

一天的碳水化合物分配（減脂）

與蛋白質的情況一樣，碳水化合物的每日總攝取量是最重要的，在哪些時候分別攝取多少份量，都是次要問題。我甚至可以說，除非涉及特定的運動表現，否則碳水化合物的分配其實無關緊要。

要達到減脂目的，最重要的是在一天、一週、一個月結束時維持淨熱量赤字。除了盡量長期堅持之外，碳水化合物沒有特別的每日攝取模式（進餐頻率、每餐份量、進食窗口的長度與時間點）。至於怎樣才能長期堅持，一定是因人而異的。

碳水化合物在一整天中要如何配置以達成減脂這個主題，坊間有大量的猜測與迷思。幸好，還有大量研究反駁了對於碳水化合物各種進食模式的讚美與誹謗。在這領域，也許最古老的信條就是早餐（碳水化合物含量豐富的一餐）是一

天最重要的一餐。

布朗（Brown）和同事[215]發表了一篇值得注意的回顧，探討了「不吃早餐會導致肥胖」這個普遍說法並不正確。這個說法源自觀察性資料，但未獲介入性數據支持。希弗特（Sievert）和同事[216]最近進行的一項系統性回顧與統合分析中，包括了十三項隨機對照試驗，最後發現，吃早餐會導致每日總熱量攝取量增加。但和普遍的認知相反，吃早餐有阻礙減肥的傾向。作者群因此得出結論，「目前，現有的證據並不支持將成人飲食調整為包括早餐是很好的減肥策略。」這並不是說，早餐對減肥／減脂是全球性威脅，這只是根據一個人最能持續下去的偏好來制定個人計畫的另一個方法。

另一個普遍的信念是，在一天中較早與較晚吃碳水化合物，會導致脂肪增加或妨礙減脂，這是無稽之談。如果這是真的，那麼希弗特和同事對早餐研究的統合分析[216]就會得出不同的結論。

凱姆（Keim）和同事進行了一樣嚴格控制的研究[217]，比較了早上與晚上吃每日70%熱量六週後的效果。在整個研究過程中，受試者都住在研究中心的代謝套房裡。身體活動（包括阻力和有氧訓練）也標準化。晚上攝取量更大的人保留了更多淨體重，但脂肪量的減少方面沒有顯著差異。在晚上某個時間點吃較多，實際上有一點點優勢。

對「晚上不吃碳水化合物」教條的另一個重大打擊，是由索弗（Sofer）和同事進行的一項研究，為期六個月，這是同類研究中最長的[218]。這個研究比較了在晚餐吃進大部分碳水化合物（因此這一餐是一天中熱量最高的一餐），以及在一整天中更平均分配碳水化合物。晚上吃碳水化合物在減少身體脂肪、血糖控制、飢餓控制、減少發炎標記和改善血脂方面，效果更好。儘管這些結果非常吸引人，但這個領域的研究結果並不一致。確實有研究顯示，較早比較晚攝取碳水化合物對體重調節有好處[219-220]，但和我之前討論的那些研究相比，這些研究的方法較不嚴謹。

限時進食是間歇性斷食的變化版，我會在非線性節食章節中進一步探討。簡而言之，較早時段限時進食（將熱量攝取限制在一天較早的時段內）的主要理由是利用一天開始時較高的葡萄糖耐受度。

然而，較早時段限時進食研究並未考慮運動的影響及其與營養素的相互作用。我會很有把握的推斷，運動對代謝的深遠影響會超越較早時段限時進食的些微優勢。薩維屈（Savikj）等人針對第二型糖尿病患者進行的研究[221]發現，對改善二十四小時的血糖濃度來說，下午（下午4點）進行高強度間歇訓練，效果優於早晨（上午8點）。我們可以合理假設，運動後攝取一天大部分的攝取量，可能會藉由胰島素敏感性提高的狀態，來改善血糖控制[222-223]。

靈活詞彙

高強度間歇訓練 High-intensity interval training（HIIT）

從名稱就可以猜到，HIIT一種間歇訓練，意思是採用不同強度的運動回合，其中包括超過最大攝氧量90%或最大力量75%的短時間施力。高強度間歇訓練是中等強度穩定式運動（moderate-intensity steady-state, MISS）訓練更有效的替代方案。然而，應該考慮你的目標、個人偏好與耐受度，再來決定使用高強度間歇訓練以及／或中等強度穩定式運動。

　　同樣的，最重要的還是可持續性。碳水化合物分配模式的理論差異很小，而且從大局來看，基本上毫無意義。最有效的方法是尊重個人偏好。無論是在早餐、午餐或晚餐吃大量碳水化合物，或是在一天中平均分配碳水化合物，這些選項都很好。對於生活方式健康、以身體組成為目標、身體活動量大的人來說，較早或較晚的進食窗口並不會影響或破壞健康或身體組成的結果。進食窗口是寬或窄，也是一樣的道理。簡單的事實就是，個人最能堅持下去的模式，就是最好的碳水化合物分配模式。

在運動表現中的作用

每日碳水化合物總需求量（運動表現）

肌力／爆發力取向的運動

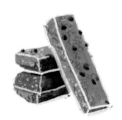

追求肌力增加的碳水化合物攝取機制與需求，無可避免會與肌肥大的目標重疊。肌力／爆發力運動員和體態／健美運動員都採用漸進式超負荷來達成主要目標。專注於肌力／爆發力取向運動表現的運動員採用周期化模型，涵蓋範圍從代謝與形態適應（即肌肥大）到功能適應（即最大肌力與爆發力）。在這個架構下，肥大通常是肌力適應的副作用或附帶結果。傳統上，周期化階段從更注重肥大取向的計畫（較高的訓練量和強度、較低的負荷、較短的組間休息）發展到更注重肌力的計畫（較低的訓練量、較高的負荷、較長的組間休息）。

與肌力／爆發力運動員相比，健美運動員往往需要做更多組才會力竭。在相等訓練的比較中，與保留次數（按：保留幾次重複次數，不做到力竭）的組數相比，做到力竭的組數會需要更多肝醣分解與磷酸肌酸 [200]。有鑑於此，一直有人推測，與專注於肌力的訓練課程相比，在專注於肥大的訓練課程期間，肝醣使用率與能量消耗率會更高 [202]。在某些情況下，這意味著，在有體重分級的競技運動中（追求最大肌力、最高功率體重比），碳水化合物的需求較低。

儘管低肝醣濃度理論上不利於肌力產生，從而影響阻力訓練的表現，但目前為止的文獻尚未一致證明這種影響 [202]。大多數檢驗生酮飲食會不會影響阻力訓練的研究都顯示，生酮飲食與對照／非生酮的表現旗鼓相當 [224]。在中等 [225] 與接近最大到最大負荷的阻力訓練受試者中 [132, 193-194]，也證明了生酮飲食與傳統的對照飲食都表現出相近的舉重肌力。因此，在增加和保持最多肌肉上，雖然生酮飲食可能不是最佳選擇，但對於增加肌力的目標來說，這一個缺點並不明顯。

然而，運動領域的主要科學組織並未就增加最多肌力及肌肉尺寸的目標，制定碳水化合物攝取量，而是共同建議攝取量範圍為每天5至8克／公斤 [83, 147]。目前有大量證據顯示，極低碳水化合物／生酮飲食對肌力表現的有效性對這些建議

提出了質疑[226-227]。在整體文獻中，針對達成肌肥大最大效果，推薦的碳水化合物攝取量是每天3至8克/公斤，範圍更廣，份量也更低。

我們可以合理推測，針對增加最多肌力的最低碳水化合物安全攝取量，是「肥大」目標範圍的低端（每天3克/公斤）。瓦葛斯－莫利納（Vargas-Molina）和同事[195]最近進行了一項研究，對象是受過阻力訓練的精瘦女性，結果顯示，生酮飲食無法增加臥推肌力，而非生酮對照飲食卻能明顯增加肌力，也證實了這一點。

所以，就目前而論，我們可以很有信心地說，碳水化合物攝取不足對於次優化最大肌力的訓練是一種風險，尤其是組數較多的訓練計畫。在輸贏很大的比賽中，利用所有合法的增效優勢（包括最佳碳水化合物攝取量）非常重要。不會妨礙這個目標的每日碳水化合物低端攝取量，仍然是我們知識中的灰色地帶，但鼓勵個人試一試。

耐力取向的運動

在巨量營養素中，碳水化合物是與每日總能量需求以及特定訓練或比賽能量需求關係最密切的一種。有關運動表現的每日總碳水化合物攝取量的科學共識，完全反映在主要科學組織的立場。有鑑於這些組織基本上關注的是相同的文獻，因此提出相似的建議，也是難免的。

國際運動營養學會對碳水化合物需求的描述如下：沒有特定表現目標的一般健身需要典型的攝取量，每天約3至5克/公斤。我想插句話，在沒有表現目標的情況下，沒有必要設定碳水化合物的最低攝取量。中等強度的訓練（例如，每天

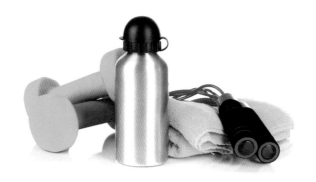

兩到三個小時的劇烈運動，每週五到六次）通常需要每天5到8克／公斤。後者反映了肌力／爆發力運動和耐力運動之間的中間份量範圍。高強度訓練（例如，每週五到六天、每天進行一到兩次日常鍛煉，每天進行三到六個小時的高強度訓練）可能需要每天8到10克／公斤的碳水化合物。後者的建議反映了更單純以耐力為導向的運動的需求。

　　美國營養與飲食學會、加拿大營養師協會和美國運動醫學院的聯合立場是，碳水化合物建議分為四個級別：

- **輕**（低強度或技巧為主的活動）：每天3至5克／公斤
- **中**（約每天一小時）：每天5至7克／公斤
- **高**（每天一到三個小時的中度到高強度運動）：每天6到10克／公斤
- **非常高**（每天中度至高強度運動超過四到五個小時）：每天8到12克／公斤

等一下，生酮適應對耐力沒有好處嗎？

　　一句話，沒有。但首先，先來了解一點背景知識。限制碳水化合物並用脂肪

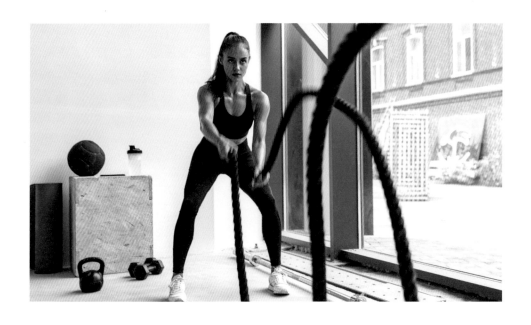

替代以成為「脂肪適應」（也稱為**生酮適應**），可導致脂肪氧化增加及肝醣利用率降低。由於體內脂肪含有豐富能量（而不是依賴身體有限的肝醣存量），像這樣更依賴脂肪作為燃料，被認為可以提高耐力表現。

靈活詞彙

生酮適應Keto-adapted

生酮或脂肪適應描述在生酮飲食中，身體的主要能量來源從葡萄糖轉換為脂肪的過程。結果是身體產生酮體，一種可以在缺乏碳水化合物的情況下充當能量的水溶性分子。脂肪氧化增加主要是由於循環中的游離脂肪酸濃度較高及肌內脂肪水平較高。

然而，生酮適應已被證明會損害高強度運動表現 [228-230]。這是大問題，因為耐力項目通常會混合多種強度，而不是固定的線性配速。利物浦約翰摩爾斯大學「競技運動與訓練科學」教授何塞・阿瑞塔（Jose Areta）博士一針見血地說明了碳水化合物可用性對於他所謂「贏得比賽的動作」（衝刺、爬坡、破風和突圍）的重要性。有能力把這些動作做到最好，獲勝者就能甩開競爭對手。所有贏得比賽的動作都是以高強度進行，並且依賴碳水化合物。

對生酮適應的最大打擊也許是伯克（Burke）和同事最近進行的三項嚴格控制的研究 [133, 231-232]。這些研究之所以傑出，是因為其他研究使用「直至力竭」（按：指運動到力竭為止）等替代指標，因此缺乏可行性，伯克和同事則超越期待，測量了完成一場實際比賽所需的時間。當測試的條件最能反映現實世界的比賽時，與高碳水化合物對照組相比，生酮適應的運動員表現一直受到影響。有鑑於研究是在菁英級競走運動員中觀察到這些影響，顯然生酮適應會降低的不僅僅是高強度運動的表現，受到影響的運動強度範圍相當大 [133, 228, 231, 234]。

多回合運動訓練的碳水化合物攝取時間

在巨量營養素中，碳水化合物的攝取最具時效性，尤其是在長時間的耐力賽與情境中，比賽結束一回合耗盡肝醣後，只有短短的復原時間就要開始下一回合。最大化耐力表現的目標是獨特的，原因是運動前中後的碳水化合物攝取時間與每日總攝取量一樣重要。

除了遺傳能力和訓練之外，碳水化合物和液體的結合被稱為「確保長時間耐力賽事中促成最佳表現的最大單一決定因素」[185]。早在一九二〇年，就有科學文獻發表了碳水化合物增強表現的益處[186]。如前所述，在碳水化合物的研究時間軸上，隨後的里程碑包括一九六〇年代與一九八〇年代[187]，二〇〇〇年代初期更標誌著研究的新時代。在了解多重可運輸碳水化合物的作用上（簡單說，就是為了更有效率地吸收與輸送，要如何攝取葡萄糖和果糖的組合），取得了進展。最近十年，碳水化合物周期化研究再次取得更大的進展。

運動前

有鑑於肝醣可用性對於耐力表現極為重要，運動前攝取碳水化合物的主要目標是「補充」或最大化肝醣存量。賽前攝取可以分為三個獨立階段：比賽前幾天、比賽前大約四小時內，以及賽前一小時內。

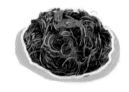

比賽前幾天採用「碳水化合物負荷法」，是一種達到超常肝醣水平的技術（又稱為肝醣超補）。伯爾史壯（Bergström）和同事開發出來的經典碳水化合物負荷法模型，是肝醣耗盡三到四天（低碳水化合物攝取量每天10至100克，大約總熱量的5%到15%，並結合力竭訓練），接著進行三到四天碳水化合物負荷（每天500到600克；大約總熱量的70%或更多），並結合降低的訓練量，也稱為減量訓練。

儘管碳水化合物負荷法確實能導致肝醣超補，但是與對照條件相比，在不超過90分鐘的賽事中，不太可能發生表現優勢[236]。隨後的碳水化合物負荷法模型目的在於，透過更專注於減量訓練以及更線性增加碳水化合物攝取量，最大程度降低肝醣耗盡階段對情緒的不良影響。現代的碳水化合物負荷法建議省略肝醣耗盡階段，並在比賽前一到三天展開每天7到12克碳水化合物的負荷期，同時降低訓練量[147, 157]。

在比賽前的最後四個小時，目標是把肌肉和肝的肝醣水平提升到最高。經過一整夜的斷食，肝醣存量可能少掉80%[237]，而比賽通常在早上開始，可見運動前早一些攝取碳水化合物的重要性。

然而，由於個人情況差異很大，在運動前這個時段內要補充多大份量、哪一類碳水化合物，目前並無共識。運動前兩到四個小時攝取大量的碳水化合物（大約200到300克）已被證明可以提高計時賽表現，並延後至力竭時間[237-238]。運動前一小時內攝取的碳水化合物，份量通常約為1克／公斤，會產生多種結果，且通常是零效果[237]。

當碳水化合物在這時段內攝取時，也有人擔心可能會在運動過程中發生「反彈性低血糖」。不過，整體文獻並未指出這樣的血糖波動會威脅到表現。

靈活詞彙

血糖 Glycemia

血糖是血液中糖或葡萄糖的濃度。因此，低血糖和高血糖分別指血糖濃度過低或過高。反彈性低血糖（也稱為餐後血糖）是指餐後兩到五個小時內發生的低血糖濃度。這種現象通常見於糖尿病和糖尿病前期狀態。

目前為止，在關於該主題的最大統合分析中，伯登（Burdon）和同事[239]發現，低GI與高GI的運動前膳食對耐力表現沒有明顯好處。應該注意的是，目前還缺乏直接比較運動前兩到四個小時與一小時或更短時間內攝取碳水化合物的研究。總之，在超過90分鐘、強度較大（最大攝氧量≥70%）的賽事之前的四小時窗口時間，攝取1至4克／公斤的碳水化合物，可能會產生增強表現的好處[157]。這代表了範圍廣泛的可能性，所以為了得到最佳結果的個人化方案，親身反覆試驗是很重要的。

靈活詞彙

最大攝氧量 VO$_2$ max

最大攝氧量是指運動過程中身體可以吸收與利用氧氣的最大值。當你呼吸時，你的身體會不斷將氧氣轉化為 ATP，如果你還記得的話，這就是身體的能量貨幣。最大攝氧量被認為是測量心肺健康的「黃金標準」。

運動中

主要科學組織的立場趨於一致，認為在持續一小時或更長時間的耐力賽事中，運動過程中的碳水化合物攝取量為每小時 30 至 60 克 [147, 157]。需要注意的是，低於與高於這個範圍也能提升表現。低至每小時 15 克就可以改善 20 公里自行車計時賽的表現 [240]。超過兩個半小時的耐力賽事，建議的上限為每小時 90 克 [147, 187]。

史密斯和同事進行了一項值得注意的試驗 [241]，他們每次增加 10 公克，檢驗了碳水化合物十二種份量（每小時 10 到 120 克）如何影響騎行表現（先是兩小時騎行，一直維持最大攝氧量 70.8% 的速度，然後是二十公里的計時賽）。隨著份量增加，表現也跟著提升，直到在每小時 78 克達到峰值。超過這個份量之後，表現就下降了。

請記住，關於運動過程中碳水化合物攝取量的研究，有個干擾因素，即受試著是在隔夜斷食的狀態下接受測試，這並不代表真實世界的比賽情況。科倫巴尼（Colombani）和同事 [242] 意識到現有研究缺乏外部有效性，因此想要研究現實世界的情況。他們的系統性回顧只包括餐後／進食狀態受試者的研究，在試驗中，測試項目包含固定距離、固定時間或固定運動量，或次最大運動（submaximal exercise）及之後的計時賽，而非直至力竭模型。他們的結論是，運動時間少於 70 分鐘時，在運動前或運動中攝取碳水化合物不太可能提高表現，但是持續時間超過 70 分鐘時，會產生一種「可能但引人注目的增強效果」。

波克莫勒（Pöchmüller）和同事 [243] 使用類似的納入標準（計時賽類型測試前兩到四個小時吃一餐），進行了一個統合分析，發現有在訓練的男性自行車手在

超過 90 分鐘的比賽中攝取 6% 至 8% 的碳水化合物溶液（還含有電解質）可以增強表現。總而言之，這些發現表明，除非比賽超過七十至九十分鐘，運動前立刻或運動中攝取碳水化合物，不太可能提高餐後的表現。

根據比賽場次的性質，特定類型的碳水化合物可以透過不同機制影響表現。早期的研究文獻建議攝取葡萄糖，但最終的發現是，攝取葡萄糖和果糖的組合可以提高表現。利用不同的腸道運輸蛋白（GLUT5 和 SGLT1，給少數感興趣的人參考），同時攝取這兩種單醣可以提高吸收率。這稱為「多重可運輸碳水化合物模型」。改善吸收，就會輸送更多燃料給正在作功的肌肉[244]。為了在持續兩個半到三個小時的比賽中，最大幅地提高耐力表現，與單獨攝取單一類型的糖相比，這項重要證據支持了運動期間攝取的葡萄糖與果糖的比例範圍為 1：1 至 2：1，攝取速度為每分鐘 1.3 至 2.4 克[245]。

靈活詞彙

碳水化合物運輸 Carbohydrate transport

當你食用含有碳水化合物的食物時，你的身體首先會消化它，然後吸收它，然後輸送它。這意味著，身體分解碳水化合物時，必須將這些分子作為可用能量輸送到各個組織。骨骼肌恰好是吸收和處理攝取的葡萄糖的主要部位。

多重可運輸碳水化合物模型的優點可能不適用於較短的運動時間。史特林沃夫（Stellingwerff）與考克斯（Cox）[185]進行了一次系統性回顧，結論是在持續時間少於 60 分鐘的賽事中，口腔受體可能藉由漱口或食用而接觸到碳水化合物，進而刺激中樞神經系統獎勵中心，從而提高表現。

相較之下，在超過 60 分鐘的賽事中（在肝醣可用性可能成為限制因素的情況下），需要攝取多重可運輸碳水化合物。使用碳水化合物漱口水來增強耐力表現，是一個有趣但尚無定論的研究領域。布里斯基（Brietzke）和同事[246]最近進行一項統合分析發現，與安慰劑相比，使用碳水化合物漱口水增加了自行車試驗

中的平均功率輸出，但未能縮短完成試驗的時間。

在耐力運動過程中，適當的水合作用（液體和電解質平衡）相當重要。當碳水化合物濃度範圍為流體溶液的6%至8%（60至80克／升，或每240毫升的杯子15至20克），液體和碳水化合物輸送到組織的速率最高[83]。液體攝取量應該與出汗率相應，這會因訓練強度、環境溫度和個人耐受度而異。在整個運動過程中，建議的液體攝取量為每小時0.4至0.8升，以每十至十五分鐘攝取0.18至0.36毫升的速度進行。

鈉和氯是流汗主要流失的電解質，其中鈉對器官和組織的表現和功能最為關鍵。運動時間不超過一個小時，尤其是運動前吃了含鈉食物，就不太可能從運動中攝取的鈉得到好處。但是，持續一個多小時的耐力活動，就可以從20至40毫莫耳／公升（460至920毫克／升）的鈉攝取量中受益[247]。超過兩小時的活動，30至50毫莫耳／公升（690至1,150毫克／升）的鈉濃度就可以保護耐力運動員免於低血鈉濃度的危險狀態，稱為低鈉血症。維塔利（Vitale）和格森（Getzin）[249]在最近的一篇回顧中建議，鈉的初始試驗份量為每小時運動300至600毫克，並根據個人反應調整。作者群引用了國際運動營養學會在運動和運動營養方面的立場[83]，而此一立場則是美國運動醫學院所建議。

應該強調的是，由於鈉的流失量差異很大，液體和電解質平衡必須依個人情況調整。貝克（Baker）和同事[250]闡述了這一點，他們發現，在各種團隊運動的運動員中，因訓練引起的鈉流失範圍為每公升汗液418至1,628毫克。以產品的對應研究為例，開特力最初的解渴Thirst Quencher配方中鈉含量為457毫克／升，Endurance配方中鈉含量為832毫克／升。後者更適合賽事長度超過兩小時的運動員，而最初配方則適合較短的持續時間。商業配方還包含汗液中的一種或多種其他電解質（鉀、鈣和鎂）。然而，目前還缺乏證據支持在訓練中補充鈉和氯之外的任何物質。隨汗液流失的其他電解質微乎其微，而且無關緊要。

根據混合的數據和建議，為了在運動過程中達到適當的液體和電解質平衡，以下準則算是合理的：以每小時0.4至0.8升的速度攝取6%至8%的碳水化合物溶液；以每10至15分鐘180至350毫升的速度攝取300至600毫克／升的鈉（≥兩小時賽事則為600至1,200毫克／升）。

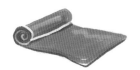

運動後

在耐力表現方面，運動後立刻有策略地攝取碳水化合物至關重要，因為補充耗盡的肝醣存量是有時間急迫性的。艾維[251]進行的經典研究可能首次展現了碳水化合物攝取的時機如何影響運動後肝醣耗盡時的肝醣再合成。延遲30分鐘（而不是兩小時）攝取碳水化合物（2克／公斤），在四小時結束時，肝醣補充速度可加快約50%。詹金斯（Jentjens）與約肯德魯普（Jeukendrup）建議[252]，當耐力賽事的間隔為8小時或更短時，就應該採用補充肝醣存量的策略。在運動後立刻攝取1至1.85克／公斤的碳水化合物，以及此後每隔15至60分鐘攝取碳水化合物（持續3至5小時），肌肝醣的合成率會達到最大。綜合的研究結果指示，運動後四到六小時內，立刻以1.2克／公斤／小時的速度攝取碳水化合物，可最大幅度提高運動後的肝醣再合成率。

運動後食用的碳水化合物類型會影響肝醣再合成的速度。特定食物的升糖指數顯示其提高血糖濃度的能力，因此也表明了補充肝醣的有效性。因此，在耐力運動之間的緊急恢復時期，建議在運動後使用高升糖指數的碳水化合物來源[252]。

葡萄糖的升糖指數較高，果糖較低，因此葡萄糖和葡萄糖聚合物向來是運動後耐力恢復的首選。事實上，直接比較顯示，運動後補充的葡萄糖與單獨攝取的果糖[253]及混入飲食[254]中的果糖相比，升糖效果更佳。有意思的是，研究證明，當攝取量≥1.2克／公斤／小時的時候，蔗糖（一種雙醣，由葡萄糖和果糖均勻組合而成，升糖指數中等）補充肝醣的速度與葡萄糖相近，且這種組合還可最大幅度減少胃腸道不適[255]。

肝醣補充速度的叢林之王是Vitargo品牌的高分子量／低滲透壓碳水化合物。在胃排空率[256]、肝醣再合成率[257]、15分鐘自行車計時賽的功率輸出[258]，以及肝醣耗盡之前的爆發性阻力運動的功率輸出[259]等測試中，表現優於葡萄糖單體和聚合物。

滲透壓 Osmolality

滲透壓是指在一升水中，物質的濃度除以它的分子量。就我們的目的而言，這通常指血液中電解質和其他化學物質的濃度。

　　基於這些發現，值得重申的是，肝醣的補充速度有不同的重要性。不是所有的比賽都會每天多次面臨肝醣耗盡的威脅。只要維持高碳水化合物攝取量，肝醣耗盡後在24小時內可以完全補充，而無需在一場比賽前中後的某個特定時間補充。

　　史塔林（Starling）和同事[260]的報告也說明了這一點。報告指出，24小時後，攝取9.8克／公斤的碳水化合物可以恢復之前在最大攝氧量65%的兩小時騎行中所消耗的93%肌肝醣，但低碳水化合物攝取量（1.9克／公斤）僅恢復13%。除了在早餐、午餐和晚餐平均分配能量攝取量之外，碳水化合物沒有特定的時間規則。

　　順著這些思路，福里曼（Friedman）等人[261]報告指出，如果攝取約500至700克碳水化合物，長時間的中等強度運動後，要在24小時內完成肌肝醣再合成是可能的。無需立刻補充肝醣的人可以放寬時間策略，將重點從高升糖指數食物轉移到每日總攝取量。

　　就彈性而言，碳水化合物來源（液體與固體）的物理形式不會影響肝醣合成

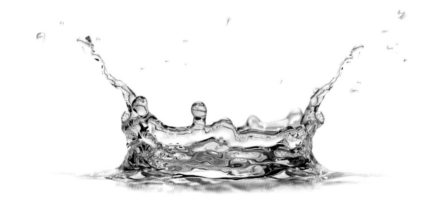

[252]，但這是在攝取 0.75 至 0.85 克／公斤／小時的情況下。如果以已知能達成最大肝醣合成率（約 1.2 克／公斤／小時）的量來攝取，液體形式除了提供水合作用之外，還可能更快見效。運動後，身體會經由汗液（和尿液）繼續流失液體，因此需要攝取的液體比最後的液體缺失量更多（125% 至 150%）[147]。因此，運動後體重每減輕 1 公斤，就應該攝取 1.25 至 1.5 升液體。

新興碳水化合物周期化策略

約肯德魯普[262]最近將周期化營養定義為「策略性地結合運動訓練和營養，或僅使用營養，總體目標是達成適應以支持運動表現」。這當中有各式各樣的操作，涉及搭配較低與較高的外源性和／或內源性碳水化合物可用性來訓練和／或恢復的各種主題變化[36]。

靈活詞彙

外源性和內源性 Exogenous and endogenous

外源性是指來自體外的，內源性是指來自體內的。在本書中，這些術語通常指的是影響身體的變項，無論是來自內部還是外部。例如，外源性變項是透過食物或飲料攝取的碳水化合物，而內源性變項則是身體內部產生的葡萄糖。

「高訓練」（Train High）模型可以分成三種變化形：一、高肝醣水平；二、高外源性碳水化合物；三、高肝醣和外源性碳水化合物。最後一種變化形有最強大的科學支持，因此反映了權威性共識聲明與立場的建議[83, 147, 157]。

「低訓練」（Train Low）模型也可分成三種變化形：一、低肝醣水平；二、空腹訓練；三、空腹和低外源性碳水化合物。搭配低碳水化合物可用性的訓練可能會增加關鍵細胞訊息激酶和轉錄因子的活性，這會促使粒線體生成和脂質代謝調升，因此可能提高運動能力。然而，由於存在風險，包括因運動經濟性下降而妨害運動表現[133]、降低肝醣利用率[263]，這可能是想增加脂肪氧化的意外結果

[264]，因此應該謹慎使用低訓練策略（以及一般的碳水化合物限制）。低訓練模型的其他注意事項包括降低訓練品質、提升超量訓練的風險，以及免疫反應受損。

靈活詞彙

激酶 Kinases

激酶這一類酶是磷酸化的催化劑，對於能量儲存和釋放至關重要，並允許身體利用 ATP。

最近的碳水化合物周期化模型包括「低恢復／低睡眠」（Recover Low/Sleep Low）變化形[265]，指有目的地限制運動後碳水化合物的攝取量，以延緩肝醣再合成。運動後補充蛋白質可以促進肌肉蛋白合成，同時保留低碳水化合物可用性的效果。與非周期性的條件相比，10公里跑步表現和次最大騎行效率會得到改善。

因佩（Impey）和同事[266]展示了一個他們稱為「運動所需燃料」的增強表現模型，結合了低訓練變化式的要素，但加入適合高強度運動的高碳水化合物可用性以及適合低強度／非力竭運動的低碳水化合物可用性（和高氨基酸可用性）的變化。

相較之下，蓋爾（Gejl）和同事[267]測試了一個周期性方案，目標是為高強度比賽提供充足的肝醣可用性，以及在低強度比賽中定期限制碳水化合物。儘管對碳水化合物進行了策略性控制，但與未周期化的碳水化合物攝取量相比，沒有看到耐力表現的優勢。

最後，從調整碳水化合物需求與各種類型訓練（或階段）需求的角度來看，碳水化合物周期化（相對於固定的、線性的高或低攝取量）是有意義的。不同的能量／強度需求需要不同的碳水化合物水平，因此針對訓練活動的特定性質進行補充是明智的方法。然而，長期嚴格限制碳水化合物以強迫提高表現的適應尚缺乏研究支持。方框 5a 總結了運動表現所需的碳水化合物份量，包括其他補充能量和液體平衡的成分。

日常要求

- 沒有運動表現目標的人沒有最低份量要求。根據總能量需求、個人偏好和耐受性，碳水化合物的需求差異很大。
- 想要以最佳方式支撐肌力／爆發力需求和／或以肌肥大為目標的人：總體重的3-8克／公斤。
- 想要在需要耐力的運動中優化表現的運動員：總體重的6-12克／公斤。
- 纖維：14克／1,000大卡膳食攝取量。

緊急／有時效性的能量補充要求

運動前：

耐力賽的現代碳水化合物負荷法建議，包括比賽前1-3天的總體重7-12克／公斤，同時逐漸減少訓練量。

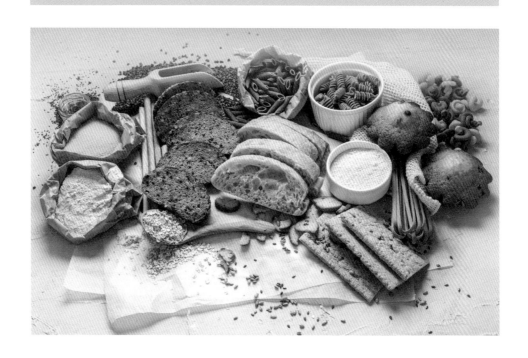

- 超過90分鐘的賽事，賽事前4小時窗口內的碳水化合物：1-4克／公斤（這範圍很寬，需要親自對份量和時間進行反覆試驗）。
- 蛋白質不會直接增強表現，但可藉機刺激肌肉蛋白合成和抑制肌肉蛋白分解，學員也可藉機滿足每日蛋白質的部分需求（並幫助達成蛋白質進食頻率的目標）。最佳蛋白質份量目標範圍為0.4-0.6克／公斤。

運動中：

- 建議的液體攝取量為0.4-0.8升／小時，在整個訓練或比賽期間，以每10-15分鐘180-350毫升的速度進行。
- 為持續1小時或更長時間耐力活動而攝取的碳水化合物：30-60克／小時，在6-8%溶液（60-80克／升）中，鈉含量為300-600毫克／升的液體。
- 為持續2小時或更長時間耐力活動而攝取的碳水化合物：60-90克／小時，濃度為6-8%的溶液（60-80克／升），含有份量為600-1200毫克／升液體的鈉，和多重可運輸碳水化合物（葡萄糖：果糖比例範圍為1：1-2：1）。
- 0.15克／公斤／小時的蛋白質份量（約8-15克蛋白質或5-10克必需胺基酸）已被證明可以抑制運動引起的肌肉損傷。不過，需要注意的是，這個研究結果是在運動前缺乏蛋白質攝取的情況下得出的，但仍然可以作為長時間耐力賽（>2小時）的額外保護措施。

運動後：

- 為了最大幅度提高運動後肝醣再合成的速度，需要在運動後4-6小時內補充1.2克／公斤／小時（特別是當兩次運動之間的恢復時間為8小時或更短時）。
- 運動後體重每減輕1公斤，應喝下1.25-1.5升液體。運動後不應限制鈉的攝取，尤其是在長時間的耐力活動之後。

- 運動後補充蛋白質不會直接增強表現，但可藉機刺激肌肉蛋白合成和抑制肌肉蛋白分解。學員也可藉機滿足每日蛋白質的部分需求（並幫助達成蛋白質進食頻率的目標）。運動後蛋白質份量目標的最佳範圍為0.4-0.6克／公斤。

第五章摘要

- 碳水化合物是三大營養素之一，每克提供4大卡熱量。主要功能是作為能量來源，並參與葡萄糖和胰島素的作用、膽固醇和三酸甘油脂的代謝以及發酵。

- 膳食纖維是一種植物性化合物，包含多種非澱粉多醣，人體腸道無法完全消化。目前的證據共同支持每天至少攝取25至29克纖維（約每1,000大卡14克），以降低全因死亡率、心血管相關死亡率及多種慢性病的風險。

- 嚴格來說，纖維並不是沒有熱量。其代謝能量平均約為2大卡／克。有意思的是，現在已經發現，若無巨量營養素和熱量攝取的干擾，較高的纖維攝取量有助於減重，也更能堅持飲食法。

- 肝醣（人體儲存碳水化合物的形式）水平根據淨體重、飲食成分和訓練需求，可能會有很大差異。成年人在骨骼肌中儲存約350至700克，在肝臟中儲存100克。

- 儘管脂肪的能量含量幾乎是碳水化合物的兩倍，但在產生ATP（人體能量貨幣）上，脂肪氧化（「燃燒」）最沒有效率。透過葡萄糖氧化產生ATP比經由脂肪氧化產生快兩到五倍。在大於最大攝氧量60%（高中強度及以上）時，碳水化合物的可用性是達成最佳運動效果不可或缺的要素。

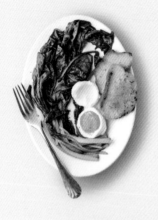

- 升糖指數（GI）是食物提高血糖水平能力的評比。血糖負荷（GL）考慮了GI和碳水化合物的量。最後，在達成整體的最佳巨量營養素、最少的高度精製／加工食品並攝取足夠的膳食纖維時，GI和GL就無關緊要了。

- 主要衛生組織對添加糖的建議尚不一致（占總能量的5%至25%），而且證據不足。一個實用的解決方案可以追溯到第一章，那就是從你內心渴望的任何食物中，設定一個總攝取量10%到20%的自由選擇熱量額度，添加糖就落在這個額度範圍。

- 與蛋白質和脂肪不同，碳水化合物並非生存所必要。因此，碳水化合物不屬於必需營養素。必要性在傳統上、臨床上的定義是指與生存有關，但必要性也可以因目標而定。在最大幅度提高運動表現（尤其是在較高強度下）或肌肉質量的背景下，可以說碳水化合物確實是必要的。

- 與蛋白質的情況一樣，綜合證據並未證明不同性別有不同的碳水化合物攝取水平。碳水化合物需求的個人差異很大，這凸顯了概括男性和女性的不同需求是缺乏實用性的。

- 針對肌肥大的最佳碳水化合物份量是一個灰色地帶，主要都是觀察推論。然而，一致的發現是，將碳水化合物限制在生酮水平（低於總能量的10%，大約50克或更少）會導致淨體重減少，或影響淨體重成長。因此，碳水化合物限制的生酮水平對於這個目的來說，並不是最理想的（衝擊並不大，但是會影響肌肉最大生長率）。

- 在比較飲食時，當蛋白質和總熱量都維持等量時，碳水化合物對脂肪的各種比例中，有很多對於減脂都同樣有效。這為彈性制定飲食方案以滿足一定會不同的個人需求留下了空間。因此，個人最能堅持下去的份量，就是減脂所需的碳水化合物。

- 傳統認為中高度碳水化合物份量可以提高運動表現（力量和耐力），這觀念受

到了挑戰，因為最近的研究顯示，生酮飲食具有類似的效果。但在高水平的比賽中，碳水化合物攝取不足會帶來運動表現上的風險，對此，休閒性受訓者可能無需擔心。

- 從調整碳水化合物需求與各種類型訓練活動／階段需求的角度來看，碳水化合物周期化（相對於固定的、線性的高或低攝取量）是有意義的。

- 每日碳水化合物份量要求，以及與訓練和比賽相關、有時效性的營養需求列於方框 5a 中。

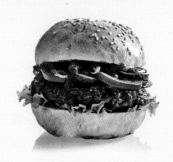

脂肪
FAT

本章的結構與蛋白質和碳水化合物兩章不同，因為脂肪在運動表現和肌肉方面的應用較少。脂肪就是缺乏這種能力。脂肪攝取量主要依熱量和蛋白質的需求量而定（以及碳水化合物需求量，就運動表現來說）。因此，與蛋白質和碳水化合物不同，針對特定目標，例如增肌、減脂和運動表現，脂肪攝取量的討論會更全面，也更一般性。重點主要在於脂肪的總攝取量和類型。我還討論了長久以來圍繞著膳食脂肪、沒有任何跡象顯示會很快消失的爭議。

　　將脂肪（也稱為脂質）與其他巨量營養素區隔開來的關鍵特性是它們不溶於水，而能夠溶於丙酮、氯仿、乙醚等有機溶劑[268]。有幾種化合物被歸類為脂質，其中只有少數與飲食中的巨量營養素相關。簡單脂質包括脂肪酸、三酰甘油（通常稱為三酸甘油脂）和蠟。複合脂質包括磷脂、醣脂和脂蛋白。衍生脂質包括固醇、類固醇，以及簡單脂質和複合脂質的水解產物。

　　脂肪的能量密度於巨量營養素中居首，每克約能產出9大卡，而蛋白質和碳水化合物每克大約含4大卡熱量。膳食脂肪具有多種生理作用，包括脂溶性維生素的代謝、細胞膜功能、維護大腦和神經系統的結構完整性，以及激素合成。

碳水化合物被認為不是生存所必需（如第五章所示，對優化運動表現的重要性是另一回事），而脂肪則與蛋白質一樣，被認為是必需營養素。因為身體無法製造足夠的脂肪來維持生存，所以需要從飲食中獲得。

　　長期以來的科學共識認為，亞油酸和α-亞麻酸是兩種必需脂肪酸，因為人體無法產生，所以必須從食物中取得。亞油酸是一種omega-6多元不飽和脂肪酸，α-亞麻酸是一種omega-3多元不飽和脂肪酸。花生四烯酸和二十二碳六烯酸（以下簡稱DHA）的必需性，也有令人信服的證據[269, 270]。

每日脂肪總需求量

那麼，預防不足所需的最低必需脂肪酸份量是多少？美國國家醫學院美國食品與營養委員會設定，男性亞油酸的充足攝取量為每天17克，α-亞麻酸的攝取量為每天1.6克。這些最低標準攝取量根據的是，美國沒有攝取不足問題的健康人口的中位攝取量。

　　亞油酸和α-亞麻酸雖然被認為是必需營養素，但廣泛存在於西方的飲食中（尤其是亞油酸），因此除了長期營養不良或吸收不良症候群之外，必需脂肪酸不足的情況很少見。不過，當脂肪攝取量長期低於總熱量的10%時，必需脂肪酸就可能不足[271]。話雖如此，為了避免不足所需的最低脂肪量，不應該與飲食的可持續性以及促進健康與預防疾病的最佳選擇所需要的最低脂肪量混淆。美國國家醫學院針對膳食脂肪訂定的巨量營養素可接受範圍為占每日總熱量的20%至35%[49]。

　　我對20%這個下限沒有太大的異議，但值得注意的是，低脂飲食的研究顯示，這很難做到。儘管目標是占總熱量的20%，但受試者的實際脂肪攝取量在26%到28%之間[59]。從保持睪酮濃度的角度來看，這樣的低脂肪目標明顯很難維持並不一定是壞事。

橫斷面研究一致顯示，較低的脂肪攝取量和較低的睪酮濃度有關聯。橫斷面研究可以提供有用的思考素材，但觀察性結果主要用於生成假設，還需要在控制干預中進一步測試，才能確定因果關係。

　　惠特克（Whittaker）和吳（Wu）[272] 最近進行的一項系統性回顧得出結論，與高脂肪（平均占總熱量的39.3%，範圍從36.4%到40.7%）族群相比，低脂肪飲食（平均占總熱量的18%，範圍從6.8%到25%）會降低睪酮濃度。根據報告，這是因為睪丸產生的睪酮減少所致。低脂飲食的雄激素抑制作用在臨床或實務上的意義，則取決於個人的最終目標和階段目標。

靈活詞彙

雄激素 Androgen

雄激素是一種天然或合成的類固醇激素，透過將雄激素（如睪酮）與雄激素受體結合，可以調節男性特徵的發育和維持。這種激素存在於男性和女性中（只是女性的濃度較低），並且可以充當雌激素的前驅物。

　　但我確實對巨量營養素可接受範圍的35%上限有異議。這個數字的局限太大了，排除了在低碳水化合物（當然還有生酮）飲食中常見的膳食脂肪比例。排除這些選項是沒有證據基礎的，而且一般民眾中的某些人確實可以從脂肪攝取量超過35%（說到底，這是一個武斷的限制）的飲食中得到好處。

　　想像一下，有人正在節食，總熱量為2,000大卡，其中125克（500大卡）是蛋白質。假設這個人將碳水化合物的攝取量限制在125克（500大卡），這就留下了1,000大卡脂肪（111克）的空間，占熱量的50%，這嚴重違反了巨量營養素可接受範圍。但本質上有什麼問題嗎？答案是沒有。

　　我們可以進一步將這個例子應用到某個將碳水化合物攝取量限制在生酮水平（50克或更少）的人，這將使他們的脂肪比例達到65%，幾乎是巨量營養素可接受範圍上限的兩倍。生酮飲食本身並沒有什麼問題，是工具箱中的一種工具。就像任何飲食一樣，食物來源可以決定生酮飲食相對的健康程度。

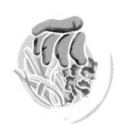

重申一下，美國國家醫學院設定的35%上限是武斷的。當我在主導國際運動營養學會關於飲食和身體組成的立場時，基於對一向有效的證據的權重（長期可持續性是另一回事），我將生酮飲食列為可行的選擇。巨量營養素可接受範圍不僅排除了生酮飲食，還排除了非生酮的低碳水化合物飲食，根本無法反映針對一系列臨床和非臨床目標顯示有效的研究文獻。

研究文獻中的膳食脂肪需求通常以總熱量的百分比表示，很少以每單位體重克數表示，更不用說每單位淨體重磅數了。這與蛋白質及碳水化合物不同，蛋白質及碳水化合物在文獻中有很多例子（包括主要科學組織的立場），需求量也以每公斤體重克數表示。以上述專門用詞列出脂肪需求量的出版品非常稀少，主要是針對健美運動員的觀察性研究與敘述性綜論（本質上也是觀察性的）。厄拉奇（Iraki）和同事[273]近來針對健體選手在非賽季（增重／恢復階段）的營養需求進行了回顧，建議的脂肪攝取量範圍為0.5至1.5克／公斤。魯伊斯－卡斯特拉諾（Ruiz-Castellano）和同事[274]針對節食中、有在做阻力訓練的運動員的一個最新回顧，則建議0.5至1克／公斤。

雖然我對這些建議沒有太大異議（事實上，我是後一篇論文[274]的作者之一），但我個人會建議下限和上限的攝取量都可以更高。作為本書的主要作者（嗯，唯一的作者），這就是我正在做的事情。根據綜合證據，不同族群和目標都適用的恰當脂肪攝取量範圍是0.7至2.2克／公斤。

我的理由與前面脂肪攝取量的巨量營養素可接受範圍例子類似：這些範圍並不適用於完全可行的低碳水化合物飲食。另外，膳食脂肪設定為0.5克／公斤可能太低，對於已經很瘦或處於正常體重範圍的人來說，可能無法持續。這個數字可能適用於極限運動的情況，此時運動員會暫時追求極致的瘦。例如，查佩爾和同事[124]報告指出，排名前五的高水平自然健美運動員在備賽期間的脂肪攝取量為0.4至0.8克／公斤。在大多數情況下，至少0.7克／公斤可以防止脂肪攝取量低於總熱量的20%，並有助於防止睪酮濃度過度下降。

讓我們用一些常見的數字來討論脂肪攝取量的上限。想像一下，一個體重80公斤的人（或目標體重為80公斤的人）攝取2,400大卡，而且偏好非生酮、低

碳水化合物、高蛋白飲食。蛋白質份量為2克/公斤（160克；640大卡），碳水化合物攝取量130克（520大卡），這就留下從脂肪得到1,160大卡的空間，這相當於128.88克，除以80公斤，就相當於1.61克/公斤。這違反了厄拉奇和同事[273]建議的1.5克/公斤上限，但這是典型的非生酮飲食，碳水化合物的攝取量限制為130克。使用相同的例子，但將碳水化合物限制在生酮水平（50克碳水化合物，而不是130克），脂肪攝取量就相當於2.16克/公斤。這個數字本身沒有什麼問題，但又更進一步違反了上述建議的限制。

因此，為了納入低碳水化合物和非常低碳水化合物的飲食方案，我會擴大膳食脂肪範圍，並將上限增加到2.2克/公斤。請記住，脂肪（和碳水化合物）的攝取量最終取決於總熱量的攝取量。脂肪和碳水化合物的比率是靈活的，取決於個人目標和偏好。這意味著，在總能量攝取量較高的情況下，我列出的脂肪攝取量上限（2.2克/公斤）可能會被超過。這是一個軟性限制，而不是硬性限制。它恰好位於大多數碳水化合物限制計畫的上限內，這些計畫通常以減肥為目的，因此每日總熱量並不高。

此外，從助記符的角度來看，2.2克/公斤是有好處的，因為在大多數情況下，蛋白質能最大幅度讓肌肉生長的有效上限，也是2.2克/公斤[66]。再說一遍，如果我們想要真的周延應對可能發生的事，那就要記住，基於每單位體重克數提出的份量建議是出於一個假設：我們討論的是「正常」體重，或我喜歡稱為目標體重（理想體重）。如果你的體重正是你想要維持的體重，那麼這就是你要根據的份量，否則，就根據目標體重的份量。表6a提供了主要健康機構的「官方」脂肪攝取量建議，以及我個人的建議。

助記符 Mnemonic

助記符，也稱為助記工具或記憶工具，指的是任何有助於人類記憶、能讓人更好地保留或檢索訊息的學習技巧，以確保更佳的理解。

表6a：膳食脂肪需求主要健康機構的建議

出版品	總量	飽和	Omega-3	Omega-6	反式脂肪
醫學研究院食品與營養委員會：能量、碳水化合物、纖維、脂肪、脂肪酸、膽固醇、蛋白質和氨基酸的膳食參考攝取量。《美國營養協會期刊》2002 Nov; 102(11)：1621-30	總能量的 20-35%	限制攝取量（數量未註明）	總能量的 0.6-1.2%	總能量的 5-10%	限制攝取量（數量未註明）
聯合國糧食及農業組織：人類營養中的脂肪和脂肪酸：專家諮詢報告。農糧組織《食物與營養報告》2010; 91：1-166	總能量的 20-35%	<總能量的 10%	總能量的 0.5-2%	總能量的 2.5-9%	<1%
膳食脂肪與心血管疾病：美國心臟協會的主席建議。《循環》。2017 Jul 18; 136(3)：e1-e23.	「減少膳食脂肪總量或者不建議設定總脂肪攝取量目標。」	5-6%，參照美國心臟學會和美國心臟學院的聯合立場	數量未註明	數量未註明	限制工業反式脂肪的攝取（數量未註明）

我根據綜合證據（以及現實世界的實用性）的建議

出版品	總量	飽和	Omega-3	Omega-6	反式脂肪
這些建議包括《國際運動營養學會立場的影響：飲食和身體組成》以及本章討論的研究總結。	與其用總能量的百分比，我傾向於建議 0.7–2.2 克／公斤的目標體重。這個上限不是一成不變（總能量攝取量各不相同）。	堅持主要吃瘦肉和全天然及最低精製／加工的食物來源，請注意，「健康」的加工飽和脂肪酸來源包括發酵乳製品和黑巧克力，而特級初榨椰子油大多是中性的。	大多數的人每天可以從約 1-2 克二十碳五烯酸（以下簡稱 EPA）／DHA（3-6 克魚油）或 85-170 克多油脂的魚獲得心臟保護作用。	只要你的總脂肪攝取量不是長期非常低（<20%），並不需要強調特定的最低 omega-6 脂肪攝取量。	如果你很少攝取加工烘焙食品、酥油和固體人造奶油，就不必擔心工業反式脂肪。

脂肪代謝的性別差異

主要科學組織目前的立場並沒有為男性和女性指定個別的脂肪攝取目標。這是有道理的，考慮到各式各樣的個人目標和偏好，這一點基本上就讓普遍的特定性別目標失去了效用。不過，基質利用率的差異還是值得探討。

正如在碳水化合物一章中提到的，在次最大運動期間，女性的脂肪氧化率高於男性[188]。這可能會導致一些人得出結論：女性運動員比男性需要更多膳食脂肪。但是更依賴脂肪作為燃料，其實是女性有更多肌內三酸甘油酯存量的結果。此外，運動期間較高的脂肪氧化率，也被女性較低的靜態（基礎）脂肪氧化率所抵消，這也部分解釋了女性更高的淨脂肪存量（以及更高的整體身體脂肪百分比）。

儘管如此，由於運動時女性比男性更依賴脂肪作為燃料，與這個主題有關的研究文獻推斷，女性應避免極端的低脂肪攝取。豪斯沃斯（Hausswirth）與勒梅爾（LeMeur）[189] 提出警告，極低的脂肪攝取量（占每日總熱量的10%至15%）加上大量的耐力訓練，可能會因肌內三酸甘油酯存量降低而損害運動表現。同樣的，沃格穆斯（Wohlgemuth）和同事[275] 建議，為了支持運動過程中的基質利用率，

以及支持性激素調節和脂溶性維生素的生物利用度，女性運動員攝取的總熱量中，至少要有20%來自脂肪。

我要補充的最後一個問題是，女性更能將 α - 亞麻酸[276]（一種來自植物的omega-3脂肪酸）轉化為EPA和DHA，這是具有重要生物學意義的omega-3脂肪酸，最常見於多油脂的魚類。這個細節可能與素食主義者和不吃任何動物食品的人有關。然而，由於無論性別為何，A - 亞麻酸轉換成EPA和DHA的整體比率都很低，因此這個差異有點無關緊要。我將在接下來有關omega-3和omega-6脂肪酸的內容中，進一步討論這個問題。

相對於運動的脂肪攝取時機

運動前和運動中

脂肪負荷（fat-loading）的作法源自一個想法：由於體內儲存了大量脂肪，優先利用脂肪作為運動燃料將會提高耐力。表面上看可以「節省」肝醣，並提供幾乎無限量的能量。因此，在體育賽事（通常是耐力賽）前幾天，會限制碳水化合物並提高脂肪攝取，目的是為了達到脂肪適應[*]（也稱為生酮適應）狀態。

然而，這種作法在對照實驗中並未產生提升表現的效果，事實上還顯示出表現變差的現象。哈維曼（Havemann）和同事[228]發現，訓練有素的自行車手採連續七天高脂肪飲食和一天高碳水化合物飲食會增加脂肪氧化率，但會降低衝刺功率輸出。

---

* 在達到脂肪適應的狀態後，人體就會習慣使用脂肪作為燃料，而且偏好使用這種燃料。

弱化劑 Ergolytic

弱化劑是指任何損害表現的事物。常見的弱化劑藥物包括酒精、大麻等，但也可能包括抗抑鬱藥和抗組織胺藥。

　　史特林沃夫（Stellingwerff）和同事[263]對這種弱化作用提出了運作機制方面的解釋，他們發現，高脂肪飲食會在一週之內增加脂肪氧化，但也會降低丙酮酸脫氫酶（PDH）的活性。丙酮酸脫氫酶活性降低導致肝醣分解減少，從而降低碳水化合物的可用性，進而影響高強度的功率輸出。

　　伯克和同事[232]也看到了類似的結果。他們的報告指出，菁英耐力賽選手採生酮飲食的短短五到六天內，脂肪氧化就會顯著增加。不過，該研究也顯示，在與現實生活耐力賽事相關的強度上，運動的經濟性也會同時降低（其特徵是每單位時間的氧氣「成本」增加）。即使恢復高碳水化合物可用性來為賽事提供燃料，這種表現變差的現象依然存在。在仔細對照的研究中（詳細討論請參閱第五章），針對高脂肪攝取加上碳水化合物限制對耐力表現的影響，長期研究也證實了這些短期研究的發現[133, 230, 231, 264]。

　　至於更直接的運動前階段，目前為止，只有一項研究直接比較了脂肪與其他兩種巨量營養素對耐力表現的影響。2002年，羅蘭茲與霍普金斯[151]比較了混合巨量營養素膳食（每份大約1,100大卡）的效果，這些餐點不是高脂肪（奶油、菜籽油、椰子奶油和蛋黃的混合物）、高碳水化合物（西谷米澱粉和蔗糖），就是高蛋白（大豆分離蛋白）。競技自行車手在測試前90分鐘進食，測試內容包含衝刺和50公里騎乘。這三種餐點的處置方式並未顯示顯著的表現差異。

　　關於運動前和運動中的脂肪攝取，值得討論一下中鏈三酸甘油脂。中鏈三酸甘油脂由於會繞過淋巴循環，直接進入門靜脈系統，所以以代謝方式與長鏈脂肪不同也因此更容易被使用／氧化，而不是儲存在脂肪組織中。

門靜脈系統 Portal system

在解剖學中，組成門靜脈的血管會從消化道（直腸下部除外）和各種器官收集營養豐富的血液，並送到肝臟。營養素經肝臟代謝後，就被送到需要它們的部位。

中鏈三酸甘油脂具有減肥輔助品的潛力，激發了人們的興趣。在一項包含十三個隨機對照試驗的統合分析中，因為平均減重0.51公斤，其有效性也被中肯地描述為「適度」[277]。無論如何，隨著對中鏈三酸甘油脂的期望和炒作如滾雪球般越滾越大，人們對其增強潛力的關注也引起了爭論。然而，當越來越多研究顯示，在運動前和／或運動期間服用中鏈三酸甘油脂無法提高運動表現[278]，這個想法最終也消了氣。此外，多項研究表顯示，攝取中鏈三酸甘油脂會因胃腸道不適而降低運動表現。

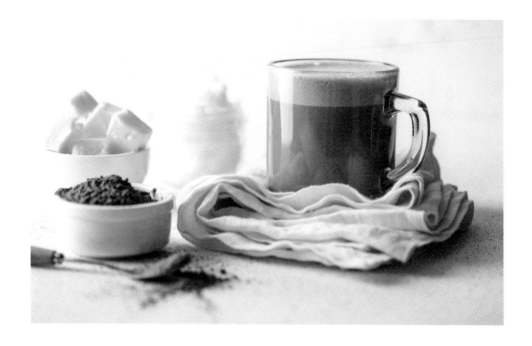

這種糟糕的紀錄將中鏈三酸甘油脂排除在運動增補劑行列之外[278]。一般來說，如果目標是加強運動表現（尤其是耐力運動），在運動前和／或運動期間的膳食中故意大量添加脂肪是沒有意義的。在大多數的試驗中，碳水化合物的表現優於脂肪，而且脂肪還具有誘發胃腸道不適的風險，也會影響表現。

運動後

幾十年前，運動後「合成代謝機會窗口」風靡一時，一個熱門的建議是運動後避開膳食脂肪。這麼做的原因是擔心胃的排空速度減慢，這被認為會干擾肝醣再合成並阻礙合成代謝反應，兩相結合會不利於恢復和生長。這些幾乎都是無稽之談，除非你是耐力運動選手，而且參加的是力竭型、肝醣耗盡的賽事，賽事相隔的時間還很短（<8 小時）[252]。在這種情況下，採用所有必要策略來加速肝醣補充（這在碳水化合物章節中已討論過），對運動員是有利的。

伯克和同事[279]的研究證明了運動後的脂肪對 24 小時肝醣生成毫無影響。他們將包含高血糖碳水化合物的對照組飲食（7 克／公斤），與實驗組的兩種處理

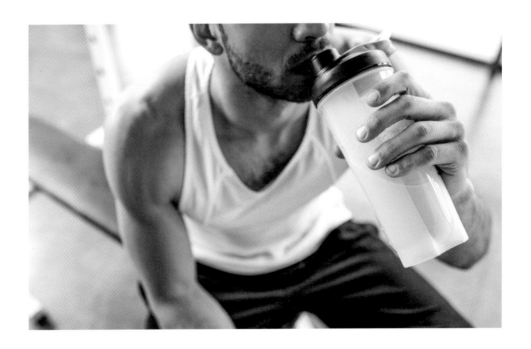

進行比較，兩種處理是：一、對照組飲食加上大量的脂肪（1.6克/公斤）和蛋白質（1.2克/公斤）；二、相等能量飲食，也就是對照組飲食再添加碳水化合物，讓熱量與其他實驗處置相當。

受試者以75%最大攝氧量接受兩小時訓練，並以四次30秒的衝刺收尾。儘管其中一個實驗組的脂肪攝取量較高，但研究人員發現，與兩個低脂肪組相比，訓練後24小時的肌肝醣含量沒有差異。同樣的，福克斯（Fox）和同事[280]發現，與低脂方案（18克脂肪分配在三餐中）相比，高脂運動後進食方案（165克脂肪分配在三餐中）在肝醣耗盡運動後的24小時，肝醣補充率沒有差異。

對運動後脂肪的顧慮是源於一個愚蠢的假設，認為脂肪會減緩吸收、減弱胰島素反應，並進而減弱肌肉蛋白合成。有研究在比較「富含蛋白質但脂肪含量不同之膳食」的合成代謝反應後，推翻了這個觀點。

艾略特（Elliot）和同事[281]比較了阻力運動後60分鐘服用脫脂牛奶、全脂牛奶和更高份量的脫脂牛奶（熱量與全脂牛奶相當）的效果。全脂牛奶對於增加淨蛋白質平衡更有效。有意思的是，熱量相當的脫脂牛奶含有14.5克蛋白質，與含有8克蛋白質的全脂牛奶相比，蛋白質含量高出81%，但全脂牛奶仍然會產生更高的肌肉蛋白合成。研究人員推測結果背後的可能機制（胰島素反應、血流、受試者反應差異、脂肪含量提高了氮的保留率），但最終駁回了每一項，轉而得出有必要進一步研究的結論。

凡弗利特（van Vliet）和同事[282]也發現了類似的結果。他們比較了運動後攝取含有等量的氮（蛋白質相等）的蛋白與全蛋，發現全蛋對刺激肌肉蛋白合成更有效。這些結果發生在有在做阻力訓練的受試者身上，因此值得注意。

之後，巴蓋里（Bagheri）和同事[87]進行了一項為期12週的測試，在有在做阻力訓練的男性身上，比較運動後攝取三顆全蛋與六顆蛋清的效果。全蛋組的淨體重增加較多（3.7公斤與2.9公斤），但沒有達到具統計學意義的程度。兩組的脂肪量均下降（全蛋組和蛋清組分別為2公斤和1.1公斤），但這種差異並未達到統計學意義。

然而，全蛋組的體脂百分比下降幅度明顯更大。全蛋還有顯著改善膝關節伸展和提升手掌握力的效果。另一項有利於全蛋的潛在因素是全蛋對睪酮的影響更

大：全蛋和蛋清組分別增加了240奈克／分升[*]和70奈克／分升。睾丸激素增加的臨床意義尚有爭議，但除了蛋黃脂肪含量帶來的額外熱量之外，它可能還有助於合成代謝過程。

這是否意味著運動後攝取脂肪確實有「魔力」？我很懷疑，但有件事很明顯：對於肌肉的恢復和生長來說，這不像傳統以為的那樣，本質上就是壞事。

爭議

飽和脂肪：惡棍或無辜？

在1980年代，膳食中的脂肪受到一致詬病。「資歷較長」的讀者可以回想一下，當時超市貨架上隨處可見脫脂產品。不含脂肪是這種食品的主要賣點。1990年代開始對脂肪不那麼嚴厲，但最後還是形成了二元論與化約論的信念，認為攝取不飽和脂肪酸是有益的，而攝取飽和脂肪則對心血管健康有害。

主要衛生組織一致發布了盡量降低飽和脂肪攝取量的公共衛生訊息。美國心臟協會當前的立場文件[283]呼籲，尋求降低「低密度脂蛋白膽固醇」水平的人，飽和脂肪的攝取量應占總熱量攝取的5%至6%。2020~2025年版的《美國人膳食指南》繼續提出傳統建議：飽和脂肪攝取量低於總熱量的10%。這一個指導方針在國際上得到了響應[285]。考科藍（Cochrane）數據庫[**]中，一個關於該主題、包含了十五項隨機對照試驗的最新系統性回顧和統合分析發現[286]，減少飽和脂肪攝取量可以將心血管複合事件風險降低17%。

---

* 1奈克等於十億分之一克。1分升 = 100 毫升 = 0.1 公升。
** 考科藍圖書館（Cochrane Library）是國際上實證醫學最具代表性、以收錄系統性文獻 回顧為主的線上電子資料庫。考科藍圖書館雖名為圖書館，其實整合多個實證醫學相關子資料庫。其中Cochrane Library系統性文獻回顧（一般稱Cochrane reviews）主要收錄在Cochrane Database of Systematic Reviews（CDSR）子資料庫中，Cochrane review之科學引文索引（Science Citation Index，SCI）的影響係數（Impact Factor）2016 年為 6.124，其重要性可見一斑。

低密度脂蛋白和高密度脂蛋白膽固醇 LDL and HDL cholesterol

膽固醇是細胞中的一種物質。像脂肪一樣，是蠟質的，且聲名狼藉，特別是低密度脂蛋白（LDL）膽固醇，太多就會聚集在動脈中。但高密度脂蛋白（HDL）會將膽固醇帶回肝臟，而肝臟會將之清除。

　　然而，對飽和脂肪（和膽固醇）的長期汙名化，根據的是缺乏脈絡的不完整／薄弱證據[287, 288]。儘管這一個領域仍然存在大量的知識空白，但越來越明顯的是，我們可能懲罰了錯誤的嫌疑人，或者至少採取了過於簡化和不夠全面的觀點[289, 290]。

　　在最近一篇挑戰傳統觀點的評論中，海勒森（Heileson）[290]研究了2009年以來有關飽和脂肪攝取量和心臟病的文獻。他指出，已經完成了九項觀察性研究的統合分析，但沒有一項發現飽和脂肪攝取與心臟病獨立相關。此外，在有關該主題的十項隨機對照試驗的統合分析中，沒有一項報告指出，心臟病死亡率或總死亡率等「硬」結果顯著增加。

　　說飽和脂肪是「壞的」，這個普遍的假設存在著重要的細微差異與挑戰。先思考一下脂肪的載體、食物來源和整體飲食環境，而不是專注於脂肪酸的類型，是有必要的。例如，施（Shih）和同事[291]針對為期十二個月的DIETFITS減肥試驗進行了次級分析[292]，針對被指定要採用健康的低碳水化合物飲食的受試者，評估飽和脂肪攝取量與血脂狀況的關聯。健康的低碳水化合物組及其比較組（健康的低脂飲食）的受試者，都被特別指示要最大幅度地攝取蔬菜，專注於營養豐富、全天然／最低度加工的食品，盡可能在家裡準備食物，並盡量減少添加糖、精製麵粉和反式脂肪。儘管低碳水化合物組的飲食包含12%至18%的飽和脂肪，但整體的血脂狀況有所改善，包括三酸甘油酯降低，而高密度脂蛋白和低密度脂蛋白膽固醇水平保持不變。目前美國成年人的飽和脂肪攝取量平均占總熱量的11%[283]，所以如果降低到10%以下，飽和脂肪酸也不至於攝取過量到需要警覺的地步。

我們需要開始研究個別食物，而不是過於簡單地將飽和脂肪本身和含有飽和脂肪的食物混為一談。飽和脂肪的主要單一食物來源是起司、奶油、肥肉、鮮奶油、豬油，以及棕櫚油和椰子油等植物來源 [285, 293]。美國人在混合菜餚／主菜中（以及混合菜餚／主菜之外）攝取含飽和脂肪食物的排序，從貢獻最大者開始如下：普通起司、披薩、穀物甜點、乳製品甜點、雞肉和雞肉混合菜餚、香腸／熱狗／培根／肋排、漢堡、墨西哥混合菜餚 [293]。注意食物的多樣性和範圍，以及在混合食品（甜點和非甜點食品）中重複出現的肥肉和乳製品。

乳製品

在最近的一項隨機對照試驗的系統性回顧中，杜阿特（Duarte）和同事 [294] 報告指出，儘管乳製品富含飽和脂肪酸，卻是一個多樣化的群體，對健康參數的影響因特定食物而異。波皮特（Poppitt）最近的一篇回顧就強有力描述了這個概念 [295]：

值得注意的是，單獨考慮營養素已經不夠。證據顯示，在預測心臟代謝風險時，食物的複合基質可能與單獨的脂肪酸含量及成分一樣重要，或更加重要。例如，有人提出，在複合乳製品（例如起司）中，飽和脂肪酸對血脂和疾病風險的影響，可能會被蛋白質、鈣或其他飲食成分的含量所抵消。

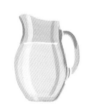

乳製品這個主題是飽和脂肪爭議的重要面向，我將會重點討論。這個爭議之所以存在，大致上是由於我們為了理解而傾向於過度簡化。乳製品問題說明了我們人類傾向於以二元（好／壞）方式劃分一切（還記得二元思維嗎？），也說明了食物基質的背景作用。例如，原味優格和冰淇淋都是乳製品，但隨意食用時，對心臟代謝的影響幾乎相反。這不僅是由於巨量營養素的差異，也包括微量營養素的差異。奧沙利文（O'Sullivan）和同事 [296] 進行了一項包含二十六個研究的統合分析發現，與低攝取量相比，大量攝取牛奶、起司、優格和奶油，與死亡風險增加無關。重要的是，作者在分析中使用了全脂產品的數據。

說到全脂乳製品，席拉哈德克（Hirahatake）和同事[297] 最近在報告中指出，整體來說，在觀察性和干預性研究的統合分析中，數據並未顯示食用全脂乳製品會對心臟代謝疾病的結果和危險因素產生有害的影響。事實上，統合分析和前瞻性觀察性研究的全部證據顯示，發酵乳製品（全脂優格和起司）對心血管疾病和第二型糖尿病具有保護作用[298-300]。儘管含有飽和脂肪（和鈉），優格和起司對血脂和血壓自始至終並未造成不良影響[297]。

再次強調，整體大於部分之和，食物基質的概念（而不是單獨的營養素）是有作用的。最後，公共衛生機關推動食用低脂和脫脂乳製品，並避免食用全脂乳製品，以支持心臟代謝的健康，是缺乏令人信服的證據支持的[297]。

奶油

與其他全脂乳製品不同，綜合證據並沒有給奶油打上認可標誌。難道讓一切變得更美味沒有意義嗎？應該有的。無論如何，奶油不受認可的原因，將我們帶

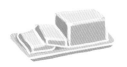

回食物基質的概念。起司和鮮奶油等其他乳製品對血脂的影響為中性（在某些情況下則是有益），相較之下，奶油往往會對血脂產生不利影響（增加低密度脂蛋白膽固醇）。

羅斯奎斯特（Rosqvist）和同事[301] 為研究此間差異，直接比較了奶油和鮮奶油的效果。鮮奶油對血脂有中性影響。然而，奶油會增加低密度脂蛋白膽固醇，從而對血脂產生不利影響。奶油也會提高載脂蛋白 B 對載脂蛋白 A1 的比值，這引起了人們對心血管健康的擔憂，因為載脂蛋白 B ／載脂蛋白 A1 的比率可能是比傳統脂質比率更準確的心臟病風險指標[302-304]。

靈活詞彙

載脂蛋白 Apolipoproteins

這些蛋白質與脂質結合產生脂蛋白，並將脂質輸送到體內各處。其作用是，包圍不溶於水的脂質，使其溶於水而可以在血液中輸送。

一個可能的解釋是，鮮奶油的乳脂球膜含量較高。乳脂球膜已被證明具有保護作用，也有益健康[305, 306]。在奶油中，大部分的乳脂球膜在攪拌過程中就被去除掉了。這並不意味著需要避開奶油。這只是意味著，鑑於奶油大量食用可能產生不利影響，應該明智地節制食用。這也意味著奶油是某種超級食品（或促進健康的咖啡添加劑）的炒作，是未經過證實的。

巧克力

巧克力是令人著迷的食物，充滿了傳說、歷史，當然還有科學。與本節相關的是，巧克力富含飽和脂肪。儘管如此，巧克力（尤其是黑巧克力）有大量耐人尋味的證據，一致顯示對心血管健康指標有正面影響，包括降低低密度脂蛋白膽固醇[307]和血壓[308]。前瞻性觀察性研究發現，食用巧克力可以降低罹患糖尿病、中風和冠心病的風險[309]。

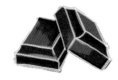
巧克力所含的脂肪酸主要類型是硬脂酸和棕櫚酸[310]，兩者都屬於飽和脂肪酸。其中，黑巧克力含有最多油酸（一種單元不飽和脂肪酸，以橄欖油中的主要成分而聞名）和亞油酸（一種omega-6脂肪酸，因鍵盤戰士的貶抑而臭名昭彰）[310]。在所有巧克力種類中，黑巧克力的肉荳蔻酸（一種飽和脂肪酸）含量是最低的。

進一步深入研究後，我們可以再次引用食物基質的概念，也就是說，健康益處是來自多種成分相互作用，而不是來自脂肪酸等單一成分。由於可可含量較高，黑巧克力富含多酚，包括兒茶素、花青素和原花青素（這些是強大的抗氧化劑，有時稱為黃酮醇）[311]。巧克力中的這些化合物與改善內皮功能有關，而內皮功能和血管功能及健康密不可分。此外，巧克力還是鎂、鉀、銅和鐵的來源[311]。

> **靈活詞彙**
>
> ### 內皮細胞 Endothelial
>
> 內皮細胞構成組織和血管之間的屏障，調節物質進出組織的流動。因此，內皮功能受損會導致人體嚴重的健康問題。

埃巴迪塔巴（Ebaditabar）和同事[312]進行了一項包含十七個隨機對照試驗的統合分析發現，食用黑巧克力會促進血流介導擴張（內皮功能的一種衡量標準）。綜合證據顯示，由於食物基質對健康有整體的正面影響，黑巧克力的飽和脂肪不會構成問題。

椰子油

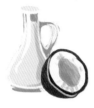

就食品基質在健康衡量標準中的作用而言，椰子油與巧克力的故事相似。美國心臟協會的最新立場文件[283]建議，不要食用椰子油，理由是會提高低密度脂蛋白膽固醇。最近的一項隨機對照試驗統合分析還得出結論，椰子油比其他非熱帶植物油更會提高低密度脂蛋白水平[313]。

然而，上述出版品都沒有單獨檢視有關特級初榨椰子油的研究。大多數包含負面結論的研究都沒有具體說明所用椰子油的類型。這是主要的干擾因素，因為這些研究使用的可能仍是精煉／漂白／脫臭椰子油和／或氫化椰子油。

特級初榨椰子油是從含水椰子仁中壓榨／擠出椰奶和油製成，這樣生產是為了避免上述加工和精煉方面的問題。特級初榨椰子油與精煉、漂白、脫臭椰子油明顯不同，後者是以高溫蒸餾和脫臭來去除游離脂肪酸，會破壞或降低特級初榨椰子油所保留的營養價值和抗氧化多酚含量[314]。

除了極少數的例外[315]，目前的文獻一致表明，特級初榨椰子油對血脂有中性到正面的影響[316-320]，具體來說，對低密度脂蛋白產生中性影響，同時高密度脂蛋白膽固醇沒有變化或增加。儘管含有飽和脂肪，但特級初榨椰子油產生良好效果的潛在機制是其抗氧化能力，原因是含有酚類化合物[321]。

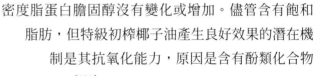

牛排與雞蛋

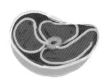如果我在本章討論中不納入牛排和雞蛋，就太失職了。讓我們先來談談紅肉，另一個引起爭議的食物，為學術界和普通民眾提供聳人聽聞的標題和爭辯話題，簡直沒完沒了。儘管紅肉是優質蛋白質、鐵、鋅、硒、菸酸和B12的良好來源，但流行的公共衛生觀點是應謹慎食用紅肉。

引用最新的《美國人膳食指南》如下[284]：

飲食模式若有攝取較多的紅肉和加工肉類、含糖食品和飲料以及精製穀物等特性，單就本身而言，就與有害的健康結果有關。

世界癌症研究基金會（World Cancer Research Fund）和美國癌症研究所（American Institute for Cancer Research）將每週紅肉食用量限制在大約三份，即煮熟後的總重量為350至500克[322]。同樣的，英國國民保健署（National Health Service）建議每天紅肉攝取量最多70克[323]。

雖然這些建議並未要求完全避開紅肉，但其科學依據的強度存在相當大的爭議，尤其是關於未加工的瘦肉。奧康納（O'Connor）和同事[324]最近進行的一個包括二十四項隨機對照試驗的統合分析發現，與每天食用不到半份（35克）紅肉相比，每天食用半份或更多，並不會影響血脂或血壓。重要的是，每天食用1至1.9、2至2.9或≥3份（210克）紅肉時，除了每天≥3份會使高密度脂蛋白膽固醇較高之外，對照組和干預組之間沒有顯現差異。

對紅肉的其他擔憂主要集中在結直腸癌上，但這並非沒有爭議。有人主張，N-亞硝基化合物、雜環芳香胺和血紅素鐵一起作用，會將紅肉與癌症連結起來，而克魯格（Kruger）與周（Zhou）回顧了此一主張背後的證據。兩位作者的結論是，缺乏證據支持這些說法。總體而言，機制研究在宣稱紅肉的潛在風險時，沒能評估現實中人類食用紅肉的情況。

食用紅肉的飲食背景是需要考慮的重要因素。馬克西莫瓦（Maximova）和同

事[326] 最近在報告中指出，儘管飲食中有紅肉，但大量攝取非澱粉類的蔬菜和水果，可以降低癌症風險。有一系列的研究表明，含有瘦肉、未加工紅肉的健康飲食模式，對心臟代謝有益[327-33]。

雞蛋，特別是蛋黃，是另一個永遠爭論不休的話題。雞蛋確實含有飽和脂肪，但主要脂肪是油酸，這與橄欖油中主要的單元不飽和脂肪酸相同。然而，蛋黃中的膽固醇含量才是引起人們注意的地方。一顆全蛋可含有200至300毫克膽固醇，這幾乎等於要衛生機構傳統建議每日300毫克的攝取上限。然而，近年來膳食膽固醇的所謂威脅水平已經降低了不少，這反映在美國農業部過去兩版（每五年發行一次新版）的《美國人膳食指南》中，將膳食膽固醇從「過度攝取的營養素」清單中刪除。

最近，馬赫（Mah）和同事[332] 進行了一項傘狀文獻回顧（umbrella review）[*]，包含了七項系統性回顧與十五項統合分析，研究雞蛋攝取量與心臟代謝結果的關係。令那些討厭雞蛋的人有些失望的是，他們得出結論：在一般人群中，增加雞蛋攝取量與心血管疾病風險無關，但與第二型糖尿病是否也無關，則尚無定論。

杜因－查帝爾（Drouin-Chartier）和同事[333] 最近進行了另一項統合分析，包含三項大型的前瞻性世代研究，結論是，每天最多一顆雞蛋與心血管疾病風險無關，但對亞洲人而言，其實與較低的心血管疾病風險相關。庫塔納旺（Krittanawong）和同事[334] 最近的另一項統合分析，包含了二十三項觀察性研究，得出的結論是，更高的雞蛋食用量（每天超過一顆）與冠狀動脈疾病風險的顯著**降低**有關。但作者承認，他們研究結果的主要局限在於，與對照干預研究不同，觀察性研究無法證明因果關係。

說到對照干預研究，富勒（Fuller）和同事[335] 最近進行了一個相對較新的DIABEGG研究，是一項控制得宜的干預試驗，在患有糖尿病前期和第二型糖尿病的受試者身上，比較高蛋飲食（每週至少12顆雞蛋）與低蛋飲食（每週少於2

---

* 國際上最近幾年才出現的一種研究方法，又稱為系統綜述的系統綜述，是對某項醫學研究主題的所有系統性回顧和統合分析進行再一次系統性回顧，以得出更可靠的相關結論。

顆雞蛋），大大震撼了一般人對雞蛋的普遍恐懼心態。該試驗最初有三個月的減肥階段，之後是體重維持，搭配第六個月和第十二個月的追蹤檢查點。不同飲食的巨量營養素是相等的，而且同樣強調維持「健康」的飲食模式。試驗結束時，並未發現組間差異。高蛋飲食對心血管危險因素沒有不利影響，包括脂質和脂蛋白、炎症標誌物和血糖控制。在第六個月和第十二個月，平均每週分別食用12.2顆和10.5顆雞蛋。由於這些結果是出現在患有前期糖尿病和第二型糖尿病的人群中，而這些人更容易受到雞蛋所謂的不利影響，但目前並沒有發現這種情況，因此這些發現尤其值得注意。

對雞蛋爭論持樂觀態度的人仍然需要考慮一些警告。雖然不斷積累的研究證據確實挑戰了持續數代的雞蛋恐慌，但世界上所有已發表的數據，都必須尊重個人反應。研究結果是以組平均值的形式提出，因此不可避免會有人低於和高於平均值。與此特別相關的是，有少數人是雞蛋的「超反應者」。超反應者的總膽固醇增加了，但這通常是由於高密度脂蛋白和低密度脂蛋白膽固醇都增加的結果[336]。

如果你喜歡雞蛋，並且擔心超過一般報告的每天最多一顆雞蛋的安全上限[337, 338]，一個務實的做法就是定期進行血液檢查，並注意血脂有沒有任何令人憂慮的趨勢。無論如何，多項研究顯示，每天吃三顆雞蛋對不同人群的血脂具有中性到有益的影響[339-348]。

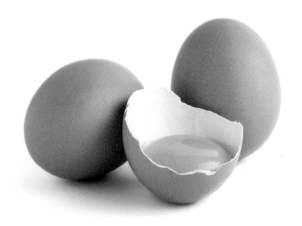

反式脂肪

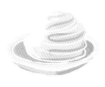

對飽和脂肪和膽固醇的惡感滋生了過多的奶油替代品，目的是讓人們免於心血管健康問題的困擾。但是，事與願違。讓人造植物油更好塗抹、保存期限更長，需要一個稱為「氫化」的過程。氫化意味著將不飽和油與高壓氫氣結合，因而產生固體脂肪。這樣做是為了使油稠化（這正是植物油變成人造奶油的過程），從而提高耐熱性和保存期限。

氫化的不利結果是形成反式脂肪酸，也稱為工業衍生性反式脂肪酸。工業反式脂肪酸與全身炎症、內皮功能障礙、心律失常和胰島素阻抗等不良後果有關[349]，一直是公共衛生媒體最喜歡嚴厲批評的目標。世界衛生組織呼籲，反式脂肪酸攝取量要低於總熱量的1%。

蓋伊－波耶（Gayet-Boyer）和同事[350]進行的一項系統性回顧與統合分析發現，肉類和乳製品中天然存在的反式脂肪酸（「反芻性反式脂肪酸」），攝取適量（最多占每日總熱量的4.19%）對健康具有中性影響。艾倫（Allen）和同事[351]在隨後進行的一項統合性迴歸分析中發現，若要不對血脂產生不利影響，工業衍生性反式脂肪酸的攝取量顯然要更低（2.2%至2.9%）。

關於反式脂肪酸的負面新聞很多，但正確看待這個話題很重要。工業反式脂肪酸的主要來源是加工烘焙食品、起酥油和固狀人造奶油。整體飲食若以天然食品和最低度精製／加工的食品為主，且上述的工業衍生性反式脂肪酸含量較低，那麼，反式脂肪酸的威脅就相對較小。一般大眾對反芻和工業反式脂肪酸的攝取量，根據估計分別是0.5%至1%[350]，以及0.5%[351]。這些攝取量遠低於預期會對血脂產生不利影響的範圍。因此，關於反式脂肪酸的持續警告似乎並不適用於閱讀本書的大多數人（健康／健身社群的習慣比一般大眾好多了）。

OMEGA-3和OMEGA-6脂肪酸：
怒罵、狂歡和比例

幾十年來，多元不飽和脂肪酸一直是公共衛生建議的寵兒。對於推動用多元不飽和脂肪酸替代飽和脂肪，科學的支持也是一致的。

在多元不飽和脂肪酸中，omega-3脂肪酸（文獻中縮寫為n-3PUFA）已成為家喻戶曉的名字，是健康的代名詞。人們關注的omega-3脂肪酸是二十碳五烯酸（EPA）和二十二碳六烯酸（DHA），從海洋生物的油脂中提取，效能最高。EPA和DHA參與對心血管健康必要的多種生物過程，但最出名的可能是其抗發炎作用。胡（Hu）和同事[352]更新了之前的統合分析，補上近期發表而於之前被遺漏的三個大型隨機對照試驗[353-355]，得出的結論是，海洋性omega-3補充劑顯著降低了大多數心血管風險指標，而且劑量會影響效果，這讓人更喜歡那滿口的魚腥味了。

美國心臟協會建議，普通人每週至少吃兩份魚。早在2002年，美國心臟協會就建議，每天攝取0.5至1.8克的EPA加DHA。這個建議一直沒有太大的改變。在最近的更新資訊中，克里斯－埃瑟頓（Kris-Etherton）和同事[357]建議，每週至少吃一到兩份魚，在魚的攝取量之外，添加1克EPA/DHA可以獲得初級預防[*]的額外好處。對於普通魚類消費者或願意每天服用約三到六粒1克魚油膠囊（典型的1克膠囊含有300毫克EPA/DHA）的人來說，達成這一個目標並不難。對於三酸甘油酯水平較高的患者，美國心臟協會建議的治療劑量是補充2至4克EPA加DHA（6至12粒1克魚油膠囊可以達成）[356]。根據REDUCE-IT試驗的結果[355]，對於接受史他汀類藥物治療的患者（患有心血管疾病或糖尿病且三酸甘油酯較高），建議使用該範圍的上限（每天4克EPA/DHA）[357]。

對於完全依靠植物性食物來獲取omega-3的人來說，一個重要的考慮因素

---

* 疾病或健康風險因素未出現前的預防作業，包括免疫預防、公共衛生及健康生活模式的輔導與教育。

是，身體將 A- 亞麻酸（植物來源的 omega-3）轉化為具有生物活性的 omega-3 脂肪酸，即 EPA 和 DHA，這個過程的效率很低。貝克和同事 [358] 報告指出，整體而言，A- 亞麻酸轉化為 EPA 的轉化率估計為 8% 至 12%，轉成 DHA 的轉化率估計為 1%。柴爾茲（Childs）和同事 [276] 提出的報告指出，轉化率有顯著的性別差異，因為穩定同位素研究顯示，男性和女性將 A- 亞麻酸轉化為 EPA 的比率分別為 8% 和 21%，轉化為 DHA 的比率分別為 0% 和 9%。因此，從 A- 亞麻酸到 EPA 和 DHA 的轉化，整體來說效率很差，DHA 的轉化尤其令人失望，尤其是男性。

靈活詞彙

穩定同位素 Stable isotopes

同位素是指大多數元素具有的兩種或多種形式，這些形式的質子數量相同，但中子數量不同，因此質量不同。穩定同位素不會衰變成其他元素。因此，研究食物中的穩定同位素，使科學家能夠追蹤該食物對食用的動物所造成的影響。

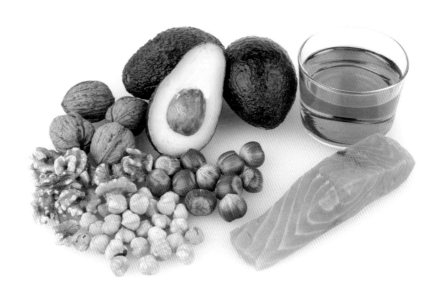

賴恩（Lane）和同事[359]在一篇回顧中報告，過去十年裡，在七項關鍵的干預研究過程中，「來自堅果和種子油中的 A- 亞麻酸，完全沒有轉化為DHA。」對於那些拒絕吃魚、補充魚油或食用任何動物性食品的人來說，一個解決方案是海藻油，可以買來作為補充劑。不過，購買時需要謹慎，因為藻類補充劑主要提供DHA，但缺乏EPA[360]，因此請仔細檢查標示。

　　如果omega-3多元不飽和脂肪酸是陰，那麼omega-6多元不飽和脂肪酸就是陽。omega-3具有抗炎作用，而omega-6FA（特別是亞油酸）是花生四烯酸的前體，具有炎症特性。因為這個原因，以及可能產生有害的氧化產物，富含omega-6的植物油遭到詬病，最大聲的抨擊可能來自原始人飲食法與低碳社群的邊緣族群。

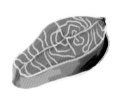

　　如果你在網路上瀏覽了夠多的飲食辯論，毫無疑問，你會看到人們將人類的所有疾病都怪罪於植物／種子油（以及延伸至亞油酸）。那麼，這種擔憂的證據是什麼？根據推測，omega-3和omega-6脂肪酸的功能大致相反，因此有必要在飲食中做到更大程度的平衡。根據推測，omega-6：3的最佳比例介於1：1和4：1之間[361]。在西方飲食中omega-6：3的典型比例約為15：1至20：1[362]。

　　主導西方飲食的omega-6一向被指責為綜合文明病的罪魁禍首。儘管這個假設相當合理，但根據的是沒有對照的觀察，缺乏充分的理由來神化omega-3，同時妖魔化omega-6。除了氧化壓力[*]之外，在心血管疾病的病因學中，炎症也被認為是關鍵因素。在一項隨機對照試驗的系統性回顧中，詹森（Johnson）和弗里切（Fritsche）[363]在報告中指出，「幾乎沒有證據」顯示，食用亞油酸會增加健康、非嬰兒人群的炎症標誌物（包括花生四烯酸和會促進炎症的類二十烷酸的水平）。

＊　自由基是一種不穩定的分子，會搶奪其他分子中的電子。自由基攻擊其他分子的過程稱為氧化壓力。

類二十烷酸 Eicosanoids

作為化學信號分子，類二十烷酸有點像激素，但又與激素不同，因為無論它們是在花生四烯酸或其他多元不飽和脂肪酸的氧化過程中產生，只會影響局部，不會移到其他身體部位。因此，它們在發炎中有其作用，也被用來研究發炎的機制。

拉姆斯登（Ramsden）和同事[364-366]在一系列的出版品中，提出了充分理由反對亞油酸。不過，他們的立場在很大程度上依賴回顧性分析，分析的資料則來自雪梨飲食心臟研究（Sydney Diet Heart Study）與明尼蘇達冠狀動脈實驗（Minnesota Coronary Experiment）。這兩項研究都是在1960年代中期開始，而且有一些重大局限。

雪梨飲食心臟研究的局限包括：沒有區分亞油酸的來源是氫化油或非氫化油、人為地提高亞油酸攝取量（普通人的兩倍），而且研究對象是一群患有心臟病的族群，其中70%是老菸槍，超過三分之一是中重度酗酒者。明尼蘇達冠狀動脈實驗的問題則是：研究對象是安養院與精神病患者且沒有連續住院（受試者僅在入院時才進行追蹤）、退出率高、沒有評估低密度脂蛋白膽固醇，也缺乏反式脂肪攝取量的規範。

到目前為止，關於這個主題最嚴格和最全面的出版品，是霍珀（Hooper）和同事[367]進行的考科藍系統性回顧與統合分析，包含了十九項隨機對照試驗（總計6,461名受試者），試驗期間從一年到八年不等。和拉姆斯登研究中的不利發現不同，這個研究發現，增加omega-6攝取量對全因死亡率或心血管疾病事件影響很小或沒有影響。

近年來對觀察性研究的統合分析，進一步挑戰了亞油酸會造成危險的想法。法維德（Farvid）和同事[368]針對十三項前瞻性世代研究進行統合分析，得出的結論是，亞油酸攝取量與冠心病風險呈現負相關，而且劑量會影響反應。隨後，李

（Li）和同事[369]針對三十八項前瞻性世代研究進行統合分析，結果發現，較高的亞油酸攝取量與較低的全因死亡率、心血管疾病和癌症風險相關。總的來說，證據並不支持對攝取氫化omega-6提出的警告，而且，是的，這也適用於種子油。

靈活詞彙

劑量反應Dose-response

劑量反應架構是毒物學的核心概念，藉此得以進行危害評估測試、劑量反應模型外推，並擬定環境法規。簡言之，它描述的是處置強度與其對生物體的影響之間的關係。在營養方面，劑量反應是指攝取的食物或補充劑的份量與其對代謝過程的影響之間的關係。

除了與亞油酸警示相關的宣導缺乏科學支持[367-371]，傳統觀點認為，要做到更平衡的omega-3與omega-6攝取比例，這種說法也與證據不符。重要的是，這種推理沒有意識到，一些富含omega-6的食物也具有公認的健康好處。

這個領域中有種很突出的食物是堅果。例如，一直顯示出對健康具正面影響的杏仁[372]，就是omega-6的重要來源（約占總熱量的12%），而且幾乎不含omega-3，因此omega-6:3比例為2,011:1。

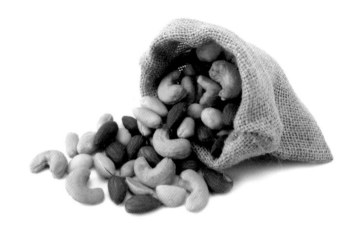

這是堅果的常見現象。堅果是omega-6的重要飲食來源，而且omega-6含量幾乎總是比omega-3含量高很多倍。然而，食用堅果與許多有利的健康結果相關，包括抗氧化、抗糖尿病、降血脂、抗動脈粥狀硬化、抗炎、抗癌和抗肥胖作用[373-376]。所以，因omega-6:3比例較高而盡量減少或避免食用堅果，是沒有根據的。

哈里斯（Harris）[377]最近發表的一篇回顧支持放棄omega-3:6比例的想法，他提出有效的觀點指出，這個比例不精確／非特異性，而且根據的是omega-6脂肪酸具有促炎性且有害心血管健康這一個無效假設。omega-3:6比例的一個替代方案是omega-3狀態的客觀生理測量，即「**omega-3指數**」[377]，這是紅血球細胞的EPA+DHA含量（以細胞膜脂肪酸總質量的百分比表示）。

這就是本章關於脂肪的總結。圖6a受到福魯希（Forouhi）和同事[378]的研究工作所啟發，應該有助於將圍繞著膳食脂肪的相關健康概念連結起來。

圖6a：對膳食脂肪與心血管疾病的理解，不斷發展中

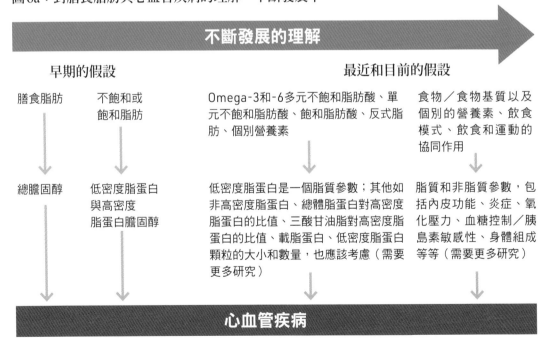

第六章摘要

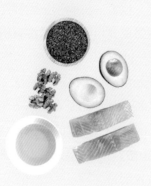

- 脂肪是三大營養素之一，每克提供9大卡熱量。膳食脂肪具有多種生理作用，包括脂溶性維生素的代謝、細胞膜功能、大腦和神經系統的結構完整性以及激素合成。脂肪被認為是一種必需營養素，因為人體無法製造足夠的脂肪來維持生存，所以需要從飲食中獲取。

- 為了避免必需脂肪酸不足的臨床症狀，曾有建議脂肪攝取量占總熱量的10%，作為實際的下限。然而，避免不足所需的最低脂肪量，不應與能長期維持下去且最能促進健康和預防疾病所需的最低脂肪量混淆。我建議的每日總脂肪攝取量範圍是0.7至2.2克／公斤。主要衛生組織對脂和脂肪酸攝取量的建議參見表6a。

- 主要科學組織沒有特別將男性和女性的脂肪攝取量分開。因為個人的目標與偏好很廣泛，普遍的特定性別目標也就失去效用了。雖然運動期間的基質利用率存在差異（因為女性的肌內脂肪存量較多），但為了提高運動表現或優化健康而設定的攝取範圍和目標不會改變。

- 在耐力比賽前幾天（和／或幾小時）進行運動前「脂肪負荷」，具有相當合理的理論基礎，但無法通過客觀測試。事實上，高脂肪／低碳水化合物飲食有礙肝醣分解（從而損害葡萄糖的可用性），這會損害高強度的功率輸出。運動後攝取脂肪不會妨礙24小時內的肝醣再合成，也不會抑制肌肉蛋白合成。

- 各大衛生組織一致發布了盡量減少飽和脂肪攝取量的公共衛生訊息。最普遍的建議是將飽和脂肪攝取量控制在總熱量攝取量的10%以下。然而，傳統觀點認為飽和脂肪是「壞的」，而這樣的觀點存在重要的細微差別並受到挑戰。

- 紅肉對心血管疾病和癌症風險的影響仍然有爭議，有證據支持和反對不同水平的限制攝取量。機制研究中關於癌症風險的基本主張是否反映了現實中人類食

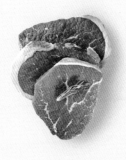

用紅肉的情況，是值得懷疑的。人類干預對照試驗一致顯示，瘦的、未加工的紅肉可以納入健康的飲食模式，因為這種紅肉對各種心血管風險標誌物能產生有利影響。

- 由於公共衛生機構及其基於蛋黃膽固醇含量的訊息，雞蛋有著一段坎坷的歷史。然而，這種擔憂近年來已經受到質疑。目前來自統合分析的大部分證據顯示，每天吃一顆雞蛋不會帶來心血管風險，一些研究顯示每天吃三顆雞蛋不會產生不良影響。如果你喜歡雞蛋並堅持大量食用，一種務實的方法是定期進行血液檢查，以密切關注任何不利的趨勢。

- 人們對反式脂肪酸相當歇斯底里，但保持正確的視角很重要。反芻式反式脂肪酸（乳製品和肉類中天然存在的反式脂肪酸）大致上具有良性作用，但工業衍生性反式脂肪酸（來自氫化植物油）對血脂的影響比較不良。大眾攝取反芻性與工業性反式脂肪酸的量，遠低於被認為會對血脂產生不良影響的範圍。

- 最重要的omega-3脂肪酸是EPA和DHA，從海洋生物油脂中提取是最為有效的方式。EPA和DHA對於心血管健康至關重要。大多數人每天攝取約1-2克EPA/DHA（3-6克魚油）或85-170克多油脂的魚，便能產生保護心臟的作用。

- 西方飲食中，omega-6對omega-3的脂肪酸攝取比值很高（尤其是種子油），被指責為工業化世界中各種心臟代謝疾病的罪魁禍首。亞油酸是主要被質疑的omega-6脂肪酸。然而，這個假設經不起綜合科學證據的考驗。再強調一次，在omega-6的討論中，食物來源和背景都很重要。

- 圖6a描繪了我們對膳食脂肪在心血管健康中的作用不斷發展中的理解。正如老生常談的一句話，還需要更多的研究來填補我們知識中廣泛的（但正在穩定縮小的）空白。

強化運動表現補充劑

CHAPTER 7

EXERCISE
PERFORMANCE-
ENHANCING
SUPPLEMENTS

啊，要進入藥丸、粉末和藥劑的奇妙世界了。

聯邦政府對膳食補充劑的監管可追溯到1906年，當時通過了《聯邦食品和藥品法案》（Federal Food and Drugs Act）。根據這部法律，化學局（美國食品藥物管理局的前身）被指派去查禁州際和國際貿易中摻假和標示不實的食品和藥品[379]。

　　法規領域的下一個重大事件，直到一個世紀之後才發生。1994年10月25日，柯林頓總統簽署的《膳食補充劑健康和教育法案》（Dietary Supplement Health and Education Act，以下簡稱DSHEA），也許是現代歷史中補充劑行業在法律上最重大的勝利。DSHEA的主要目標是確保消費者持續獲得各種膳食補充劑，並為消費者提供關於其預期用途的有效訊息[380]。無論如何，這些是DSHEA的主要賣點。
　　DSHEA最重大的影響是，美國食品藥物管理局只能將膳食補充劑當作食品而不是藥物來監管。因此，證明某種補充劑缺乏安全性的舉證責任落在美國食品藥物管理局，該局被降級為監管單位，而不是負責批准上市。不過，只要有足夠的證據證明產品有害，美國食品藥物管理局可以將其從市場上撤出。最後，補充

劑行業的風貌就像狂野大西部，市場上充斥著有效的、無效的和危險的產品。拜DSHEA之賜，所有補充劑在被證明有害之前都是合法的。這對於消費者來說是一把雙刃劍，他們從此得以買到越來越多的產品，無論是好產品，還是壞產品。

美國膳食補充劑行業營收的成長驚人，DSHEA必然發揮了重要作用，截至2019年，該行業估計產值近3,530億美元[381]，而且仍在持續上升。自COVID-19大流行以來，全球補充劑銷量激增，反映了消費者的焦慮：要加強免疫保護來抗病。本章介紹的補充劑，主要目的都是提高運動表現，不過，這些藥物難免都會影響身體組成和健康。

一句話簡介減肥補充劑（「脂肪燃燒劑」）

有鑑於肥胖、糖尿病和心臟病的危機環環相扣，關於膳食糖的影響，已有大量研究。請記住，我們談論的是添加糖（也稱為外源糖），而不是牛奶／乳製品和水果等食物中固有的糖。

本書的基本動機是提供實用知識。我其實不推薦「脂肪燃燒劑」或減肥補充劑。有史以來最偉大的減脂補充劑就是維持淨熱量赤字。我這麼說是開玩笑的，但也是認真的。除了新手和中級學員可以體驗到身體重組之外，減肥的「靈丹妙藥」就是一週內消耗的能量多於攝取的能量，並運用容易遵守的計畫，連續進行很多星期。

我並不是說，沒有減肥補充劑顯示出有效性，而是在權衡成本與風險後，覺得那樣的有效程度並不值得。這也不是說，增肌補充劑世界不會有無價值的化合物。支鏈氨基酸，尤其是亮氨酸，就是很好的例子。支鏈氨基酸被認為可以增強肌肉。然而，支鏈胺基酸中的優質蛋白質已經很豐富，補充就顯得多餘。在攝取足夠的每日蛋白質總量（1.6克／千克）的阻力訓練者身上，始終看不到支鏈胺基酸提升了肌肉尺寸與肌力[382, 383]。馬肯（Marcon）與扎內拉（Zanella）[384]最近進行的一項系統性回顧得出的結論是，**「補充支鏈胺基酸看起來並未影響表現、肌**

力和肌肉量。」

　　回到減肥補充劑，門羅（Manore）[385] 進行了一項全面回顧，標題也很貼切，〈改善身體組成和減輕體重的膳食補充劑：證據在哪裡？〉，充分說明了標題的含意。沒有強力的研究證據（以及可複製的研究結果）證明補充劑可以長期大幅減輕體重（>2公斤）。不過，某些食物或補充劑（例如綠茶、纖維和乳製品）可能有助於身體健康，並適度促進減肥和預防體重增加。門羅提出警告，含有中樞神經系統興奮劑（例如咖啡因、麻黃和辛弗林）的補充劑，由於諸多變項，包括缺乏一致的品質控制，或與既有狀態發生預期外的相互作用，最可能產生不良副作用。她的結論措辭強硬，也值得引用：[385]

> 由於市場上的減肥補充劑不具效用，健康專業人士有責任教育大眾，在減輕或維持體重上，有哪些相關的飲食、運動和生活方式。運動員和身體活動量大的人也需要知道，不使用興奮劑也能達到最佳的表現與體重目標。最後，許多減肥補充劑會嚴重影響健康，好處很少，或幾乎沒有，而且很多都是違禁物質。

　　斯托斯（Stohs）與巴德馬耶夫（Badmaev）的回顧[386] 則與門羅的論文相反。他們支持一些物質（包括興奮劑），也擁護非刺激性產熱物質，包括p- 辛弗林（苦橙萃取物）、毛喉素、綠原酸（綠咖啡豆萃取物）和辣椒素。儘管這些不是興奮劑，但仍然符合門羅的批評，即儘管具有統計學意義，但減肥效果小，缺乏臨床意義，充其量只有少數支持性的隨機對照試驗，而且缺乏長期的隨機對照試驗。

　　渡邊（Watanabe）和同事[387] 最近進行了一項相當大規模的回顧，檢驗了二十一種減肥補充劑，其作用機制包括抑制食欲、發熱、抑制脂肪吸收和抑制碳水化合物吸收。以下摘錄的結論很重要：

> 鑑於目前的文獻回顧，可能可以做個總結：文獻提出的許多食品補充劑，可能在沒有重大不良事件的情況下發揮抗肥胖作用。然而，這些都無法達到臨床意義上的體重減輕效果，其中最有效的只減輕了2公斤。

渡邊的有力反駁進一步證實門羅發表於2012年的回顧所提出的核心批判。有些事情不會改變，減肥補充劑無法產生具有臨床意義的減肥效果，似乎就是其中之一。渡邊的論文以一個無意搞笑的提議結束：他建議從上述四種機制各挑一種減肥補充劑，結合起來看看是否有協同作用（儘管各自表現平平），這部分我就略過不談了。克拉克（Clark）和韋爾奇（Welch）[388]最近進行的一項系統性回顧和統合分析又添加了致命一擊，他們指出，減肥補充劑的效果不如運動，也不如節食加運動且未服用減肥補充劑。

　　有個附帶的減肥補充劑是咖啡因，它的表現效果將在下一節探討。泰布里齊（Tabrizi）和同事[389]最近進行的一項系統性回顧和統合分析發現，以劑量依賴性的方式攝取咖啡因，可以降低體重、身體質量指數和身體脂肪。將每日的咖啡因份量增加一倍，體重、身體質量指數和脂肪分別減少22%、17%和28%。

　　由於咖啡因已被證明會增加能量消耗、脂肪氧化，並降低食欲，這些發現不太令人意外。不過，我不建議專門使用咖啡因來達到減肥的目的，其他的計畫變項更物超所值，而且不必冒險。與所有中樞神經系統興奮劑一樣，咖啡因份量有一個報酬遞減點，超過之後，很快就會進入危險區域（咖啡因部分即將討論這一點）。

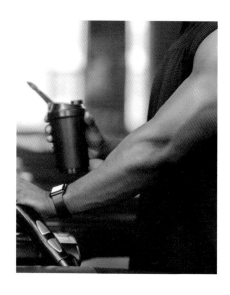

舉重與採用多種維生素

「舉起重量，多做幾次」是十到十五年前健體留言板黑暗時期的一條故意搞笑（而且顯然過於簡單化）的建議。這句話一開始是誠心建議人們不要把事情過於複雜化，後來因為微妙而荒誕的幽默而成為迷因[*]。令人料想不到的是，只要不忽視飲食品質，這建議並不差。

在進入下一節之前，我想強調我對服用增強表現的補充劑卻忽視基本微量營養素這種蠢事的個人看法。這是另一項兩方都有證據支持論點的爭議話題。然而，針對全方位證據進行公正的檢驗時，關於複合維生素礦物質補充劑，並未得出那些輕率而不值一提的結論，尤其是當我們考慮到某些人明顯且持續缺乏幾種必需營養素時。

有一個普遍的假設是，服用複合維生素礦物質是浪費金錢。確實，這又是一個爭議話題，有研究文獻支持複合維生素礦物質並不值得考慮的立場，因為它未能預防慢性病並降低一般人的死亡率[390, 390]。例如，金（Kim）和同事[391]最近進行的一項統合分析得出的結論是，補充複合維生素礦物質並不會改善一般人的心血管結果。雖然這份刊物經常被當作武器，用來反對服用複合維生素礦物質，但當然不是無懈可擊的信仰。複合維生素礦物質補充劑的資格是含有至少四種維生素和／或礦物質成分，如此低的門檻引發了許多問題，特別是因為十八項試驗中只有五項具體說明了所用補充劑的成分。在十八項試驗中，十六項是前瞻性世代研究，另兩項是結果互相矛盾的隨機對照試驗（一項隨機對照試驗顯示沒有效果[392]，另一項隨機對照試驗顯示有效[393]）。當我們要跳到複合維生素礦物質毫無用處的結論時，這些都不是可以刻意隱瞞且微不足道的局限。就像所有爭議話題，另一方也有證據支持使用複合維生素礦物質。

這就是問題癥結。大多數人，而且我懷疑健康與健身愛好者中也有一大群人，不是：一、無法從食物的角度描述怎樣的飲食具有完整的微量營養素；本身並未食用微量營養素完整的飲食；或者三、兩者都是。情況很可能就是三。

---

* 網路上爆紅的人事物，通常是一些帶有幽默與諷刺意味的圖片、影片與文字。

讓我們面對現實吧，一般大眾的飲食習慣大多很糟糕，健身界的飲食，尤其是節食者，大多數會在食物的種類和總量上受到限制。這兩個族群的飲食通常缺乏多種微量營養素。說到這，根據膳食指南委員會的規定，很多微量營養素都「令人擔憂」（因為全民攝取不足）：維生素A、維生素C、維生素D、維生素E、鈣、膽鹼、鐵、鎂和鉀[394]。該委員會還將纖維列為整體族群攝取不足的營養素。我也會將omega-3脂肪酸列入表中。

話雖如此，解決方案並不是個別購買這些營養素補充劑。最理想的方法是最大幅度地從食物中獲取微量營養素，然後必要時添加補充劑。複合維生素礦物質至少可以部分解決常見而長期存在的多種營養素不足問題。但不要只聽我的一面之辭。讓我們來回顧一些研究。

如果是營養狀況不佳或不理想的人，使用複合維生素礦物質補充劑可以預防慢性疾病，這麼想一點也不牽強[395]。研究族群的異質性（有多元的情況和習慣）無法產生普遍適用於所有人的大膽而全面的概論。無論如何，多種微量營養素同時不足是很普遍的。博德和同事[396]報告指出，未攝取膳食補充劑的人之中，有最高營養缺乏風險的人占40%，對比之下，服用全方位複合維生素礦物質補充劑的人，比率為14%。

現實是，在節食者、運動員（業餘運動員和競技運動員）以及正在節食的運動員中，營養狀況不佳的現象十分普遍，更不提老年人和病患了。卡爾頓（Calton）

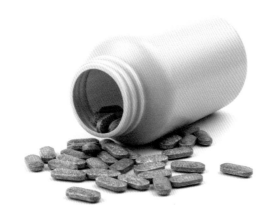

[397] 的一項研究比較了四種流行飲食中二十七種必需微量營養素的充足性與每日參考攝取量標準建議的量。平均來說，這些飲食比每日參考攝取量充足率低56.48%，並且缺乏所分析的二十七種必需微量營養素中的十五種。同樣的，恩格爾（Engel）和同事[398]發現，在三種流行的飲食方案中，即使將飲食計畫調整為每天2,000大卡，有幾種微量營養素仍然不足。

靈活詞彙

膳食參考攝取量 Dietary Reference Intake

每日參考攝取量和膳食建議攝取量都是膳食參考攝取量系統的一部分，用在美國和某些國家的營養標示上，以表明某種營養素的每日健康攝取水平，具體來說就是，該營養素需要多少才能滿足大多數健康人士的營養需求。

儘管運動族群可能對健康和營養很著迷，但仍然容易造成一連串營養缺乏的問題。健美運動員就是很好的例子，以其飲食的特殊性而出名，時而不吃，時而大量吃。

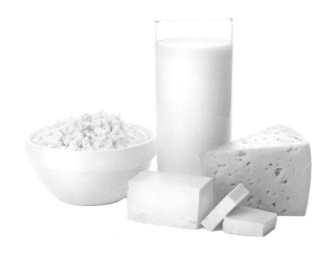

克萊納（Kleiner）和同事[399]研究了青少年國手和國家級選手的賽前飲食習慣。儘管攝取了足夠的總熱量，女性被描述為鈣攝取量「嚴重缺乏」。這並不奇怪，因為賽前膳食計畫通常不包含乳製品。

克萊納和同事[400]在一個針對國家級健美運動員的後續研究中發現，男性僅攝取了膳食建議攝取量標準中46%的維生素D，而女性僅攝取了膳食建議攝取量標準中0%的維生素D、膳食建議攝取量標準中52%的鈣，此外，鋅、銅和鉻的攝取也不足。儘管女性飲食中鎂的攝取量高於建議攝取量，但血清中的鎂仍然偏低。

米斯納（Misner）[401]進行了一項令人大開眼界的研究，同時檢驗職業耐力運動員、業餘耐力運動員和久坐族受試者的飲食，調查僅靠食物是否足以百分之百提供膳食建議攝取量／每日參考攝取量的每日微量營養素需求。男性缺乏40%的維生素和54.2%的礦物質，女性則缺乏29%的維生素和44.2%的礦物質，而且運動員的營養缺乏率高於久坐族受試者。沒有受試者滿足所有以膳食建議攝取量預防缺乏症的微量營養素需求。很顯然，高能量消耗加上食物選擇不良或不完整，會加劇營養缺乏的風險。

值得注意的是，添加了複合維生素礦物質的不良飲食仍然是不良飲食。不過，採用複合維生素礦物質的不良飲食是一個進步，只是遠遠達不到最佳水平。即使精心計畫的飲食也可能無法滿足多種必需營養素的需求，而且，也不應該忽視複合維生素礦物質作為簡單預防性應對措施的潛力[274]。我將透過轉發沃德（Ward）[402]在回顧中的結論摘錄來做個總結，他對複合維生素礦物質的效用提出了特別清晰易懂的見解。我在與魯伊斯－卡斯特拉諾及同事合作撰寫的一篇回顧性論文中也引用了沃德的話[274]，因為我覺得他在面對爭議時無畏地陳述了顯而易見的事實：

> 在決定是否推薦膳食補充劑時，考慮效益與風險比很重要。目前的數據顯示，健康人士以每日建議攝取量補充含有十種或以上維生素和礦物質的複合維生素礦物質製劑，風險（如果有的話）很小，而且可能有些適度的好處，包括以相對較低的財務成本降低罹患癌症和核性白內障的風險。

市面上有大量的運動補充劑，但我將聚焦在有效的藥物，而不是庸醫吹噓的、不確定的藥物。補充劑的證據強度有高有低，本章將集中介紹隨機對照試驗中結果為正面、一致性最高的補充劑。研究正在進行中，因此目前顯示出一線希望（來自少數隨機對照試驗）的補充劑，隨著證據的積累，未來在考量時可能會有更大的權重。接在以上回顧之後的，是運動增強劑領域中具實證基礎的重要營養素，並在本章末尾的表7a總結。

在運動表現中的作用

肌酸

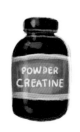

　　為了達到增加肌肉尺寸、肌力和爆發力的目標，讓我們從（合法）的增強劑之王開始。肌酸（Creatine）源自希臘語kréas，意思是肉[403]。一八三〇年代首先分離出肌酸的法國化學家米歇爾・歐仁・謝弗勒爾（Michel Eugène Chevreul）給肌酸取了這個名字。肌酸是目前為止研究最多的運動增補劑，功效已在眾多獨立實驗室和各種運動族群中得到驗證[23]。克賴德（Kreider）[404]的一篇回顧轉述了至少五百項有關肌酸補充劑的研究，真是驚人。還有，克賴德的評論發表於2003年，已經是二十多年前的事了。

　　肌酸是一種天然存在的化合物，在甘氨酸和精氨酸形成時，由胍基乙酸鹽和鳥氨酸衍生而來[405]。骨骼肌儲存了絕大多數（95%）的內源性肌酸。飲食供給和內源性生產對人體肌酸存量有同等貢獻[403]。具體來說，身體每天生物合成大約一克肌酸，並每天從飲食中獲取大約一克肌酸[406]。人體大部分肌酸是在肝臟中合成，但大腦有可能合成自己的肌酸[407]。一系列新近的研究顯示，肌酸具有臨床應用的潛力，包括治療和預防神經系統疾病、肌少症和關節炎等炎症性疾病[408]。

　　如果是急性狀況（例如睡眠不足和運動）及慢性病症（例如創傷性腦損傷、阿茲海默病和衰老）[409]所導致的大腦肌酸缺乏，補充肌酸甚至可以改善認知處

理能力。補充肌酸能使肌肉磷酸肌酸存量達到飽和，藉此增強運動表現[404]。透過延長ATP可用性並緩衝因乳酸和氫離子積累而發生的酸鹼值變化，可以做到更佳的短期／無氧運動能力[408]。

靈活詞彙

酸鹼值 pH

酸鹼值用於衡量物質內氫離子的濃度。值越低，物質的酸性就越強。在劇烈運動時，由於乳酸產生，酸鹼值會下降，導致氫離子積聚，造成疲勞和肌力減弱。正如本章其他段落所討論的，緩衝酸性的作用物可用於提高運動表現。

綜合數據顯示，補充肌酸對於增強最大肌力的功效，時間為30到150秒不等[406]。舉重、衝刺和任何類型的間歇性高強度運動，都可以得到特定好處。肌肥大是舉重耐受力逐漸增強的必然結果，但可能還有其他機制在幫助提升肌酸效能。

肌酸透過增加水合作用來增加細胞體積，這可以為合成代謝過程提供額外的槓桿作用。由於肌酸分子的親水性，細胞水分過多不利於減肥，特別是肌酸增補時沒有刻意維持低熱量條件的話，體重增加（以去脂體重的形式）幾乎是不可避免的副作用。僅在增補期，就可能會增加大約2%的初始體重[410]。其他支持肌酸作用的潛在機制包括衛星細胞、肌核、生肌基因轉錄和肌肉蛋白合成增加，以及肌肉蛋白分解減少。

劑量

增補期間（每天20至25克，持續五至七天），在四到二十八天內，去脂體重可以增加1至2公斤[405]。維持劑量為每天約3至5克（0.04至0.07克／公斤／天），體型較大的人可能需要更多。如果不急於達到肌肉飽和（在維持劑量下，這大約需要四個星期），就不需要增補期。

肌酸增補期沒有硬性規則。典型的增補期為期一週，可以延長為兩週，而劑

量降低到每天10克，這樣會在兩週而非一週內達到飽和，同時還可以避免某些人可能會經歷的腸胃不適。

只有少數研究直接比較與運動有關的不同肌酸時機策略。兩項研究顯示，對於肌肉尺寸和／或肌力增強而言，運動後立即食用優於運動前立即食用[411, 412]，有一項研究則顯示沒有差異[413]。里貝羅（Ribeiro）和同事[414]最近一項回顧[414]的結論是，「現有的數據稀少，而且相互矛盾，因此運動前中後的特定肌酸使用時機……目前沒有確切的證據支持，因此現在不應該視為真正的問題。」在我看來，肌酸要有效，肌肉肌酸就要達到飽和，所以只在目標是增補期內加速肌酸飽和時（這種情況下，運動後攝取可能是理想選擇），安排在特定時機攝取才會變得很重要。肌酸一增補到飽和，在訓練前中後哪個時間攝取，就不太可能產生任何重大影響。

有時候，我會遇到這樣的問題：肌酸增補停下多久會導致肌肉水平（以及假定的有效性）顯著下降。請記住，肌肉肌酸存量在增補後一達到飽和，在停止增補（洗除）後，回到基準水平是一個緩慢的過程。根據報告，完全洗除需要四到六週的時間[415]。

羅森（Rawson）和同事[416]觀察到，在連續五天每天20克的增補期後，肌肉肌酸存量增加了45%，而在30天的洗除期內，肌酸存量僅減少了22%。因此，如果你不想遵守每日肌酸服用計畫，而是選擇不太規律的計畫（例如，每週總共14到35克，在三到五天內均勻分配），仍然會得到增強的好處。即使你定期「中斷」肌酸補充，而且時間明顯短於一個月，你的肌肉肌酸也不太可能下降到補充前的水平。

動物食品（牛肉、豬肉、家禽肉、魚肉等）及乳製品含有少量肌酸[407]。純素飲食不含肌酸，沒有補充效果。素食者的血漿和肌肉肌酸水平較低，但腦肌酸水平與雜食者相似[407]。雜食性飲食通常僅含有約1克肌酸。因此，除非每天吃大約一公斤肉，否則嘗試通過飲食來補充肌酸水平（每天3至5克），是非常沒有效率的。

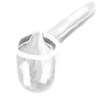

有幾種類型的肌酸可在市場上買到，但水合型（一水）是最穩定的，功效也得到最廣泛的研究和證實[23]。就安全性、有效性和監管

狀況而言，水合型肌酸不僅形式最可靠[417]，也最經濟。

安全和注意事項

肌酸具有一致的安全紀錄，包括對健康人士（之前沒有腎臟疾病）腎功能的影響[418]。五年內每天服用高達 30 克的份量，並未顯示出任何不良影響[23]。

有人擔心，同時服用咖啡因和肌酸可能出現衝突作用，會削弱肌酸的作用。然而，肌酸已被證明與咖啡或茶一起服用是有效的。另外，也有多項研究顯示，含有肌酸和咖啡因的多重成分補充劑，對於增加肌力、爆發力和淨體重是有效的[419]。此外，馬瑞賀（Marinho）和同事[420]最近進行一項包含十項研究的系統性回顧後指出，肌酸增補完成後攝取咖啡因，咖啡因和肌酸的結合可以提高運動表現，但在增補期攝取則沒有這個效果。

有人也擔心，補充肌酸會加劇脫髮。這是來自范德默韋（vander Merwe）和同事[421]的一項研究。他們報告指出，大學年齡的男性橄欖球運動員補充肌酸（每天 25 克，持續七天，然後每天 5 克，持續 14 天）後，雙氫睪酮顯著增加。雙氫睪酮是一種與雄性禿有關的關鍵雄激素[422]，因此讀過范德默韋的研究後，人們直接推測：補充肌酸會導致脫髮。

當然，這變成了流言，快速傳開，並在守護自己寶貝頭髮的人心裡（和腦袋上）引起恐懼。然而，這些結果目前為止並未被複製。重要的是，雙氫睪酮水平仍在正常範圍內。此外，現有關於肌酸對睪酮影響的研究（目前為止至少有十二項研究）並未顯示游離睪酮（雙氫睪酮的前體）增加[418]。因此，到目前為止，肌酸導致脫髮的想法是牽強的，仍有待對照研究來證實。

β - 丙氨酸

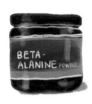

β- 丙氨酸是一種內源性的非必需氨基酸，也有少量來自動物肉類食品。體內 β- 丙氨酸可用的量，決定了肌肉內肌肽的合成速率[423]。其中的意義在於，肌肽在調節肌內酸鹼值方面發揮關鍵作用，並可作為肌內酸中毒的緩衝，從而提高運動能力。根據報告，素食者儲存的肌肉肌肽比雜食者少26%[424]。

β- 丙氨酸可以視為增強高強度耐力的藥物，高強度耐力在肌力—耐力的光譜上更接近中間，那裡的有氧需求會增加。霍布森（Hobson）和同事[425]進行的一項包含十五項研究的統合分析發現，補充 β- 丙氨酸對提升運動表現的效果，比較偏向肌力—耐力光譜的中間範圍（持續60至240秒的高強度訓練）。在更近期一項包含四十項研究的統合分析中，桑德斯和同事[426]指出，每回合持續時間為0.5至10分鐘的運動，β - 丙氨酸都能有幫助。

布里索拉（Brisola）與扎加托（Zagatto）[427]更近期的一篇回顧檢視了這兩份出版品的差異，並得出結論：補充 β- 丙氨酸的最大效果發生在持續60至240秒的運動中。考慮到 β 丙氨酸的主要作用機制是緩衝高強度運動產生的酸性，這個結論是合理的。作者群推斷，有強力證據顯示，補充 β- 丙氨酸有益於自行車騎乘（4公里）、游泳（100和200公尺）、划船（2,000公尺）、格鬥運動和水球。

劑量

每天服用3.2至6.4克，持續4至12週，就會提高運動表現[426]。應該注意的是，β- 丙氨酸劑量通常建議每天約3至6克，為期4週，而這4週不能視為肌內肌肽最大「增補」發生的時期。

哈里斯（Harris）和同事[428]進行一項為期4週的試驗，報告指出，藉由每天分別補充 β- 丙氨酸3.2克和6.4克，肌內肌肽分別增加了42.1%和64.2%。桑德斯和同事[429]發現，要達到肌內肌肽峰值水平（119.2%），平均需要18週時間，每天6.4克。有意思的是，在24週試驗結束時，25名受試者中有5人的肌肽含量並未達到穩定水平，這顯示，某些人需要更長的時間和／或更高的份量，才能使肌

肽存量達到飽和。

　　史帝根（Stegen）和同事[430] 在研究維持份量時發現，每天補充 3.2 克 β- 丙氨酸，持續 49 天，使肌內肌肽適度增加（30% 至 50%）後，每天 1.2 克就能在試驗期間剩下來的時間（這是另外 6 週）維持增加後的肌肽水平。洗除是一個緩慢的過程[410, 426, 427]，短則 6 至 9 週，長則 16 至 20 週，大致取決於肌肽相對於基準的增加程度。

靈活詞彙

洗除 Washout

使用補充劑時，體內要達到最佳濃度通常需要一定的時間。洗除是指相反的作用（濃度降低到補充前的水平），而且通常需要更長的時間。

安全與注意事項

　　目前為止，β- 丙氨酸的紀錄都很安全。多蘭（Dolan）和同事[431] 對補充 β- 丙氨酸進行了系統性的風險評估和統合分析。他們評估了五項主要成果：一、縱貫性試驗中的副作用；二、急性試驗中的副作用；三、對循環生物標記分子的影響；四、對肌肉牛磺酸和組氨酸水平的影響；五、動物試驗的結果。這個分析包括了一百多項人體研究，根據報告，唯一的副作用是感覺異常（paresthesia，一種發癢、刺痛的感覺，被描述為「發麻，有針刺感」）。以研究所使用的劑量範圍，沒有發現其他副作用。

　　全天每隔幾個小時服用一次、劑量最多 800 毫克，可以大幅減少或避免這種感覺異常。β- 丙氨酸的緩釋形式顯示了人體可耐受高達 1.6 克的劑量[433]，這使得服用不再那麼繁瑣（不用一天多次服用）。

　　薩拉扎（Salazar）和同事[434] 最近進行一項交叉研究，比較常用的 8 克緩釋 β- 丙氨酸片，以及一種新型的控釋劑（8 克 β- 丙氨酸、300 毫克 L- 組氨酸和 100 毫克肌肽）。這配方考量了組胺酸的基本原理，理論上是合理的，因為肌肽是由 β-

丙胺酸和組氨酸組成的雙肽，而長期補充 β- 丙氨酸會導致組氨酸的可用性下降
[435]。新配方的生物利用度是傳統配方的 2.1 倍。然而，新配方的感覺異常也較
高。也許這一領域的未來發展將緩解感覺異常問題，這是 β- 丙氨酸劑量的限制
因素。若能如此，將使更有效／更簡單的服用方案取得更大進展。

碳酸氫鈉

碳酸氫鈉更廣為人知的名字是小蘇打。是的，就是放在冰箱後面除臭的那盒
白色粉末。碳酸氫鈉通過提高血液中碳酸氫鹽的濃度來提高運動承受力。這會提
高血液酸鹼值，並透過緩衝運動引發的酸中毒來減輕疲勞。

碳酸氫鈉已有廣泛研究，並且累積了足夠的關注，因而產生了
幾項統合分析 [436-440] 和最近的國際運動營養學會立場 [441]。與 β-
丙氨酸類似，碳酸氫鈉的效用落在肌力—耐力光譜的中間，偏向高
強度那一側。

碳酸氫鈉和 β- 丙氨酸的增強機制相似，但將兩者結合起來比
單獨使用碳酸氫鈉更能提升衝刺表現 [442]。碳酸氫鈉與肌酸或 β- 丙氨酸結合，
可能會產生累加效應，但尚不清楚與咖啡因或硝酸鹽結合是否會產生累加效應
[441]。碳酸氫鈉的好處體現在 30 秒到 12 分鐘的肌耐力活動中，包括格鬥運動和
高強度自行車騎乘、划船、跑步和游泳。

劑量

卡爾沃（Calvo）和同事 [437] 在最近的一項統合分析中回顧了十七項研究，並

特別聚焦於能量代謝。作者群得出的結論是，透過明膠膠囊，按0.3克／公斤的劑量，並在運動前90分鐘服用，碳酸氫鈉主要影響／有助於無氧能量系統。國際運動營養學會立場建議的劑量範圍為0.2至0.5克／公斤，但需要注意的是，劑量超過0.4克／公斤會顯著提高兩種風險：胃腸道不適、隨之而來的表現下降[441]。

碳酸氫鈉可以單獨或長期服用，若要降低胃腸道不適的風險，首選是長期服用。單劑量方案（~0.3克／公斤）最好在體育活動前60至180分鐘進行。長期方案則在賽事前三到七天，每日劑量為0.4至0.5克／公斤（每餐分次服用0.1至0.2克）。

安全與注意事項

碳酸氫鈉的最大弱點是可能引起胃腸道不適，包括噁心、嘔吐、胃痛和腹瀉[443]。不過，這些風險主要與劑量有關。根據我的觀察，補充碳酸氫鈉有過不良經驗的選手，最不滿的就是對拉褲子的恐懼。

要盡量減少副作用的風險，策略包括：隨餐攝取裝在腸溶膠囊中的小劑量碳酸氫鈉，並在攝取和比賽之間分配足夠的時間。謹慎的作法是測試不同劑量與時間方案，看怎麼吃最適合自己。

硝酸鹽

膳食硝酸鹽可以從綠色葉菜類和根菜類中獲取，在針對運動表現的研究中，常見的來源是甜菜根。攝取硝酸鹽會產生一氧化氮，而這會增加血管舒張（血管擴張）、血流量、粒線體生物合成和肌肉收縮，從而增強表現[444-446]。

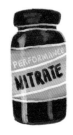

補充硝酸鹽有利於肌力—耐力光譜中間範圍的運動表現，活動時間從12到40分鐘不等[444]。高於和低於這個範圍的增強作用並不明確。

硝酸鹽補充劑已有廣泛研究。麥克曼（McMahon）和同事[445]進行的一項包含七十六項研究的統合分析發現，硝酸鹽有利於耐力（更慢力竭），但對計時賽的表現沒有顯著效果。在包含七十三項研究的一份最新膳食硝酸鹽統合分析中，高（Gao）和同事[446]報告了類似的結果：補充硝酸鹽可以提升功率輸出、騎乘距離，並更晚力竭，但對自覺強度、計時賽表

現或完成的活動量（work done），沒有顯著影響。

劑量

國際奧委會（International Olympic Committee, IOC）的共識聲明[444]建議，在運動前兩到三個小時攝取5到9毫莫耳（310到560毫克）。這相當於大約500至750毫升（2至3杯）甜菜根汁[447]。在賽事前長期（＞三天）攝取此劑量的硝酸鹽，可能對表現有利。同樣的，克萊門斯（Clements）和同事[448]在一篇回顧中提出，在比賽前，攝取劑量範圍為300至600毫克，可單次或連續服用長達15天。

對於更喜歡透過食物而不是補充劑或果汁攝取的人來說，芹菜、香葉芹、水芹、萵苣、紅甜菜根、菠菜和芝麻菜（也稱為火箭菜）等蔬菜中，每100克鮮重[*]均含有超過250毫克[449]。一杯生菠菜含有926毫克硝酸鹽（大力水手的確是時代先鋒）。

安全與注意事項

整體來說，硝酸鹽攝取／補充已被證明對於耐力是有效的。不過，相關研究發現有些兩極分化：似乎一直對耐力有幫助，但不利於計時賽表現。此外，有幾

* 指生物體在沒有經過任何處理時的重量，通常用於測量植物、動物或微生物的生物量。

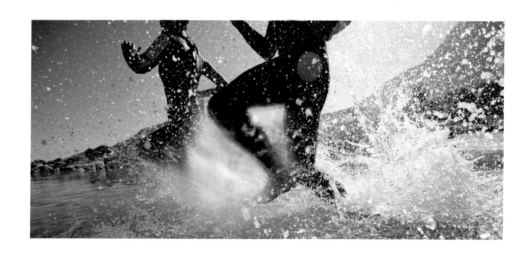

項研究使用的是受過相當訓練的耐力運動員，結果發現補充硝酸鹽也沒有效果。拉森（Larsen）和同事[450]進行一項交叉研究發現，與安慰劑相比，連續三天使用0.1毫莫耳／公斤（6.2m克／公斤）硝酸鹽，靜息代謝率降低了4.2%，這在之後也引起了一些擔憂。不過，帕拉克－喬奇（Pawlak-Chaouch）和同事[451]隨後進行的一項包含二十九個隨機對照實驗的統合分析發現，集體證據顯示，硝酸鹽不會影響靜息代謝率。

咖啡因

在膳食補充劑的主題中討論咖啡因好像不太恰當，因為嚴格來說，咖啡因是一種精神活性藥物，也是一種中樞神經系統興奮劑[452]。咖啡因也是全世界最廣泛使用的藥物，也許並不令人意外[453]。

咖啡因是一種甲基黃嘌呤，天然存在於多種常用植物的葉子、種子和果實中。作為一種腺苷受體拮抗劑，咖啡因的作用是減輕與腺苷活動相關的疲勞和困倦。其他增強表現的潛在機制包括從肌質網[*]釋放鈣[454]、減少利用肝醣轉而利用脂肪酸進行氧化，以及刺激β-內啡肽，從而降低疼痛或疲勞感[455]。

靈活詞彙

腺苷 Adenosine

你可能還記得這個詞是人體能量貨幣三磷酸腺苷（ATP）的一部分。這是腺苷的三種形式之一，存在於每個人體細胞中，具有多種診斷和治療用途。在大腦中，腺苷是一種中樞神經系統抑制劑，與健康的睡眠模式有關。

---

* 平滑肌和橫紋肌細胞中的一種特化的平滑內質網，內部儲存了大量的鈣離子。

咖啡因傳統上被認為是耐力增強劑[455]，但戈吉克（Grgic）和同事[456]進行一個包含十項研究的統合分析，提出咖啡因顯著改善了上半身最大肌力和肌肉爆發力。戈吉克和同事[457]近年進行了一項傘狀文獻回顧，包含二十一項補充咖啡因會如何影響運動表現的統合分析。他們得出的結論是，咖啡因可以提高多種表現，包括肌力、耐力、無氧能力和有氧耐力。與無氧運動相比，有氧運動的效果往往更大。

最近國際運動營養學會關於咖啡因和運動表現的立場也提出類似的結論[458]，聲稱使用咖啡因有益於廣泛的特定有氧和無氧運動，但有氧耐力獲得最大／最一致的好處。

劑量

在增強運動表現上，國際運動營養學會對咖啡因的最新立場[458]和國際奧委會關於運動員補充劑的共識聲明[444]一致認為，咖啡因的建議劑量為運動前60分鐘攝取3至6毫克／公斤。非常高的劑量（例如9毫克／公斤）會帶來高風險的副作用。仍然可以測出增強作用的最低有效劑量是多少，尚不清楚，但建議為2毫克／公斤[458]。

安全與注意事項

咖啡因的潛在副作用包括失眠、緊張、焦慮、噁心、腸胃不適、顫抖和心跳過快，根據報告，僅需250至300毫克的劑量就會造成副作用[459]。不斷成長的能量飲料行業以咖啡因為活性成分，劑量範圍為每227毫升47至80毫克，至每56毫升207毫克[460]。因此，飲用能量飲料與多種不良心血管、代謝、骨骼和心理健康結果相關，也就不足為奇了[461]。這些結果大部分可以歸因於咖啡因攝取過量。

將咖啡因稱為成癮藥物是有爭議的，在文獻中也一直眾說紛紜[462]。相反觀點認為：咖啡因造成的行為和生理影響，包括持續的欲望、無法減少或控制使用、儘管出現傷害仍繼續使用，以及生理戒斷，與其他藥物依賴相似[453, 463]。

從健康角度來看，與含咖啡因的能量飲料（很可能對健康不利，特別是能量

飲料主要針對青少年行銷[464]）相比，含有天然咖啡因的食物和飲料往往風險較小。例如，適量飲用咖啡（每天2至4杯）能對健康產生淨正面影響[465]。健康成人咖啡因攝取量的安全上限為每天400毫克，孕婦每天300毫克，青少年和兒童每天2.5毫克／公斤[466]。急性的致死量估計為10克。常見的「天然」咖啡因來源是咖啡（~100毫克／杯）、濃縮咖啡（約64毫克／杯）、茶（約27毫克／杯）和巧克力（約12毫克／30毫升）。

由於使用咖啡做實驗，會有咖啡因含量不同和無法標準化的問題，因此大多數的研究使用無水（結晶）形式的咖啡因。不過，對咖啡因的增強作用而言，咖啡仍然是有效的輸送載體。希金斯（Higgins）和同事[467]的在一篇回顧中指出，有適度的證據支持使用咖啡（提供3至8.1毫克／公斤的咖啡因劑量）來提高耐力自行車和跑步的表現。前面提到的戈吉克和同事[457]進行的傘狀文獻回顧也有一致看法，他們指出，平均一杯咖啡含有100毫克咖啡因，因此，兩杯咖啡將輸送200毫克咖啡因，而這樣的劑量就有增強效果，或者對於70公斤重的人來說約為3毫克／公斤。

2004年，國際奧委會和世界反運動禁藥機構（World Anti-Doping Agency）將咖啡因從「管制物質」清單中刪除。不過，咖啡因仍然受到世界反運動禁藥機構的監控，並鼓勵運動員將尿中咖啡因含量控制在12微克／毫升的限制以下[458]。這表示需要攝取10毫克／公斤，大大超出了已知的增強劑量範圍（3至6毫克／公斤）。

有一個常見的假設是，習慣（生理上已經適應）經常使用咖啡因會減弱其增強作用。這不一定正確。在文獻中，這是灰色地帶。我在此引用目前國際運動營養學會對咖啡因和運動表現的立場[458]：

> 在習慣性和非習慣性的咖啡因使用者之間，急性攝取咖啡因對表現的影響似乎沒有一致的差異，因此研究的結果仍然沒有明確意義。

關於咖啡因和運動表現的另一個尚未解決的主題就是遺傳傾向的作用，這可能解釋了不同人的一些不同反應。基因CYP1A2編碼細胞色素P4501A2（一種負責代謝大約95%咖啡因的酶），一直是研究的對象。戈吉克和同事[468]近年針對

CYP1A2基因型[*]做了統合分析，結論是差異細微而不一致，這質疑了根據基因分型[**]去指導運動員使用咖啡因的效用。

而這就是本章的總結。請參閱表7a，以了解運動表現增補充劑摘要。圖7a列出這些補充劑在肌力—耐力光譜上的作用。請注意，我在碳酸氫鈉（有很多胃部不適／緊急排泄的傳聞）和硝酸鹽（對受過相當訓練的耐力運動員的益處值得懷疑）上打了問號。儘管如此，我還是納入了碳酸氫鈉和硝酸鹽，因為它們在實證運動補充劑的文章和立場中，一直處於頂級地位。

* 指某生物體內DNA所包含的基因，也就是該生物細胞內包含的那組特有的基因。
** 利用生物檢定法檢測某一個體DNA序列的過程。

圖7a：肌力—耐力光譜上的補充劑

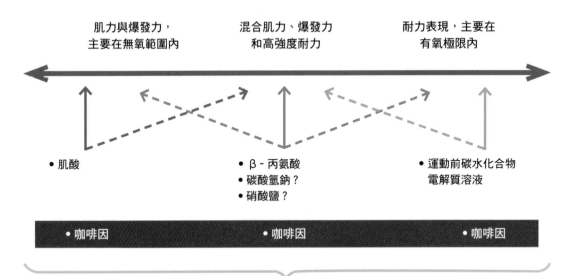

表7a：運動表現增補劑

補充劑	增強作用	劑量	注意事項
水合型肌酸	在持續30-150秒的最大盡力程度下增加肌肉尺寸、肌力、爆發力（包括衝刺型活動）。	增補期可有可無（20-25克／天，持續5-7天），然後是維持劑量（約3-5克／天或0.04-0.07克／公斤）。	增補期中，體重難免會增加（如去脂體重），對體重敏感的耐力運動需謹慎使用。
β - 丙氨酸	提升高強度耐力（持續1-4分鐘，可能長達10分鐘）。	3.2-6.4克／天，持續4-12週，可能需要24週以上才能完全增補。以每次0.8g（常規形式）或1.6g（緩釋形式）的劑量分次服用，可以最大幅減少感覺異常。	在制定簡單／有效的劑量方案時，感覺異常（「刺麻」的不舒服感）是限制因素。
碳酸氫鈉	提升高強度耐力（賽事回合持續30秒到12分鐘）。	單劑量方案（~0.3克／公斤）在比賽前60-180分鐘服用。或者在比賽前3-7天每日劑量為0.4-0.5克／公斤（每餐0.1-0.2克）。	可能出現胃腸道不適，包括噁心、嘔吐、胃痛和腹瀉。
膳食硝酸鹽	提升中程耐力（賽事回合為12-40分鐘）。	300-600毫克，可以單次大劑量，也可以在比賽前15天每天服用該劑量。	在受過相當訓練的耐力運動員身上，計時賽表現沒有一致的有效性。
咖啡因	提升整個肌力—耐力光譜的運動表現，只是有氧運動的改善效果比無氧運動要大。	比賽前 60 分鐘攝取 3-6 毫克／公斤。	一種有效但具有潛在風險／成癮性的藥物。非懷孕成人每天不應超過 400 毫克。有關其風險的詳細訊息，請參閱咖啡因的完整章節。

第七章摘要

- 膳食補充劑的狂野世界既是福也是禍。由於1994年的《膳食補充劑健康和教育法案》，消費者幾乎可以無限制地獲得各種有用（和有害）的產品。

- 減肥／減脂補充劑的範圍從稍微有用到只有危險沒有效果。總的來說，風險與受益的平衡很差。最好的減肥補充劑是熱量赤字（是的，我明白到這個說法可能會惹惱一些讀者）。

- 複合維生素礦物質補充劑是一個爭議的話題，文獻有支持也有反對。從務實以及權衡風險與受益的角度來看，儘管無效結果的研究提出了質疑，但複合維生素礦物質仍然有其必要。複合維生素礦物質對於廣大的族群特別有用，與本書讀者最相關的是身體活動量大的人，因為他們身處低熱量條件，以及／或在各種食物類別中僅食用有限的食物。

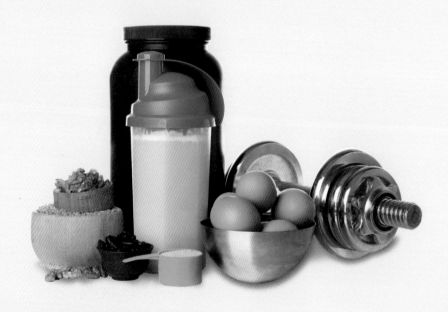

- 根據目前證據的權重（包括主要體育組織的立場），我將具有實證基礎的運動表現補充劑「重量級選手」歸結為肌酸、β-丙氨酸、碳酸氫鈉、硝酸鹽和咖啡因。

- 請參閱表7a，了解效果、劑量和注意事項的摘要，並參閱圖7a，了解這些補充劑在肌力一耐力光譜上的作用。

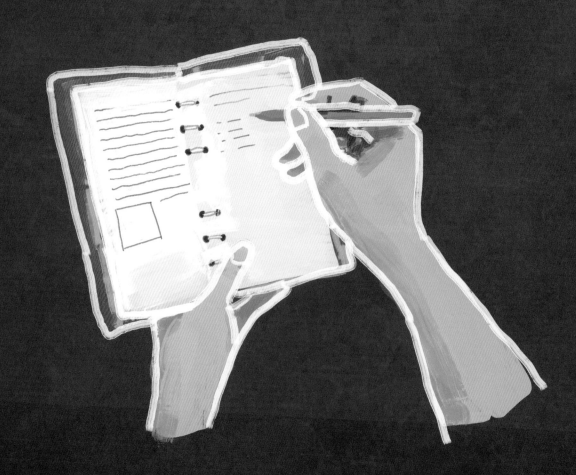

飲食規劃
DIETARY PROGRAMMING

CHAPTER
8

我在職業生涯中使用的飲食規劃架構並不是特別令人興奮,只是最為合理。此外,請記住,在一些圖表和公式中,我使用的是磅而不是公斤(將磅數除以2.2就是公斤)。

我將在本書最後一章介紹規劃的質化方法,但就量化方法而言,有兩個主要架構,兩者都取決於個人的目標。第一個架構適用於主要目標不是運動表現的計畫,我們可以獨創地稱之為「運動表現:次要」(Athletic Performance: Secondary, APS)。這個架構適用於絕大多數的一般大眾,以及健康／健身／營養專業人士的大多數客戶(方框8A)。

方框 8A:運動表現:次要
1. 設定目標和時程
2. 設定熱量
3. 設定蛋白質
4. 設定脂肪
5. 用碳水化合物填補剩餘部分

接著，我們可以把這裡的計畫架構獨創地稱為「運動表現：主要」（Athletic Performance: Primary, APP）。這個架構適用於主要目標是運動表現的競技運動員。請注意方框8B中計畫步驟的順序有著微妙但重要的差異。

方框8B：運動表現：主要

1. 設定目標和時程
2. 設定熱量
3. 設定蛋白質
4. 設定碳水化合物
5. 用脂肪填補剩餘部分

如你所見，「運動表現：次要」和「運動表現：主要」的區別在於步驟4和5的順序。如果你對為何有此區別感到困惑，請參考碳水化合物的章節（第五章），特別是方框5a。簡單說，追求最大的肌力／爆發力和／或肌肥大目標的人，碳水化合物攝取量為3至8克／公斤。在需要大量耐力的運動中追求最佳表現的運動員，碳水化合物攝取量為總體重6至12克／公斤。對於那些將運動表現放在次要或不重要的人，可以選擇任何個人偏好（並且最能堅持）的碳水化合物與脂肪的比例。這樣，我們可以繼續進行規劃架構的步驟了。

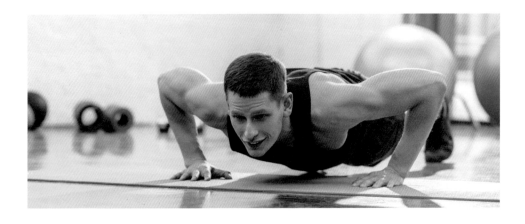

步驟一：制定目標和時程

正確看待「重組」

我將在本章討論兩個主要目標：增肌和減脂。在下一個章節，我將討論如何維持目前體重。首先，我想談談身體重組（或稱為重組），因為這是常見的目標，但相對於其他兩個目標，重組是比較無法控制的。

重組是同時增肌和減脂。在蛋白質章節的減脂部分，我首度談到減脂，也討論了可能的機制。了解重組能力的層級是很重要的，換句話說，就是可以做到重組的族群，從效果最大到最小的順序（方框8C）。

方框8C

1. 以前很精壯的人／有在訓練但體脂過多的人
2. 過重的新手
3. 中階者
4. 相對精實的進階訓練者

關於訓練狀態的注意事項

令人沮喪的是，我們很難明確回答一個問題：是什麼在決定訓練狀態。這個問題可以是在問體態，也可以是在問運動表現。運動表現目標比體態目標更容易區分層級。

對於從事體態鍛鍊的訓練者，由於缺乏客觀的表現要求，分級的問題更複雜。在概念上，你越接近肌肉尺寸（和／或精瘦）的自身極限，就越進階。持平地說，職業健美選手（那些在國際健美健身總會〔Internationa Federation of Bodybuilding and Fitness〕等主要組織中獲得獎金的選手）是進階訓練者，國家級和州級的選手也是。隨著我們逐步降低層級，情況變得越來越混亂，主觀性也越來

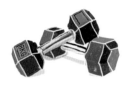

越強。即使在正式比賽中，中階和進階的界線也開始模糊。

這些概念的不精確性，使得分類門檻難以建立。走出競賽領域，如果你是你健身房中最健壯的十個人之一，而且我們說的是南加州健身房人最多的時候，那你算是哪一類？如果你毫無疑問是公共游泳池中最強壯的人呢？情況很複雜。

天然肌肉成長的極限（因此是「進階」狀態）的常見基準是去脂體重指數25。去脂體重指數是去脂體重（以公斤為單位）對上身高（以公尺的平方為單位）的比值。25這個分界點源自庫里（Kouri）和同事[469]的一項觀察性研究，他們檢視了157名男性運動員的樣本：83名使用同化性雄激素類固醇的運動員和74名非使用者。這個樣本包括前同化性雄激素類固醇時代（1939年至1959年）的「美國先生」（Mr. America）優勝者，去脂體重指數平均為25.4。最後，作者得出結論，去脂體重指數的分界點25代表一個有用的同化性雄激素類固醇使用者篩檢工具。儘管這個研究有其限制，包括運動員自行提報詳情和間接估計，但去脂體重指數25是令人滿意的基準，讓想了解自己訓練狀態的天然訓練者（按：指未服用藥物）得以判斷是否接近肌肉成長的極限。

查佩爾和同事[124]指出，賽事期間的菁英級男性天然健美選手，前五名的平均去脂體重指數為22.7，這與庫里的發現一致。10位選手中只有2位的去脂體重指數超過25。女性菁英天然選手的去脂體重指數平均為18.1。作者提到，對於女性運動員的天然極限，還未建立去脂體重指數的篩選基準，但他們提出可能為19到20。相比之下，在一般／沒在做訓練、體重正常的族群中，男性的去脂體重指數範圍為16.7至19.8，女性為14.6至16.8。

崔斯勒（Trexler）和同事[470]更近期的一項研究指出，235名美國大學體育協會（NCAA）一級和二級足球運動員的樣本中，有62人（26.4%）的去脂體重指數值超過25。6名防守線球員的去脂體重指數為28.1，最高的去脂體重指數為31.7。儘管一直有人試圖拿這些發現來推翻去脂體重指數25的「天然界線」，但無法確定所有運動員都未服用藥物。不過更重要的是，去脂體重指數25的基準適用於處於最精瘦狀態的運動員。崔斯勒研究中的受試者體脂肪平均為12%，而菁英級天然健美選手在比賽當天的體脂肪平均約為4至5%。因此，崔斯勒的數據並不是公

平的比較，也無法有效反駁去脂體重指數25的基準。另一個運動員超過去脂體重指數25的例子是職業相撲選手，他們的去脂體重指數平均為26.6[471]。

　　話雖如此，我們要釐清的是，人類世界中確實存在例外。非常精瘦的人若去脂體重指數超過25，並不能自動推定他一定使用了同化性雄激素類固醇。雖然沒有經過同儕審查，但凱西・巴特（Casey Butt）的電子書《你的肌肉潛力》（*Your Muscular Potential*）極為嚴謹地分析、探討了去脂體重指數和自然可達到的肌肉生長極限，我強烈推薦給任何想深入研究自然肌肉潛力極限及相關人體測量學的人。

靈活詞彙

人體測量學 Anthropometry

人體測量學是一門科學分支，用來測量人的身體尺寸、形態和功能性體能，以供人類學研究、比較和分類之用。

　　我們很容易自動將訓練狀態與訓練時間的長短連結起來，但引述我朋友和同事尚費爾德的話：「我認識的一些人，訓練幾個月就比訓練多年的人更『進階』。」這凸顯了在考量一個人的進展時有件事是很重要的：他能否不斷在沒有長時間休息、受傷或退步的狀況下進步。

　　我還要補充，我們無法完全將時間與訓練狀態分開。雖然這不可避免會淪為主觀（以及僅為觀察得來），但從初學者轉變為中階階，通常發生在持續訓練的第一年內。中階絕大多數業餘／非參賽的訓練者從未由中階晉升到進階。然而，就我的觀察，那些致力於肌肉成長，並且幾乎沒有中斷和退步的人，從中階晉升到進階訓練者可能只需兩到三年，而其他人可能需要至少兩倍時間。

　　有很多變項會造成影響，重要的有整體的生活穩定性、基因傾向、最佳的營養和訓練，以及使用補充劑／藥物。有個快速升級的例子是拿下七屆奧林匹亞先生的菲爾・希斯（Phil Heath）。雖然不太可能是自然達成，但據稱，他僅受過三年的健美專項訓練就脫穎而出，贏得美國國家健體委員會（National Physique Committee, NPC）全國錦標賽，並在次年贏得第一場職業比賽。後來的事，就不再贅述了。

關於重組的注意事項

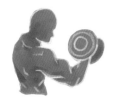

重組的潛力依據身體組成和訓練狀態而有一定程度的不同。雖然文獻中確實有幾篇重組的報告，受試者都是精瘦且有在訓練的男性，他們一開始時的身體組成是體脂率平均在15%左右。執行新的且設計良好的飲食和訓練計畫，確實可以讓這個族群達到身體重組。然而，你的訓練狀態越高階，就越需要一次專注於一個目標。

有個例外是進階訓練者使用新的營養補充品或藥物。雖然進階訓練者進行重組並非不可能，但那並不是切實的目標，尤其是持續訓練好幾年且穩定進步的人。

從飲食規劃的角度來看，重組比較像是附加好處，而不是追求的目標。能夠重組的主要人選（訓練新手和過去很健康但有多餘體脂肪的人）當然可以將重組作為主要目標。然而，我要提醒的是，一直期望重組，可能會逐漸導致行動沒有效率，最後引發挫折感。維持的目標與重組不同，而且不會受到互相衝突的目標影響。

總而言之，要達到最大的重組機會，有一些事你可以做。方框8D列出了相關的要素，轉載自自巴拉卡特和同事最近關於這個主題的一篇論文[125]。（請記住，這些是觀察而來，不具因果性，但仍然具有價值。）

方框8D：獲得最大重組可能性的步驟

- 實施漸進式阻力訓練計畫，每週至少三次。
- 追蹤進度，注意表現和恢復，這是可以隨時適當調整的重要工具。
- 攝取2.6至3.5克／公斤（淨體重）的蛋白質，可能會增加重組的可能性或程度。
- 蛋白質補充品（例如乳清蛋白和酪蛋白）可以作為增加每天蛋白質攝取量的手段，同時也是達到最大幅度肌肉蛋白合成的工具。在運動後攝取可能更重要，因為可以達到最大的重組效果。

- 重視睡眠品質和時間，這是顯著影響表現、恢復和身體組成變化的另一個變項。

　　既然我已經說服你不要積極追求重組（而是將其視為附加好處，這取決於起初的訓練狀態和身體組成），那就來討論增肌這項目標吧。

增肌

長期的增肌潛力

　　增肌是相對直接的目標，尤其是與重組相比。但重要的是，對於進步的期望要保持實際。人們期待的增肌程度和速度，大多數人可能都遠遠無法實現。

　　你可能認為，先了解未受過訓練的成年人在自然情況下能夠增加多少肌肉是很好的出發點，但這不可能有明確或高度精確的答案。嘗試在同儕審查的文獻中找出一個普遍適用於阻力訓練者最大增肌率的飲食計畫，只是白費力氣。在成效較高那一端，有淨體重在短時間內驚人增加的報告，例如威爾遜（Wilson）和同事指出12週內增加了7.4公斤的淨體重[472]。但在較低那一端，貝尼托（Benito）和同事[382]最新的統合分析則有令人失望的結果，他們指出接受阻力訓練的男性平均增加了1.5公斤淨體重。這個統合分析包含的研究，持續時間從兩週到一年都有。對於這個發現，需要注意的是將肌肥大作為目標並非這些研究的納入標準。

　　由於這個問題缺乏已發表的數據，用高水平天然健美選手和一般人的淨體重指數差異去推斷是合理的。十八至三十九歲的一般男性平均淨體重指數為19[473]。除了少數例外，沒有使用藥物的菁英級男性健美選手的淨體重指數為22.7至25，這比未接受訓練的一般男性高出17.4%至24%。十八至三十九歲的一般女性平均淨體重指數為15.6[473]。沒有使用藥物的菁英級女性健美選手的淨體重指數為18.1至19.5[124, 474]，這比未接受訓練的一般女性高出16%至25%。方框8E提供了具體例子來說明這些數字。

方框 8E：未使用藥物的成年人最大增肌潛力的例子

- 一個完全未受過訓練的男性，體重85公斤，體脂率20%，淨體重68公斤。淨體重增加17.4%至24%，將增加11.8至16.3公斤。
- 一個完全未受過訓練的女性，體重65公斤，體脂率30%，淨體重45.5公斤。淨體重增加16%至25%，將增加7.3至11.4公斤。

　　總的來說，男性從未接受訓練的狀態開始時，（天然）潛在的肌肉增加幅度約為17%至24%，我提供的例子顯示約為11.8至16.3公斤。女性從未接受訓練的狀態開始時，（天然）潛在的肌肉增加幅度約為16%至25%，我提供的例子顯示約為7.3至11.4公斤。這是比較一般人與菁英級天然健美選手的數據而得出的實際範圍。與已發表的研究結果一致，男性和女性的增加比率類似，儘管淨值不同[475]。

　　很少人認為這些數字錯得離譜，但持相反觀點的人傾向於嘲笑並聲稱他們能夠做得更好。如果你認為自己能夠做到，那麼很好，可以試試看。只要記住，切實的期望會讓人們得到成功及進一步的動力。不幸的是，由於目標不切實際而導致失敗和退步，算是常態。還要記住，關於「用了增強藥物」的人（使用同化性雄激素類固醇和／或其他合成代謝或增強表現的藥物），相關數據很少。根據我的觀察，在估計訓練者「用了增強藥物」的肌肉總成長時，你可以穩穩地將這些數字再增加20%至25%（或更多）。

增肌速度決定時程

　　務實看待進步速度，對維持動力和減輕挫折感至關重要。對於中階訓練者，簡單的指導原則是每個月增加0.45到0.9公斤。你落在這個範圍的哪個位置，取決於你最初的訓練狀態。每個月增加0.45到0.9公斤的這個簡化數字，適用於占絕大多數的初學者和中階訓練者。

　　請記住，這是指淨體重而不是總體重。對於中階訓練者來說，僅增加淨體重

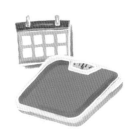

是很困難的，但並非不可能。對新手來說，更常見的是只有淨體重增加，而脂肪未隨之增加（在某些情況下，還會減脂）。根據我們關於重組的討論，對於中階者來說也有可能，但幅度較小，因為這通常不是務實的目標。

中階者務實的淨體重與脂肪增加比例是1：0.5到1：1。換句話說，每增加一公斤肌肉，可能增加半公斤到一公斤脂肪，這是可以接受的。理想情況下，要控制在最多1：0.5（每增加一公斤淨體重，增加半公斤脂肪量），但隨著肌肉量和／或淨體重的提高，這個比例就逐漸變得不太實際了。

這再次回到一個原則，就是你越進步，就越需要專注於增肌或減脂。方框8F提供了一個好的增肌案例，顯示了從完全沒有受過訓練（或放棄訓練）的狀態開始，到訓練第一年的持續進步狀況。

方框8F：符合現實的男性增肌速度

初學者和中階者每月增加0.45至0.9公斤，中階後期和進階訓練者每月增加0.23至0.45公斤

從未經訓練的狀態開始，一年下來非常理想的情況：
第1-第3個月：每月0.9公斤（總計2.7公斤）
第4-第6個月：每月0.68公斤（總計2公斤）
第7-第12個月：每月0.9公斤（總計2.7公斤）

———————

總計：7.5公斤
平均每月增加：0.62公斤

這是非常理想的情況，其中所有規劃的變項都是針對增肌而定，包括保持淨熱量盈餘的條件。雖然不刻意保持熱量盈餘也可能讓肌肉生長，但就無法達到最大成果。在低熱量條件下確實可能發生肌肉生長，只是大多局限於未受過訓練的人。因此，如果目標是達到最大的增肌速度，應該保持高熱量（熱量盈餘）的條件。從新手狀態進步的程度越多，若要不增加脂肪，熱量盈餘的數字就要越低。

一個好的經驗法則是，中階和更進階的訓練者應保持 10% 至 20% 的熱量盈餘（大約比維持目前體重所需高 250 至 500 大卡），而尋求最大增肌潛力的新手應保持 20% 至 40% 的熱量盈餘（500 至 1,000 大卡）[57]。如果 1,000 大卡的盈餘數字讓身為新手訓練者的你感到害怕，那麼可以嘗試 500 大卡的熱量盈餘，看看是否足以促成方框 8F 所列的增加速度。

熱量盈餘的這些建議數值，較高那一端主要適用於因過度進食，在潛意識中增加非運動性活動產熱，而難以維持高熱量條件的人。這是「增肌困難者」，即努力鍛鍊卻難以增肌的根本原因。他們在試圖保持高熱量時，非運動性活動產熱水平往往隨之增加。

靈活詞彙

非運動性活動產熱 Non-exercise activity thermogenesis（NEAT）

非運動性活動產熱是指日常生活中必要的動作所消耗的熱量和使用的能量，像是與工作有關的勞動、坐立不安、維持身體姿勢、不由自主的動作等，任何計畫以外的運動。

為了說明增肌困難者非運動性活動產熱的升高，李維（Levine）和同事 [476] 讓體重正常的成年人攝取比維持所需高出 1,000 大卡的熱量，為期 8 週。平均來看，432 大卡被儲存起來，531 大卡被消耗掉，其中將近三分之二（336 大卡）用非運動性活動產熱。其中一個受試者每天的非運動性活動產熱增加了 692 大卡，以因應每天超出的 1,000 大卡。這個發現解釋了為什麼有些人可以增加每天的熱量攝

取（在有些案例裡大幅增加），體重卻不增加：下意識增加非運動性活動產熱，可以抵消試圖增加的熱量盈餘。

隨著訓練者逐漸往進階前進，肌肉增加的速度最多只能達到中階和初階訓練者每月0.45到0.9公斤的一半。菁英級競賽健美選手可以說明這一點。在每年國家級或職業比賽中，很少看到上台的競賽者體重比去年增加2.3到4.5公斤以上。如此接近個人最終潛力後，就會出現這種成功者悲劇。

女性增肌的注意事項

女性增肌的能力以比例而言與男性類似[475]，肌力的增加也是如此[477]。然而，在絕對（淨）數量上，男性的肌肉量通常比女性更多。

楊森（Janssen）和同事[478]指出，年齡介於18到88歲的一般人口中，男性的肌肉量平均比女性高出約57%。相比之下，阿部（Abe）和同事[479]研究了肌肉量高的男性和女性運動員的差異，報告指出男性的平均肌肉量比女性多30%。

從我們的目的（與阻力訓練有關）來看，使用阿部和同事的研究結果來估算性別差異更合適。這意味著為了更準確地應用在女性身上，新手和中階男性每月0.45至0.9公斤的基準，需要修改為每月0.3至0.64公斤（見方框8G）。

> ### 方框8G：符合現實的女性增肌速度
>
> **初學者和中階者每月增加0.3至0.64公斤，中階後期和進階訓練者每月增加0.15至0.32公斤**
>
> 從未經訓練的狀態開始，一年下來非常理想的情況：
> 第1-第3個月：每月0.64公斤（總計1.9公斤）
> 第4-第6個月：每月0.45公斤（總計1.36公斤）
> 第7-第12個月：每月0.4公斤（總計2.45公斤）
>
> ───────────
>
> 總計：5.71公斤
> 平均每月增加：0.48公斤

減脂

熱量與荷爾蒙的注意事項

首先，讓我們直截了當的說，儘管飲食和營養的相關媒體中流傳著大量童話故事，但熱量對於減脂目標很重要。一個普遍且具誤導性的觀念是熱量不重要，荷爾蒙才重要。這種非此即彼的論點是錯誤的，請耐心聽我解釋原因。

能量平衡（指攝入的能量和輸出的能量之間的關係）的相對狀態，無論是熱量盈餘還是赤字，都可以控制荷爾蒙水平，讓荷爾蒙濃度隨著能量平衡的變化同步調整，這使得能量平衡和荷爾蒙環境緊密相連。此一關聯有個主要例子是，不同程度的飲食不足和飲食過度如何影響飢餓感和飽足感荷爾蒙的水平。食慾會影響進食行為（包括飲食不足和飲食過度），這又回頭影響了相對的能量平衡。不同的巨量營養素影響飢餓感和飽足感的能力不同，身體在處理時所需的熱量成本也不同（蛋白質代謝成本最高，且最能產生飽足感）。

荷爾蒙在能量穩態調節中起著密切的作用。聲稱體重／脂肪減少完全取決於荷爾蒙而不是熱量，而讓荷爾蒙和熱量相互較量，這是虛假的二分法。同時，長期維持淨熱量赤字是達成和維持體重（脂肪）大幅減少的必要條件[59]。的確，減脂可以在沒有熱量赤字的情況下發生，就像在初學者和剛晉升中階的訓練者中

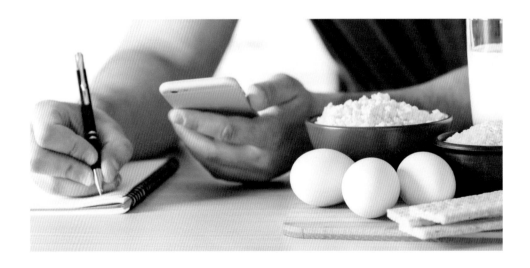

觀察到的身體重組。然而，若主要目標是減脂，卻沒有規劃熱量赤字，終究會防害這項任務。

務實的體脂率目標

再次強調，不切實際的目標常帶來挫折，也常讓人不再努力達成減脂目標。支持女性生育和生殖能力的理想最低體脂水平（17%至22%）[480]，遠高過僅能維持生存的最低水平。健體競賽選手（見方框8H）代表女性在不至於立即死亡（儘管距離不遠）情況下的精瘦極限，其體脂率可以低到大約11%到12%。這絕對不是健康的精瘦水平，僅能短暫持續。令人不安的是，類似的精瘦水平會出現在患有限制型亞型（restrictive variant）的神經性厭食症女性身上，其體脂範圍約為10%至13%，體重約為40至44公斤[481, 482]。一般人口中，正常／健康女性的體脂水平範圍約為20%至30%。男性健體競賽選手在比賽當天的體脂水平可以降至

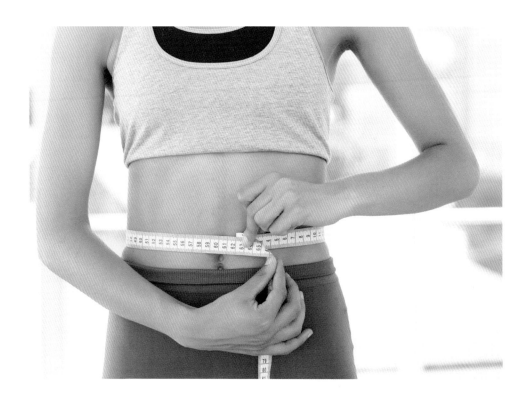

約4%至5%，而一般人士中，正常／健康男性的體脂水平範圍為10%至20%。方框8H概述了同儕審查文獻中記錄的各個族群體脂率目標[473, 480, 483-486]。

方框8H：各族群的體脂水平

一般人士的正常／健康體脂率標準

以身體質量指數為基礎的數值（Abernathy & Black，1996）：

- 女性：20-30%
- 男性：12-20%

以淨體重和體脂肪量指數為基礎（Kyle等人，2003）：

- 女性：21.7-33.2%
- 男性：10.8-21.7%

菁英奧運運動員的體脂率（Fleck，1983）

- 男子100公尺和200公尺短跑：6.5%
- 男子拳擊和摔跤：6.9-7.9%
- 女子100、200和400公尺短跑：13.7%
- 輕艇和愛斯基摩艇：男子13%；女子22.2%
- 游泳：男子12.4%；女子19.5%

菁英級女子健體競賽選手的體脂率（Hulmi等人，2016）

IFBB的業餘女子健體競賽選手，各組別的參賽者：比基尼17位，健美9位，健身1位。

- 從起點到比賽當天共20週的準備期後，體脂減少的結果，根據三種不同的方法：
  - 雙能量X光骨密度及全身組成分析儀：23.1至12.7%

- 生物電阻測量法：19.7至11.6%
- 皮脂厚度測量法（Skinfold）：25.2至18.3%

職業天然健美選手12個月的身體組成變化（Rossow等人，2013）
- 六個月準備期開始時，雙能量X光骨密度及全身組成分析儀測量的身體組成：14.8%
- 比賽當天：4.5%
- 比賽後六個月：14.6%

減脂速度決定時程

在肥胖人士中，初期體重快速減少與長期成功維持減重有關[487]。一開始有更多需要減的體脂肪，體重減少的速度就可以更快，而不會產生不利的影響。然而，隨著節食者變得更精實，以及訓練狀態的進步，減重速度過快可能會威脅到淨體重的保持[488]。

針對最大幅度保留淨體重，一個減脂的簡單指導原則是每週減重0.45到0.9公斤（或每週大約減少總體重的0.5到1%）[489]。你在這個範圍內的哪個位置，取決於一開始的體脂水平（體脂越多，減重就越快），每週減重0.45到0.9公斤的數字適用於過重和肥胖的狀態。要注意，雖然以「每週」為單位的數字似乎看起來不多，但從整體考量（每年11.3到23.6公斤），這實際上是快速的。請記住，精瘦和正常體重人士在估計減脂速度時，每週的標準需要減半（每週0.23到0.45公斤）。方框8I呈現了從肥胖狀態開始，減重六個月內的理想情況。

過重或肥胖人士每週 0.45 到 0.9 公斤；
精實和正常體重的訓練者每週 0.11-0.22 公斤

從肥胖狀態開始，情況非常理想的六個月：
第 1 個月：每週 1.36 公斤（總計 5.44 公斤）
第 2 個月：每週 0.9 公斤（總計 3.63 公斤）
第 3- 第 6 個月：每週 0.45 公斤（總計 7.26 公斤）

———————————

總計：16.3 公斤
平均每月減少：2.7 公斤
平均每週減少：0.68 公斤

　　重點是要注意，這只是非常理想的情境。不可能每個人六個月的減重曲線都相同，有些人的減重進度會更線性，有些人則沒有那麼線性。對某些人來說，進步曲線會更加陡峭，對其他人來說則會比較平緩。

　　無論如何，每週平均減重 0.45 到 0.9 公斤是很好的進步速度。想像一下，在六到十二個月內減掉 11.3 到 22.7 公斤，這在任何標準下都是驚人的下降。這意味著，在六到十二個月內扭轉了通常是累積多年（甚至幾十年）的體重。因此，在設定務實的目標時，請參考方框 8F 和 8G。設定務實的時程，請參考方框 8F 和 8H。現在讓我們進入下個步驟：設定每日總熱量。

步驟二：設定熱量

在我們深入探討之前……

在我們開始計算數字之前，我需要先介紹一些背景。我首先將講述傳統的方法，然後再介紹我個人開發的方法，希望這樣能讓你理解我這套方法背後的原理和理由。

傳統的飲食規劃法是估計目前所需的熱量，然後進行增減。要估計每日總攝取量，有種傳統方式是記錄你幾天內吃喝的所有東西（最好記錄一週，而不是兩到三天，尤其是如果你的攝取量每天都有變化時）。取你每日記錄的平均值，這就是你維持體重所需的估計值。這種方法的問題在於，光是知道你正在記錄自己吃喝的一切，就可能改變你的行為模式，於是你在記錄過程中會下意識吃得「更好」。

另一種確定每日總熱量需求的傳統方法通常有三道步驟：

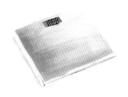

1. 估計靜息代謝率，或者使用標準公式之一，例如哈里斯－本尼迪克特（Harris-Benedict）或米弗林‧聖傑爾（Mifflin St. Jeor）（網路上有許多相關的計算器）。另外，你也可以將目前的體重（以磅為單位）乘以10，得出一個與靜息代謝率相當接近的估計值。要注意的是，只有體重在正常範圍內時，將目前體重乘以10的靜息代謝率估計值才是有效的。肥胖者需要將「理想」或目標體重乘以10，以免錯將估計值向上偏移。

2. 將靜息代謝率乘以介於1.2至2.2之間的身體活動水平（有時甚至高達2.4）[490]。常見的久坐身體活動水平範圍是1.2至1.3，中等活動水平範圍從1.4至1.7，高度活動水平範圍從1.8至2.2。完成這個步驟後，關於維持目前體重所需的每日總熱量，就得到了一個有根據的估值。

3. 根據你的目標來增減每日總熱量（通常是增減10%至20%，約250至500大卡），以此調整你的維持需求。肥胖者可以選擇減少20%至30%，因為他們有更多的減脂空間，而不會過度減掉淨體重。如果你只是想知道理論上維持

體重所需的熱量，那麼知道這個數字就可以了。

這個傳統方法本身沒有什麼問題。值得肯定的是，它通過了時間的考驗。然而，它的缺點在於主觀性和缺乏精確性。估算一個大致的範圍是沒問題的，但我發現大家常跳過傳統方法，改用快速而粗糙的估計。如果你都要進行一番計算了，還不如納入更完整的變項。重點是，我比較喜歡以目標體重為依據來確定需求。使用目標體重可以讓我們根據想達到的狀態，來設定巨量營養素和能量攝取，而不僅僅是在現有狀態上強加一個任意的熱量盈餘或赤字。

據我所知，我是第一個根據目標體重和身體活動時間開發系統性公式，來確定熱量需求的人。這些公式首次公開發表在我和盧·舒勒（Lou Schuler）合作的《精瘦肌肉飲食》（The Lean Muscle Diet），但類似的版本首次在 2011 年 2 月份的《AARR》（我每個月的研究回顧）中出現。我在 2018 年 4 月份的《AARR》中改良這些公式，同時我也是第一個在開發熱量公式時，將訓練時間、目標體重和非運動性活動產量列入考量的人。本書的熱量公式，是我最新的改良版本。這公式在 2018 年已經相當不錯，但我找到了一種方法，可以簡化非運動性活動產熱水平的考量過程。

目標體重

我這套估計熱量需求的方法有個基本要件，是確定你的目標體重。為了設定這個目標，重點是掌握你剛才學到的東西：務實的目標（減脂或增肌）結合務實的時程。

藉由確定目標體重，來設定增肌或減脂淨值的目標，可能稍微棘手一點。對於增肌，我建議每次至少提前六到十二個月。對於減脂，我建議至少提前三到六個月。有兩種基本方法能確定目標體重，其中簡單的方法是回想上次達到你滿意的身體組成時的體重（參考方框 8J）。

- 選擇成年後你曾感到滿意的體態，以當時的體重為目標。請記住，淨體重的變化也可能影響目標的可行性，而不僅僅是體脂肪。為了使目標盡可能務實，要記得從過去那個時候到現在，你的身體可能已經變了。不要選擇你十幾歲時的體重，因為在那以後，你的骨骼重量（骨密度）可能已經增加了一些。如果你選擇的目標體重是出現在自己競賽／運動的巔峰時期，那就不能怪誰了。😊

- 如果在你成年生活中，真的曾有一個你對體重或身體組成感到滿意的時間點，這種方法就很簡單。如果沒有，那麼你可以直接計畫你想要減重多少，可以達成目標的務實時程請參考方框8F和8H。

- 如果你目前的體重恰好就是你的目標，那很好，只需使用目前體重進行計算。

　　如果方框8J中描述的簡單方法不可行，那麼你可以採用一種有系統的、多道步驟的方法來計算目標體重，接下來我將加以解釋。請注意，這個練習對於一些人來說可能很有趣，但不喜歡數字計算的人可能會翻白眼。基於這個原因，我要再說一次，比較簡單的目標體重設定方法就已經堪用。

　　現在，如果你是較為量化／分析型的人，以下是按照順序的步驟。一開始是簡要的說明（參見方框8K），然後我將探討涵蓋更多細節的案例。我鼓勵你在這個練習裡置入不同的數字和情境，看看不同的身體組成會導致總體重如何變化，還滿有趣的。

> **方框8K：確定目標體重的系統方法（按：體重單位為磅）**
>
> 1. 計算你的淨體重。
> 2. 選擇一個目標淨體重，然後將這個數字乘以100。
> 3. 選擇一個目標體脂率，然後將這個數字從100中減去。
> 4. 將步驟2的結果除以步驟3的結果，得到你的目標體重。

　　現在我們將逐步確定目標體重，然後是熱量和巨量營養素，最後轉換為飲食／菜單的格式。我不能真的稱它為飲食或菜單，因為它並沒有指定特定的食物。這是好事，因為這樣當訓練者／教練閱讀本書並使用我的格式時，不會引起營養師太多的不滿。還要注意的是，網路上有一個計算器可以簡化這個過程（alanaragon.com/calculator），但我希望你能親自動手完成，這樣就可以掌握這項技能。不多廢話，讓我們來認識一下我們的客戶／受試者／朋友布洛迪（Brody）。

案例對象：布洛迪

- 健康成年人
- 體重190磅（86公斤），體脂率為20%
- 前大學運動員
- 訓練狀態：中階，保持了相當的肌肉量，但累積過多脂肪
- 每週總訓練時數：4
- 非運動性活動產熱水平：低
- 目標：減脂

　　布洛迪是中年人，但我故意沒有在計畫中加入任何關於他年齡的假設。實際年齡和生理年齡通常有差距。（容我以自己為例，我現在五十歲，但是比二十五歲時更強壯、更健康，先別管就情緒成熟度來說，大概是十八歲。）我的論點是，以年齡為基礎的假設，很容易規劃錯誤，或是包含不必要的限制。對於兒童或老

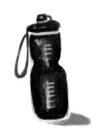

年人（尤其是體弱或有肌少症的人），可以針對特殊的飲食考量／策略量身打造，但這超出了本書的範圍。

布洛迪（幾乎就像每個人）很想進行身體重組，但我向他解釋說，因為他是中階訓練者，有一些舉重經驗，所以在目前的階段，最好一次專注於一項目標。在這兩個目標中，他更傾向於減脂。我們達成了共識：在實現他目標的過程中，增肌將是附加好處，而不是刻意追求的目標，但在減脂的同時保持淨體重，本身就是重大的勝利。

若不是完全的初學者或完全沒有受過訓練，但想要同時增肌減脂，有個重點是我非常想要強調的。如果一個人對減脂的渴望超過增肌，在確定目標體重之時，對於淨體重的增加最好要盡可能的謹慎。最安全的方式是維持淨體重，以確保熱量赤字。另一方面，如果某人是完全的初學者（或完全停止訓練／體能減退），那麼目標淨體重的設定值可以高於目前的淨體重（參考方框8F和8H）。對於布洛迪，我們採取了安全的方式。

步驟1：計算你的淨體重。計算淨體重時需要估算體脂率。是的，這只是估算，因為直接測量需要解剖，顯然不可行。

有幾種方法可以估算體脂率，無論估算有多麼複雜，終究都只是有根據的推測。沒有單一的最佳方法，各自都有優點和局限。重點是選擇最符合你情況的方法。

我執業時，使用Skyndex的三點式數字皮脂厚度測量器和數字秤。我喜歡皮脂厚度測量器的原因是，可以選擇在身體上最有意義的部位來追蹤進展。當我在線上執業時，我讓遠端客戶使用周長測量[*]和體重計，也更依賴照片來檢查進度。

現在，我將為你介紹我在撰寫本書時創造的東西。「蘋果型」（android）體脂分布[**]的特點是脂肪主要集中在腹部區域。換句話說，男性的脂肪傾向於累積在腰線周圍。因此，我向你介紹專利的男性免測量體脂計算器（方框8L）。請注

---

* 指的是測量身體某些部位（如腰圍、臀圍等）的尺寸或周長。

**脂肪分布類型之一，也稱中央肥胖型，脂肪集中在腰腹區域。另一種是下身肥胖型或啤梨型（Gynoid），脂肪囤積在臀部和大腿之間。

意，它並非百分之百的認真，但在它有限的覆蓋範圍內，卻令人驚訝地準確。我差點沒有把它納進來，但我認為我的讀者可以接受這種程度的博君一笑。

方框8L：男性免測量體脂計算器[*]

- 4-5%一輪廓鮮明、清晰的六塊肌，可以出賽，離死亡很近，有危險。
- 6-8%一結實的六塊腹肌，所有腹肌清晰可見，生活明顯很刻苦自律，隨時可入鏡。
- 9-12%一軟一點的六塊腹肌，深層腹肌輪廓不太清楚，但仍然看得見，除了你以外沒有人關心。
- 13-16%一深層腹肌看不見，「模糊的四塊腹肌」，沒有人真的欽佩，但也沒有人真的受到冒犯。
- 17-20%一只看得見表層腹肌，仍然魅力十足。
- >20%一看不到腹肌，但個性仍然很好。

*【作者注】這是諷刺與現實的結合。

回到布洛迪的情況。他的體脂水平估計為20%，根據他的體重190磅，確定淨體重的算式如下：

190磅×0.20=38磅（17.2公斤）脂肪
190-38=152磅（68.8公斤）淨體重

步驟2：選擇目標淨體重，然後將該數字乘以100。這牽涉到選擇一個「標的」或目標淨體重。由於他的主要目標是減脂，我們選擇保守路線，確定布洛迪的目標是保持淨體重，因此我們只需進行下列的計算：152×100=15,200。

步驟3：選擇目標體脂率，然後從100減去這個數字。布洛迪確定他的目標體脂是12%。所以，100-12=88。

步驟4：將步驟2的結果除以步驟3的結果，得到你的目標體重。我們來到了確定目標體重的最後一步：15,200÷88=172.7磅（78.3公斤）

看著布洛迪面前的道路，他的目標體重比他目前的體重190磅少了約17磅（7.7公斤）。請記住，從超重或肥胖狀態開始，合理的減脂速度是每週1到2磅。這意味著，布洛迪達到目標的合理時程是8.5至17週。

在實際操作時，我鼓勵客戶接受較長的時程和較慢的進度（每週1磅），如果客戶碰巧更早達到目標，那就將之視為額外的紅利。這樣可以保持務實的期望，並使人們在不犧牲過多肌肉量和生活品質的情況下取得成功。

根據訓練量、目標體重和非運動性活動產熱來估算總熱量需求

關於公式的重要說明：公式的存在主要是為了幫助那些以往隨意攝取熱量，或對於維持目前或指定（目標）狀況的熱量沒有概念的人。儘管我對自己開發的公式感到自豪，但我必須承認，那些非常了解自己的習慣或以往攝取量的人，並不需要公式。公式只是大致的起點，可以根據個人反應進行調整。它們不是絕對的真理。事實上，從公式得出的數字充其量只是假設性的數字。如果任何公式得出的數字，不符合你的感覺或過去的有效攝取量，那麼你可以選擇放棄，或是嘗試另一種方法。

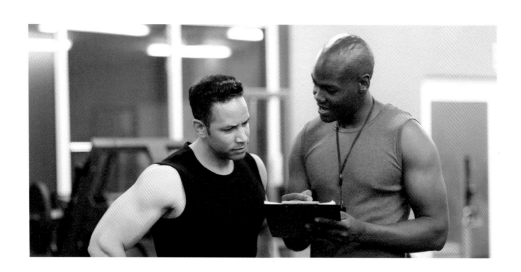

大多數的公式都是設計來估算維持目標體重所需的熱量。為了增減體重的,必須指定一個任意的熱量盈餘或赤字,通常大約是250至500大卡上下。相比之下,我的公式(方框8M)考慮了訓練量、非運動性活動產熱水平和目標體重,也可以看作是理想體重。前面小節的設計是根據身體組成的目標,讓你對所追求的總體重有務實的概念。同樣的,對於需要的人,我的公式有線上計算器(alanaragon.com/calculator)。

方框8M:確定每日總熱量的亞拉岡公式(ARAGON FORMULA)
(按:體重單位為磅)

步驟1:

首先進行括弧中的計算:目標體重×(10+每週總訓練時數)

步驟2:

將步驟1的結果乘以適合的非運動性活動產熱係數。

目標體重:以磅為單位的目標體重

非運動性活動產熱係數:根據低、中、高或非常高水平的非運動性活動,選擇1.0、1.1、1.2或1.4

步驟3:

這是我稱為「調整係數」的步驟。如果你在節食時傾向於高估熱量攝取,從步驟2計算的每日總熱量目標中減去10%。如果你在追求增重時傾向於低估,將步驟2計算的目標增加10%。若無高低估的傾向,就跳過10%的調整係數。

步驟1:將資料代入亞拉岡公式。我們將使用布洛迪172.7磅的目標體重,四捨五入為173磅。要記得先計算括弧內的部分,然後乘以目標體重。

注意:在加上正式的運動時數時,確保有納入任何正式、出汗的有氧運動或

運動，以及阻力訓練。布洛迪是典型的「辦公室職員」，除了健身時間外，經常久坐，平均每週訓練4小時。

目標體重×（10+ 每週訓練總時數）
173×（10+4）
173×14=2,422大卡

步驟2：將步驟1得到的答案乘以非運動性活動產熱係數，這係數是和你的非運動性活動產熱水準相對應的（如方框8N中所述）。布洛迪的非運動性活動產熱水準較低，因此不需要調整2,422大卡的目標。接下來是計算他的巨量營養素。

方框8N：亞拉岡公式中特定的非運動性活動產熱水準

低等非運動性活動產熱：1.0
職業：活動較少，大多坐著，辦公室工作。工作以外的生活：身體活動較少，大多坐著或躺著，偶爾站起來進行低強度勞動。注意：大多數有減脂目標的人屬於這個類別。

中等非運動性活動產熱：1.1
你的工作或家庭生活（但不是兩者都是）需要中等強度的身體活動或站著工作。或者，你在工作和工作以外的時間都需要持續進行中等強度的體力活動。

高等非運動性活動產熱：1.2
你的工作或家庭生活除了正式的運動外，還需要大量／持續的身體活動（站立和移動）。

非常高的非運動性活動產熱：1.4（或更高）

你的工作和家庭生活中除了正式的運動外，還需要大量／持續的、繁重／耗力的身體活動。如果你的全職工作需要連續而繁重的身體勞動，你屬於這個類別。

步驟三到五：設定巨量營養素

前面章節介紹的蛋白質、碳水化合物和脂肪，有各自的摘要方框，涵蓋了不同族群和目標的需求。方框80是快速參考的摘要，列出各種巨量營養素的每日總需求。

方框80：巨量營養素的需求和規劃步驟的順序

請注意，在規劃巨量營養素時，需要根據目標體重（理想體重或目標體重）確定需求，而不是目前的體重，除非目標是維持現有體重。

蛋白質（每克4大卡）

- 除健康外，沒有特定運動或身體組成目標的一般人，最低需求：1.2-1.6克／公斤
- 規律運動的族群，一般／最常適用的範圍：1.6-2.2克／公斤
- 生理上承受極大壓力的狀況下，挑戰增肌或保留肌肉的極限（即運動競賽結合低熱量條件）：2.2-3.3克／公斤

碳水化合物（每克4大卡）

- 沒有運動表現目標的人，沒有最低份量的要求。根據總能量需求、個人偏好和耐受度，碳水化合物需求有很大的不同。
- 尋求最佳的肌力／爆發力和／或肌肥大目標的人：總體重3-8克／公斤

如何建立一項計畫

蛋白質

在布洛迪的個案中，他首先要減脂，但也想增加肌肉。我們知道重組對中階訓練者是可行的，但並不是應該積極追求的務實目標。然而，更高的蛋白質攝取量增加了阻力訓練者重組的機會，我的決定是為他設定2.2克／公斤（1克／磅）。高蛋白質攝取量將有助於控制飢餓感，並保留最多淨體重（以此案例而言，可能還會附帶促進肌肉生長）。要記住規劃主軸是使用磅為單位的目標體重。布洛迪的目標體重為173磅，所以我們的計算是173×1=173克蛋白質。要計算出這個蛋白質攝取量包含的熱量，我們只需要將該數字乘以4，如下所示：173×4=692大卡。

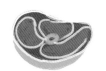

脂肪

在此刻，容我提醒你，如果是為競技運動員擬定計畫，他們的目標包含特定

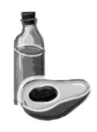

的運動表現，那我們會在設定脂肪目標之前先設定碳水化合物目標。但布洛迪的情況不同，他比較想攝取適度脂肪，因此我選擇稍低於0.7到2.2克／公斤（0.32到1克／磅）的中間值，將脂肪設定為0.6克／磅。布洛迪的目標體重為173磅，所以我們的計算是173×0.6=103.8克脂肪，我會四捨五入為104克。要計算脂肪熱量，我們將脂肪克數乘以9，如下所示：104×9=936大卡。

碳水化合物

在布洛迪的個案中，碳水化合物是規劃來填補剩餘的熱量。我們計算碳水化合物克數時，與其他巨量營養素的順序相反。其他巨量營養素是先以克數計算，

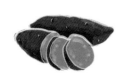

然後轉換為卡路里。對於碳水化合物，我們先計算卡路里，然後再計算克數。換句話說，我們將蛋白質和脂肪的熱量相加，從總熱量需求中減去該數值（布洛迪的案例是2,422大卡），然後將這個卡路里數除以4，轉換為碳水化合物克數（因為每克碳水化合物提供4大卡）。聽起來比實際複雜，步驟如下：

首先，我們將蛋白質和脂肪的熱量相加：

692+936=1,628大卡

然後我們從總熱量（2,422大卡）中減去這個數值，以計算碳水化合物的熱量，然後將其除以4，得到碳水化合物的克數：

2,422-1,628=794大卡

794÷4=198.5克，我會四捨五入為198克。

我們完成了，以下是布洛迪的目標：

• 每日總熱量：2,422大卡

- 蛋白質：173克
- 碳水化合物：198克
- 脂肪：104克

注意：如果你計算這些巨量營養素的熱量（蛋白質和碳水化合物每克4大卡，脂肪每克9大卡），你會發現它們加起來為2,420大卡，而不是2,422大卡，這是由於在計算巨量營養素克數的過程中四捨五入。由於差異小到無關緊要，而且幾乎不可能每天完全準確地達到熱量總數，所以我在下面的計畫中所列的是原始目標（2,422大卡）。

除了提供一般指引，帶領學員在一天結束前達成這些巨量營養素的目標，教練的最後一步通常是確定熱量和巨量營養素。只設定一組要達成的巨量營養素本身沒有什麼問題，但了解如何建構一個更具體的計畫或與包含食物種類的架構，可能會更有幫助。

我為客戶安排飲食的方式，是我執業數十年所產生的另一個獨特發展。我從來不喜歡為客戶列出特定食物。相反的，我更喜歡讓他們在「彈性」的餐點和零食中，自由選擇各種食物類別，同時達到每個食物類別特定份量的目標。接下來是我依照為客戶和研究對象規劃飲食的方式，來呈現布洛迪的計畫。

布洛迪的計畫

目標總熱量：2,422大卡，173克蛋白質，198克碳水化合物，104克脂肪

彈性餐A：401大卡，22克蛋白質，40克碳水化合物，17克脂肪

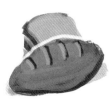

- 3顆任何烹飪方式的全蛋（或）6顆蛋的蛋白+1/2顆中等大小的酪梨（或）85克任何脂肪含量的肉類、魚類或家禽（或）1勺蛋白粉（加水）+2大匙任何種類的堅果醬（或）1勺蛋白粉+2大匙任何種類的堅果（一小把）
  - 2片任何種類的麵包（或）3/4杯任何種類的乾燥即食麥片（或）3/4杯煮熟的澱粉類，如米飯、麵食、豌豆、豆類、玉米、燕麥

片或玉米粥（或）1顆中等大小或2顆小（雞蛋大小）的馬鈴薯，約170克（或）約160大卡你喜歡的穀物類產品（或）160大卡的「外卡」（wildcard，按：指任何食物）

- 根據喜好和需要，可以添加非澱粉蔬菜。每天至少攝取3份（一份約為1杯生的或1/2杯熟的纖維蔬菜）。

彈性餐B：587大卡，46克蛋白質，40克碳水化合物，27克脂肪

- 170克瘦肉或家禽肉（或）170克任何種類的魚（或）2杯硬豆腐（或）3.5個蔬菜餅（或）2勺蛋白粉+2大匙任何種類的堅果（一小把）（或）2勺蛋白粉+1大匙任何種類的堅果醬
- 2片任何種類的麵包（或）3/4杯任何種類的乾燥即食麥片（或）3/4杯煮熟的澱粉類，如米飯、麵食、豌豆、豆類、玉米、燕麥片或玉米粥（或）1顆中等大小或2顆小（雞蛋大小）馬鈴薯，約170克（或）約160大卡你喜歡的穀物類產品（或）160大卡的「外卡」
- 根據喜好和需要，可以添加非澱粉蔬菜。每天至少攝取3份（一份約為1杯生的或1/2杯熟的纖維蔬菜）。

彈性零食：835大卡，60克蛋白質，70克碳水化合物，35克脂肪（注意，可以在一天中的任何時間食用，或者分別或一起添加到午餐或晚餐。）

- 3份牛奶、優格和／或起司，任何脂肪含量。1份=1杯牛奶（或）3/4杯優格（或）28克任何種類的起司（可混和搭配這些選項）
- 3份水果；1份=1個任何種類的大型水果，如蘋果、香蕉或柳橙（或）1.5杯切碎的新鮮水果（或）1/4杯乾燥水果（或）2顆任何種類的小型水果，如杏桃、無花果、奇異果或橘子
- 170克瘦肉或家禽肉（或）170克任何種類的魚（或）2勺蛋白粉+2大匙任何種類的堅果（一小把）（或）2勺蛋白粉+1大匙任何種類的堅果醬
- 1/4杯任何種類的堅果（或）2大匙任何種類的堅果醬（或）1/2顆小酪梨

彈性餐 C：597 大卡，45 克蛋白質，48 克碳水化合物，25 克脂肪

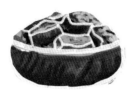

- 170 克瘦肉或家禽肉（或）170 克任何種類的魚（或）2 杯硬豆腐（或）2 勺蛋白粉 +2 大匙任何種類的堅果（一小把）（或）3.5 個蔬菜餅（或）2 勺蛋白粉 +1 大匙任何種類的堅果醬
- 2 片任何種類的麵包（或）3/4 杯任何種類的乾燥即食麥片（或）3/4 杯煮熟的澱粉類，如米飯、麵食、豌豆、豆類、玉米、燕麥或玉米粥（或）1 顆中等大小或 2 顆小（雞蛋大小）馬鈴薯，約 170 克（或）約 160 大卡你喜歡的穀物類產品（或）160 大卡的「外卡」
- 根據喜好和需要，可以添加非澱粉蔬菜，每天至少攝取 3 份（一份約為 1 杯生的或 1/2 杯熟的纖維蔬菜）。

簡化過程

讓我們來看另一個案例。這次我將大幅簡化，少一些解說，這樣你可以看到連續的流程。為您介紹布蘭達（Brenda），她是初學者，完全沒有訓練的經驗。她也想減脂增肌，但由於處於新手的訓練狀態，在這方面有更大的優勢。請注意，在以下的描述中，我寫上了每週「預計」的訓練時數，因為她是從零開始。

個案：布蘭達
- 健康的成年人
- 體重：145 磅（65.8 公斤），體脂率 35%
- 訓練狀態：未受過訓練／完全初學者
- 每週（預計）總訓練時數：4
- 非運動性活動產熱水平：低
- 目標：減脂（主要），增肌（次要）

步驟 1：計算你的淨體重。計算淨體重時需要估計體脂率。由於布蘭達的體脂率為 35%，體重為 145 磅，計算如下：

145磅×0.35=50.75磅（23公斤）脂肪
145-50.75=94.25磅（42.8公斤）淨體重

步驟2：選擇目標淨體重，然後將這個數字乘以100。這涉及到選擇「目標」或目標淨體重。由於布蘭達是沒有訓練經驗的新手，次要目標是增肌，我們可以參考方框8G，選擇三個月3磅（1.36公斤）的目標。這是相對大膽的目標，因為她不會處於熱量盈餘，但仍然是可行的，我們要試看看。這將使她的目標淨體重從94.25增加到97.25，將這個數字乘以100，我們得到9,725。

步驟3：選擇目標體脂率，然後從100減去這個數字。布蘭達決定她的目標體脂率為25%。因此，100-25=75。

步驟4：將步驟2的結果除以步驟3的結果，得到你的目標體重。最後步驟：9,725÷75=129.6，我會四捨五入為130磅（59公斤）。

布蘭達的目標體重比她目前的體重145磅要輕15磅（6.8公斤）。因為從超重或肥胖狀態開始，每週合理的減脂速度為1至2磅，所以對布蘭達來說，合理的時程是7.5至15週。再次強調，我比較喜歡讓客戶接受較長的時程和較慢的進度（每週減1磅），如果客戶更快達到目標，鼓勵客戶將之視為額外的紅利。現在我們可以將數字填入亞拉岡公式，先計算括號內的部分：

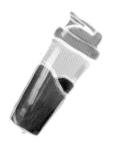

目標體重×（10+ 每週總訓練時數）
130×（10+4）
130×14=1,820大卡

下一步是將這個數字乘以非運動性活動產熱係數，但因為低非運動性活動產熱的係數為1.0，我們可以保持不變。接下來的步驟是填入巨量營養素。

蛋白質

蛋白質攝取的最佳範圍是1.6至2.2克／公斤（0.7至1克／磅），我為布蘭達選擇的務實目標是0.9克／磅。她想要重組，因此我們設定較高的攝取量，但因為她習慣了較低的蛋白質攝取量，所以我們不會訂得太高。計算如下：130×0.9=117克。每克蛋白質含4大卡，所以蛋白質的熱量計算如下：117×4=468大卡。

脂肪

布蘭達比較想攝取適度的高脂肪（範圍為0.32至1克／磅），我們據此將脂肪設定為0.7克／磅。她的目標體重為130磅，所以我們的計算是130×0.7=91克脂肪。由於每克脂肪含9大卡，所以脂肪的熱量計算如下：91×9=819大卡。

碳水化合物

現在我們只要用碳水化合物填補剩餘的熱量。

首先，將蛋白質和脂肪的熱量相加：

468+819=1,287大卡

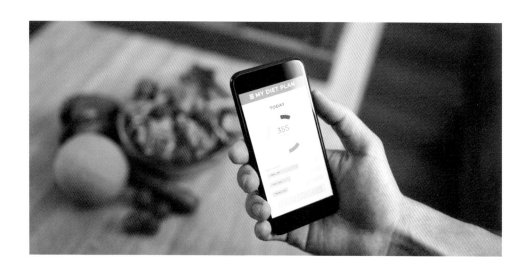

然後，從每天的總熱量（1,820大卡）減去這個數字，來計算碳水化合物的熱量，然後再除以4，得到碳水化合物的克數：

1,820-1,287=533大卡
533÷4=133.25克（我會將其四捨五入為133克）

我們完成了。這是布蘭達的目標：

每日總熱量：1,820大卡
蛋白質：117克
碳水化合物：133克
脂肪：91克

注意：如果你計算上述的巨量營養素，你會發現總共是1,819大卡，而不是1,820大卡，這是由於計算過程中將巨量營養素的克數四捨五入。由於差異微不足道，而且幾乎不可能每天都完全達到精確的總熱量，所以我在下面的計畫中所列的是原始目標（1,820大卡）。

布蘭達的計畫

目標總量：1,820大卡，117克蛋白質，133克碳水化合物，91克脂肪

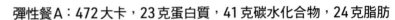

彈性餐A：472大卡，23克蛋白質，41克碳水化合物，24克脂肪
- 咖啡+1/4杯半脫脂牛奶。
- 3顆任何烹飪方式的全蛋（或）6顆蛋的蛋白+1/2顆中等大小酪梨（或）85克任何種類的肉類、魚類或家禽肉（或）1勺蛋白粉+1大匙任何種類的堅果醬（或）1勺蛋白粉+2大匙任何種類的堅果（一小把）
- 2片任何種類的麵包（或）3/4杯任何種類的乾燥即食麥片（或）3/4杯煮熟的

澱粉類，如米飯、麵食、豌豆、豆類、玉米、燕麥片或玉米粥（或）1顆中等大小或2顆小（雞蛋大小）馬鈴薯，約170克（或）約160大卡你喜歡的穀物類產品（或）160大卡的「外卡」

- 根據喜好和需要，可以添加非澱粉蔬菜，每天至少攝取3份（一份約為1杯生的或1/2杯熟的纖維蔬菜）。

彈性餐B：450大卡，32克蛋白質，40克碳水化合物，18克脂肪

- 113克任何種類的肉類、魚類或家禽肉（或）1.5杯硬豆腐（或）2.5個蔬菜餅（或）1.5勺蛋白粉+2大匙任何種類的堅果（一小把）（或）1.5勺蛋白粉+1大匙任何種類的堅果醬

- 2片任何種類的麵包（或）3/4杯任何種類的乾燥即食麥片（或）3/4杯煮熟的澱粉類，如米飯、麵食、豌豆、豆類、玉米、燕麥片或玉米粥（或）1顆中等大小或2顆小（雞蛋大小）馬鈴薯，約170克（或）約160大卡你喜歡的穀物類產品（或）160大卡的「外卡」

- 根據喜好和需要，可以添加非澱粉蔬菜，每天至少攝取3份（一份約為1杯生的或1/2杯熟的纖維蔬菜）。

彈性零食：491大卡，20克蛋白質，42克碳水化合物，27克脂肪（注意，可以在一天中的任何時間食用，或者分別或一起添加到午餐或晚餐。）

- 2份任何脂肪含量的牛奶、優格和／或起司；1份＝1杯牛奶（或）3/4杯優格（或）28克任何種類的起司（可以混和搭配這些選項）

- 2份水果；1份＝1顆任何種類的大型水果，如蘋果、香蕉或柳橙（或）1.5杯切碎的新鮮水果（或）1/4杯乾燥水果（或）2顆任何種類的小水果，如杏桃、無花果、橘子或奇異果

- 1/4杯任何種類的堅果（或）2大匙任何種類的堅果醬（或）1/2顆小酪梨

彈性餐C：406大卡，42克蛋白質，10克碳水化合物，22克脂肪

- 170克任何種類的肉類、魚類或家禽肉（或）2杯硬豆腐（或）2勺蛋白粉+2大匙任何種類的堅果（一小把）（或）3.5個蔬菜餅（或）2勺蛋白粉+1大匙任

何種類的堅果醬

- 根據喜好和需要，可以添加非澱粉蔬菜，每天至少攝取3份（一份約為1杯生的或1/2杯熟的纖維蔬菜）

布洛迪和布蘭達計畫的注意事項

請注意，項目符號後面所列的食物，連接詞是「（或）」（也就是只選其一）

這個計畫乍看像是一堆食物。然而，每一餐都是一組項目，有幾個份量相同的食物可以選擇，每項只能選擇一個。我試圖在巨量營養素上提供類似的選項，但不一定都做得到，這沒有關係。重點是，你採用的是有效且能夠持續遵循的模式。

此外，布洛迪和布蘭達的計畫只是多種可能性的兩個例子，完全取決於每個人的目標和情況。不要把這兩個計畫視為模型或範本。每個人的需求差異很大，有些男性需要的熱量可能比布洛迪更少，有些女性需要的熱量可能比布蘭達更多。

對餐點和成分進行組合和分類

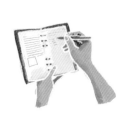

我要再三強調，這個飲食計畫很有彈性，示範了如何涵蓋你的基本膳食，並達成計畫中的各種目標。我將之分為三餐和一組靈活的零食，是效果良好的基本建議。你可以隨意挪移餐點（和項目），如果想要將所有指定項目整合成一日兩餐，就這麼做吧。你可能不會想集中在一餐中吃完，但理論上，如果這樣做你會持續有最好的感受和表現，那也可以。

可選擇的放縱空間

如果需要，你可以用160大卡的「外卡」代替菜單中的一個或多個澱粉類項目。外卡包括甜點和酒，基本上，包括任何你直覺認為是垃圾食物、空熱量[*]或「不好」的熱量來源。在布洛迪的計畫中，A、B和C餐中有

外卡的選項，每天最多可達480大卡。布蘭達的計畫中，A和B餐中有外卡的選項，每天最多可達320大卡。這兩種選擇性的「放縱」配額都符合自主熱量準則，占總量的20%或更少。

測量

秤食物重量並非必要（除非你堅持，那我不會阻止），但在最初的兩週內，盡可能使用量杯。這將讓你客觀地了解目標的份量，一旦你對肉類等食物的克數估計有了良好的概念，你可以用手掌張開的面積和厚度代表142到198公克，四根手指代表85到113公克。你還可能注意到，每餐的脂肪含量略高於食物的脂肪量。我刻意這樣做，是因為烹飪或調味時會用到少量脂肪。

約略估計

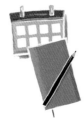

外出時，不可能每一餐都剛好符合大致模式，請運用自己最佳的判斷力，盡可能遵循預定的膳食模式。如果有明顯偏差，請在記錄中註記。

液體攝取量

每天至少飲用4杯液體（約1公升）。不加糖的茶、咖啡和無熱量的飲料，都算在這個總量之內。個人化和自動調節液體攝取量的簡單方法是，一天中至少喝三次「水餐」，每次喝到有舒適的飽足感。請注意，這不包括你在訓練過程中攝取的液體。

纖維／非澱粉蔬菜

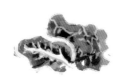

纖維和非澱粉蔬菜只含有少量的可代謝能量，在攝取上沒有限制。此外，食用大量蔬菜往往會取代其他熱量更高的食物。因此，我不會擔心蔬菜攝取過多。請注意，纖維蔬菜可以添加到任何一餐中，並且可以在一天的任何時間食用。目標是每天至少三份。

* 僅由糖、油組成或含酒精的飲料和食物，空有熱量，卻沒有營養價值。

非澱粉蔬菜

• 所有葉菜類	• 蘆筍	• 花椰菜	• 蒜頭	• 洋蔥
• 所有萵苣類	• 青江菜	• 芹菜	• 豆角	• 櫻桃蘿蔔
• 所有甜椒類	• 綠花椰菜	• 寬葉羽衣	• 羽衣甘藍	• 波菜
• 所有芽菜類	• 球芽甘藍	甘藍	• 韭蔥	• 四季豆
• 朝鮮薊	• 高麗菜	• 小黃瓜	• 蘑菇	• 番茄
• 芝麻葉	• 紅蘿蔔	• 蒲公英葉	• 芥菜	• 櫛瓜

附註

　　食物供應不一致，可能導致你實際攝取的食物和計畫有出入，這是可以理解的。同樣的，每天達到精確的蛋白質、碳水化合物和脂肪目標克數，也幾乎不可能，目標是保持在合理的範圍內即可。如果你能做到，就能順利達成自己的目標。

試驗和調整的注意事項

　　試用飲食計畫需要持續而專注的努力才能達到指定的目標。值得重申的是，目標是保持在合理範圍內，而不是沉迷於追求完美。試用計畫時，「黃金」時程是一個月。男性和女性減重／減脂的時程相同：從超重或肥胖的起點開始，每週減 0.45 至 0.9 公斤。

　　儘管減重的展望是以週為單位，我建議在一個月期滿前不要下判斷。對於有月經的人來說，由於月經周期會引起體內水分變化，在比較同一月份的不同時間點時，可能會出現誤導性的體重變化。除此之外，如果在前兩週沒有獲得足夠的進展（尤其是如果在特別急迫的期限內需要獲得結果），可以考慮調整計畫。

　　然而，我更傾向在下結論之前，完整試用一整個月的計畫。如果四個星期有足夠的進展，下一步就很簡單：計畫保持不變。如果減脂出現減緩的跡象，我建議在真正進入停滯期之後，也就是整整四個禮拜停滯不前時，再調整計畫，重新建立熱量赤字。停滯期處理的具體細節，將在下一章討論。

第八章摘要

- 我的定量飲食規劃首先需要設定目標和時程，然後是熱量，接著是蛋白質，最後是其他巨量營養素。若以運動表現為目標，需要在規劃脂肪之前先規劃碳水化合物（請參考方框8A和8B）。

- 由於存在著大量的主觀性，在體態發展的過程中，很難確定訓練狀態。然而，無脂肪質量指數閾值可以作為粗略的篩選工具，評估你有多接近肌肉生長的極限。當然，還有很多注意事項，我鼓勵你仔細閱讀。

- 從規劃的角度來看，身體重組（同時減脂和增肌）最好視為額外的紅利，而不是追求的目的。例外狀況是初學的訓練者和過去很壯但體脂過多的人。方框8C和8D分別總結了重組能力的階層和獲得最大重組可能性的步驟。

- 從未受過訓練的狀態開始，男性（天然的）增肌潛力約為17%至24%。從未受過訓練的狀態開始，女性（天然的）增肌潛力約為16%至25%（參見方框8E）。男性和女性的增肌比率類似，雖然淨值不同。

- 以務實的觀點看待進度，對於保持動力和減輕挫折感相當重要。對中階和初學者而言，增肌速率的簡單準則是每個月增加0.45到0.9公斤。女性增肌比例與男性相似，但淨值少約30%（參見方框8F和8G）。

- 一般女性的正常／健康體脂水平介於20%至30%。一般男性的正常／健康體脂水平介於10%至20%。有關各種運動員族群的體脂範圍，請參見方框8H。

- 保留最大淨體重的簡單減脂指南是每周減少0.45到0.9公斤（或每周減少總體重的約0.5%至1%）。起始的體脂越多，減脂的速度就越快（參見方框8I）。

- 設定熱量可以用許多方式進行。我介紹了傳統方法，然後是我開創的一種方式，考量了目標體重、每周訓練時數和非運動性活動產熱等參數。

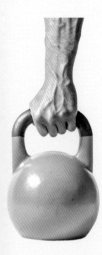

- 布洛迪和布蘭達的案例說明了我那套規劃方式的細微之處。另外，請注意我的公式有一個線上計算器（alanaragon.com/calculator）。

CHAPTER 9

堅持、維持和
逐漸停止追蹤
ADHERENCE,
MAINTENANCE &
WEANING OFF OF
TRACKING

我將轉換方向，改談些概述性的東西。這很困難，但我們必須暫時放下布洛迪和布蘭達。現在是旅程的最後一段，我們將討論如何從此過著幸福快樂的生活。這要從堅持飲食計畫開始，更重要的是堅持計畫中所培養的成功習慣。

當我們想到「計畫」時，通常是指，你想要逐字遵守一張印在紙上的文件。從短期來說沒問題，但長期來看則完全不同。

首先，我們將談論對明文計畫的堅持。然後，我們將說明如何成功保持習慣，以「逐漸停止」微觀管理（對每件事進行量化和追蹤）。請別誤會：微觀管理是有好處的，至少在一開始。然而，對大多數人來說，每天不斷監控熱量和巨量營養素的生活，是一種介於不理想與悲慘之間的生活。

有些人喜歡努力量化一切，並且真的很享受微觀管理（我認識並愛你們當中的一些人）。有些人使用許多應用軟體和裝置來追蹤每項身體變化，我並不反對這些應用軟體和裝置。事實上，許多文獻都支持以某種形式進行監測。我反對的是監測工具掌控了個人的自主性與自由，但不反對監測工具為人提供的服務。現在我可能已經激怒了一些人，讓我們來談談堅持。

飲食的堅持

> 堅持是一切，一個計畫或方案必須讓人有辦法在預定的時間內好好遵循，才是好的計畫或方案。我們都聽說過節食者令人失望的失敗率，導致一般人認為節食沒有用，我認為這種過度簡化是不必要的悲觀。對於「節食沒有用」的說法，我會稍加修改成：一體適用的模板化節食計畫缺乏可持續性，而這正是大部分迷惘大眾所嘗試的節食方式。

　　是的，這是事實，成功率令人沮喪。溫穎（Wing）和費倫（Phelan）[491]的一篇回顧指出，集體證據顯示，成功維持減重的人大約只占節食者的20%，另外80%的人失敗了。原因很複雜，學界也正在仔細研究。如果我們有簡單的答案或明確的罪魁禍首，那麼問題就不會如此持久和普遍。我們是否天生就會失敗？我們是否注定要承受生物學的不公正？我接下來將盡力解答。

天然與培育：體重設定點和「適應」點

　　半個世紀前，基瑟（Keesey）和波以耳（Boyle）[492]首創了體重設定點（set point）的概念，值得肯定。他們發現外側下視丘損傷的老鼠，即使受到各種意圖干擾體重的餵食，體重也不太改變。這些發現衍生了設定點理論，即體重是基因預先決定的，而且除非改變天生的荷爾蒙和神經迴路（並不可行），不然無法改變。

　　然而，1977年威特沙夫特（Wirtshafter）和戴維斯（Davis）[493]在一篇經典的論文中對設定點理論提出嚴厲挑戰，他們率先討論了由習慣和環境所決定的「適應點」（settling point）概念，包括飲食的適口性產生的感官刺激。這些研究人員遠遠領先時代。由於我們對環境有一定程度的掌握，所謂的「適應點」就不是完全不受我們控制，不像設定點那樣帶有命中注定的含義。我將引用他們的核心立場，我覺得這些觀點既有說服力又有道理：

　　如果體重是由內在的設定點機制所控制，人們自然會想知道，為什麼這機制

在維持固定體重上，只要飲食適口性一改變，就特別無效。拋開體重調節的設定點概念會有額外的優勢，可以解開動物在不飢餓的情況下為何願意攝取高度適口物質。……由於人們廣泛認知到味覺、嗅覺和其他感官系統的輸入在控制攝取和體重方面發揮核心作用，因此這樣的輸入似乎是任何體重控制模型的重要元素。

威特沙夫特和戴維斯對高適口／超級加工食品如何影響飲食行為和肥胖的觀點，直到近四十年後才被充分理解，當時人們對於哪些因素會影響食物獎賞和食物環境，才真的開始展現濃厚興趣[494-496]。

穆勒（Müller）和同事[497]在最近的一篇文獻回顧中，探討英國生物學家斯帕克曼（John Speakman）所謂的「雙重干預點模型」（dual intervention point model），對於設定點與適應點的辯論表達了當代的觀點。這個模型妥善調和了設定點和適應點典範之間的明顯衝突。對於他們的觀點，簡化的解釋是生物學預先決定了體重增加和減少的上下限。然而，這些上下限之間的特定適應點是由行為與環境因素互動所決定的（當然，這包括食物以及我們習慣性處理食物的方式）。

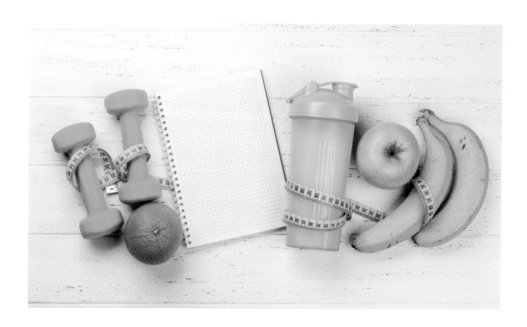

科學文獻關於堅持的狀況

在仔細研究了有關飲食遵循性的文獻後，我驚訝地發現薛曼（Sherman）和同事[498]的一篇經典回顧是多麼富有遠見，並在後續文獻中獲得廣泛迴響[499, 500]。儘管這是最早針對這個主題的同儕審查文章之一，但薛曼對問題的評估和可能的解決方案與當前的研究相符，此外還有一個優點是，跟許多後繼者相比，他寫得更容易理解。有待改變／改進的不良飲食行為如下：

- **（不當）決策**。眾多的食物選項和混雜的媒體訊息引起困惑和懷疑，最後使習慣變得更加難以改變。
- **社會和文化力量**。根深蒂固的社會、文化和宗教習俗，以及傳承這些習俗的內在壓力，可能成為改變飲食的強大障礙。
- **感知和偏好**。對於個人選擇或食物選項不足，個人有何感受，這也可能妨礙改變。
- **文化和環境障礙**。在許多狀況下，食物的成本和供應是無可轉圜和無法克服的障礙。

以下是突破以上障礙的建議策略：

- **教育**。了解採用和維持某些飲食習慣背後的科學原理，可以成為執行和維持改變的動力。
- **動機**。有些培力的方法，例如幫助個人看見和「擁有」自我效能（與改變習慣相關）的好處和收穫，可以有效克服障礙，達成改變。
- **行為技能**。認知技巧、預防復發的策略和獲得社會支持，有助於打破阻礙飲食改變的障礙。再次強調，我們看到社會和情感支持在成功改變習慣的模式中扮演關鍵作用。
- **新的／修正的食物供應**。這個策略主要是針對典型的食用份量可能會破壞計畫的食物，提供熱量較低的版本。這篇報告提出的例子有點過時，如低脂版

本的高脂食物。

- **支持性的人際互動**。社交互動和來自他人的反饋，讓自我要求和夥伴情誼有效結合起來，最終促進改變。

這篇論文已發表二十年以上，大眾的整體身體組成和健康持續惡化。顯然地，薛曼與同事的智慧仍然鎖在 PubMed 的寶庫中，沒有產生足夠大的回響。最近，斯普雷克利（Spreckley）和同事[501]帶來了一線希望，他們系統性回顧了關於長期成功維持減重的質化研究。以下是他們研究結果的摘要：

- **持續監測的有效性**（分為自我監測和外部監測）在所有研究中最常被提及。受試者一致表示，有明確的減重和維持減重的監測工具，讓他們更加投入，也更能自我要求。
- **內在和外在的激勵因素**相當重要，能讓受試者堅持前進，激勵他們持續維持減重。雖然內在的激勵因素（例如改善健康、自尊和自我提升的渴望）是主要的驅動力，但外在的激勵因素（例如提升社會地位和接受度，以及職業和運動上的機會）也發揮了關鍵作用。
- **目標設定**清楚、個人化，並持續調整，對於減重維持最有效。自己設定的個人化目標對於減重維持的影響，要大於外部設定的目標。外部設定的目標（例如運動賽事，以及有組織的、涉及社群或同儕監督的挑戰）是重要的，但非必要的。
- **承受／超越挑戰**（內在和外在挑戰）是持續不斷的戰鬥，對持續維持減重很不利。在內在層面上，面對重大生活事件和日常壓力時，是否能努力保持專注和有生產力的情緒狀態，對減重維持是持續的威脅。在承受外在挑戰的同時，例如工作、人際關係、假日／慶祝活動以及導致肥胖的環境（特色是很好取得容易過度食用的高能量密度、超適口食物），必須持續管理內在的挑戰，以維持減重。
- **減重維持者的整體經驗是多樣性的**，包括鼓舞人心和令人沮喪的因素，根據個人情況有很大的差異。鼓舞人心的經驗包括找到新的目標、新的機會和新

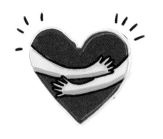

的認同感。令人沮喪的經驗包括對體重回復揮之不去的擔憂，以及不滿足、孤獨、挫折和疲勞的感覺。

- **從體重回復的人學到的教訓和警示**，包括缺乏追蹤攝取量的動力（這往往被認為不重要），缺乏計畫，沒有投注時間在運動上，難以將減重目標看得比社交／同儕壓力還要重要，體重波動引起的挫折、自尊心下降和暴飲暴食。

令人料想不到的是，研究文獻充分理解問題是來自無法堅持（並提出了解決的方案）。然而，大部分來自研究文獻的公共衛生訊息，並未有效地傳達給大眾。

我仍然認為，我們（健康／健身業者和愛好者）可以在原力[*]中引起足夠大的漣漪，從而產生真正的影響。正如在最初幾頁中提到的，我希望這本書可以成為氣象學家羅倫茲（Edward Lorenz）所描述的蝴蝶拍翅，他假設大氣狀態的微小變化可能引發一系列事件，導致全球天氣發生巨大的變化[502]。在接下來的章節中，我將討論我認為的「祕密」武器，也就是個人化的各方面如何讓我們堅持下去，成功實現計畫。然而，在深入探討個人化的途徑之前，我想先追究當前肥胖爭論的根源，澄清混淆的觀念。

關於全球肥胖問題的罪魁禍首是什麼，爭論永無止境。大家經常錯誤地避開熱量的影響，而將矛頭指向食物形態（例如速食）、食物種類（例如穀物和澱粉食品）、單一巨量營養素（例如碳水化合物）和巨量營養素亞型（例如糖）。這種簡化論甚至到了歸咎於單醣（例如果糖）或單一脂肪酸類型（例如亞麻油酸）的地步。坦白說，這很荒謬。

那些熟悉流行飲食文化中反碳水化合物運動的人，無疑也熟悉那套將單一荷爾蒙（胰島素）視為肥胖的代罪羔羊的錯誤說法[59, 503, 504]。被徹底駁斥的碳水化合物—胰島素假說宣稱，肥胖是一種根源於荷爾蒙的狀態，與熱量沒有什麼關係。當然，這是可笑的，但還未完全理解全貌的人常會有這種預設立場。肥胖的罪魁禍首是什麼的爭論（在網路上和其他地方），我猜大約99.9%可以通過簡單

---

* 《星際大戰》系列作品中一種虛構的、超自然的神秘力量。有時被用來比喻一種強大或影響力的能量或存在。

描述根本原因（持續的熱量盈餘）和影響因素（眾多）來解決。圖9a概述了這些要素，並闡明了這項重大描述。

圖9a：解決肥胖歸咎遊戲：根本原因和影響因素

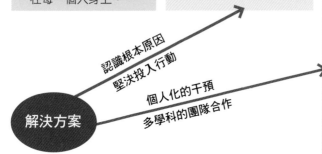

肥胖的定義

- 體內脂肪過多
- 身體質量指數的量化定義（≥30），是一種測量脂肪的粗略方式，僅適用於一般人。
- 身體質量指數往往會高估運動員的脂肪，特別是那些肌肉量較高的人，因此不應嚴格應用在每一個人身上。

肥胖的根本原因

- 長期的淨能量盈餘。換句話說，長期維持正熱量平衡（攝入的能量大於消耗的能量）。肥胖是儲存過多體脂的結果。
- 有很多因素會影響淨能量盈餘的發生和發展。

影響肥胖根本原因的因素

- 身體活動水平（包括運動和非運動性活動）
- 睡眠品質和時間長短（影響食欲和能量消耗）
- 食物環境：高能量密度、高度加工／精製、高適口性食物的盛行和容易取得
- 遺傳體質（影響荷爾蒙環境，進而影響食欲和能量消耗）
- 社經地位（影響營養教育的水準，以及有沒有能力負擔營養豐富的食品，而不是為求方便，選擇高能量密度速食或包裝零食和飲料）
- 疾病狀況，包括慢性、代謝、骨科和心理病理學
- 飲食的組成和品質（影響飽足感、訓練，以及有沒有辦法堅持）

認識根本原因
堅決投入行動

個人化的干預
多學科的團隊合作

解決方案

個人化：強大但被低估的堅持驅動力

> 如果我要歸納出祕訣，也就是堅持度的武器庫中最有力的武器，那就是個人化。並且不僅是在開始的時候，而是在過程中持續支持不斷變化的目標和偏好。一項計畫能好好執行二十一天還是二十一年，中間關鍵的環節就是個人化。

個人化是整個飲食規劃章節的焦點，若專注於細節和方法／計算的流程，可能很容易忽略這一點。個人化之所以如此強大，是因為它不只滿足了節食者身體上的需求，還有基本的心理需求。

自我決定論一直深深吸引著我，尤其是在我能夠將其中一些核心原則應用在飲食計畫和指導之後。根據自我決定論，人類普遍具有三種基本的心理需求：[505]

- **能力感**指的是需要掌握特定的技能或一套技能，以實現期望的結果。
- **關聯感**是在社會結構中和諧共存的需求。
- **自主性**是對自我引導、自我規範和個人能動性或控制感的需求。

每個基本需求都恰好對應個人化的規劃工具。在健康和健身的脈絡中，當個人在學習過程中進步，了解為什麼某些食物在某些份量下會影響他們的身體，使他們邁向或遠離眼前的目標，他們就會獲得能力。能力感也可能來自更熟練地觀察、運動表現的進步，或身體組成的改善。

關聯感在計畫成功中的作用，來自於培養和加強內在和人際的監督，也源於與其他經歷類似旅程的人分享經驗的夥伴情誼和樂趣。滿足關聯感需求的方法可以根據個人的社交傾向、喜好的環境和活動進行個人化。為了了解自己而展開有目的的內省，可以視為一種關聯感。

自主性與能力感有微妙但重要的區別，即選擇和領導策略是由個人，而不是環境中的其他人或力量所決定。以飲食規劃而言，讓個人有能力選擇一整天或一星期中自己喜歡的食物，按照自己喜歡的組合、分配和時間安排來執行，是培養自主性的絕佳方法。當你閱讀布洛迪的飲食計畫以及後面的注意事項時，你會注

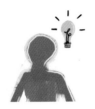

意到它強烈鼓勵自主控制。在過程中提供人們自我實現的工具和知識，會大幅增加他們堅持下去的機會（並避免傳說中的80%失敗率）。那麼，讓我們更深入地探討這些工具和策略。

個人化的巨量營養素

首先，有項研究針對節食者有個人選擇的優越性提出挑戰，而我將從討論這項研究開始。揚西（Yancy）和同事[506]進行一項為期48週的試驗，並指出和指定一種飲食方案相比，在兩種飲食方案（低脂肪及低碳水化合物）中擇一，並沒有顯著的減重優勢。「選擇」組的減重結果（5.7公斤）和指定組相似。重要的是，兩組的堅持度也相似。

一個重要的細節是，強烈厭惡其中一種飲食的人，被建議不要參加研究。作者本人承認（我用粗體強調），「**一開始就沒有強烈飲食偏好的參與者**，提供他們飲食選項，並沒有改善減重、飲食堅持，或與體重相關的生活品質。」這就留下了待解決的問題，即對於特定飲食類型有強烈偏好的人，如果取消他們選擇的權利，會產生什麼影響。

麥克萊恩（McClain）和同事[507]的一項觀察報告稱，胰島素阻抗狀態可能會讓人比較無法堅持減重飲食，這對個人選擇模型提出了另一個可能的挑戰。被指定低脂飲食的胰島素阻抗受試者與堅持度較低、減重較少相關。相比之下，被指定低碳水化合物飲食的人，在堅持度或減重上沒有受到顯著影響。然而，嘉德納（Gardner）和同事[292]進行的一項大規模、控制得宜、為期12個月的干預試驗（DIETFITS研究）發現，與低脂飲食相比，胰島素阻抗狀態下的低碳水化合物飲食對減重沒有影響。對於那些相當重視胰島素敏感性，並據以進行飲食分類的人來說，這些發現造成很多不便。與麥克萊恩的非控制／觀察性研究相比，嘉德納的研究在方法上更嚴謹，並強烈支持為了長期減重成功，在尋求最佳的巨量營養素分配時要有彈性，運用個人偏好。

在健康架構下的個人化食物選擇

如果飲食中包含個人不喜歡的食物，更不用說是無法忍受的食物，將無法長久持續。這主張似乎顯而易見，但經常被忽視，許多教練和專家普遍漠視客戶的偏好就證明了這一點。制式的飲食計畫相當常見，我們都曾經在面對它們時感到無奈。

避免這種情況的方法是認識不同食物類別，這些分類的根據是食物提供的巨量營養和微量營養的組合。一旦了解這一點，就可以在各個食物類別中挑選多樣的食物。如果你知道《精瘦肌肉飲食》(我與舒勒合著，是一本很棒的書，而且書名搞笑)，那麼你就知道我對於食物類別有套記憶口訣：「梅格驚人的身材不再想念薯條 (Meg's fabulous figure stopped missing fries)」。每個單字的前兩個字母對應每個食物類別的前兩個字母 (肉／蛋白質、脂肪、纖維蔬菜、澱粉、牛奶／乳製品、水果)。

每個食物類別中的選項幾乎是無窮無盡，最明智的建議是挑選你喜歡並能夠持續取得的食物。長期以來，營養學課程一直建議在每個食物類別中攝取多樣化的食物。這不是不合理的觀點，尤其是當你考慮到每種食物都有獨特的營養成分時，攝取的食物範圍越廣，營養攝取的光譜就越全面。

例如，不僅僅攝取瘦牛肉或雞肉，還輪流加入含油脂的魚類，這樣可以保留雞肉或牛肉的營養成分，同時從魚類攝取更多omega-3脂肪酸。相同的原則適用(程度不同)於其他食物類別。

讓我們想像一下，有人看到網路廣告說香蕉是「不好的」，而藍莓是超級食物，就把香蕉從飲食中排除。其實包含香蕉和藍莓的輪替式飲食，可以同時獲得藍莓美妙的抗氧化物以及香蕉豐富的鉀和鎂。據估計，48%的美國人攝取的鎂低於建議量[508]，而超過98%的美國成年人攝取的鉀低於建議量[509]。香蕉富含這兩種營養素，也許香蕉其實是超級超級食物(希望我有表達出我的諷刺)。無論如何，重點是當多樣性帶來更完整的營養時，是雙贏的局面。

「攝取多樣性的食物」經常被這樣的說法否定：食物種類越多，攝取的能量就越高，因此體重／脂肪會增加。這確實已在研究中得到證實[495]，並歸因於一

種稱為特定感官飽足感的現象，就是即使在飽足的狀態，提供新的美味食物也會刺激食欲。還有一種現象稱為單調效應，就是重複食用相同的食物，會導致適口性下降和攝取量減少。

雖然這兩種現象似乎都不支持食物多樣性的建議（如果目標是減重），但別忽略了重要的細微差異。瓦迪維盧（Vadiveloo）和同事[510]在一項為期兩年的研究中發現，與維持或減少食物多樣性相比，吃更多種熱量低且營養豐富的全天然食物（而不是高度適口的食物和垃圾零食的混合），可以更大幅減少體脂肪。這告訴我們，在「健康」食物的背景下，增加多樣性實際上具有優勢。威廉・古柏（William Cowper）稱多樣性為生活的調味品，阿芙拉・貝恩（Aphra Behn）則說多樣性是快樂的靈魂（編按：兩人皆為作家）。是的，多樣性可以是雙刃劍，但你可以學會善用這把武器來獲得優勢。

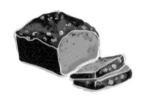

談到個人化飲食偏好時，有一種普遍存在的誤解，即某些食物是節食者的禁忌。無論是哪種類型，麵包通常被列入「避免」清單。避免食用任何一種常見的食物，對減重可能有用。然而，若沒有基於臨床／耐受性的有效理由，這麼做的**可持續性**是值得懷疑的。由於無法長期堅持，避免食用的策略往往適得其反。

洛莉亞－柯恩（Loria-Kohen）和同事[511]一項為期16週的研究是很好的例子，他們比較了含麵包飲食（平均每天3.7份）和不含麵包飲食的熱量赤字效果。兩組的總熱量和巨量營養素都相同。這項研究的主要發現有三個：

- 兩組的體重和體脂肪變化沒有顯著差異。麵包組減少4.3公斤，無麵包組減少4公斤。至於體脂肪，麵包組減少了2.5%，無麵包組減少了2.1%。
- 兩組在血脂、血糖控制或其他生化指標方面，沒有顯著差異。
- 麵包組表現出更好的飲食堅持度。無麵包組的違規行為（作者定義為不符飲食規定達150大卡）明顯增加，而麵包組的違規行為沒有顯著增加。此外，在堅持度的自我評分中，麵包組的得分高於無麵包組（64.3%對55.6%），並且與無麵包組相比，麵包組的放棄率明顯較低（6.6%對21.3%）。雖然流失（退出研究）的原因各不相同，但可以發現，飲食中排除了麵包是一個重要因素。

這些研究結果強烈挑戰了反麵包／反穀物運動，也讓我們回到第一章關於自主熱量的討論，即總熱量的10%至20%來自個人想吃的任何食物，剩餘的80%至90%則來自全天然和精製度最低的食物。

「全天然和精製度最低」的條件有一個例外，即蛋白粉。蛋白粉經過加工處理，而且與原始狀態相去甚遠，但營養豐富，有助於促進良好的健康和身體組成。

以營養豐富的食物為主，再加上適度允許嗜吃的食物，在整體上確保了健康的飲食，增加長期堅持的機會。話雖如此，一般大眾中的少數人若採取迴避的方法，避免某些他們認為有問題的食物，也可能達到長期成功。然而，我們需要意識到，迴避的方法有適得其反和破壞進展的風險（當不足感到達臨界點時）。

營養和健身領域使用金字塔圖，旨在傳達重要性的層級，但熱量和營養素的重要性不可能分開。我的圖表（圖9b）保留了分層，同時確立了各個組成的適當排名。首先，請注意堅持度圍繞著金字塔，維繫一切。然後，從底部開始，請注意在維持健康的條件下，熱量（能量平衡）和營養的重要性相等並相互依賴。一般而言，營養來源的品質可以根據食物的精製程度、加工程度，或是否添加不利於健康的成分來判斷。

有了這個基礎，我們可以探討下一個階層。幾十年來，食物類別出現了各種演變（我見過四個到九個不等的分類）。在各個食物類別中，更廣泛攝取不同食物有助於提高營養的完整性，從而預防疾病並促進健康[512]。如果只選擇單一的食物類別，對這類食物特別有感情，並排斥其他類別，則會產生相反的效果。涵蓋的食物範圍越廣泛，攝取的有益營養素範圍也越廣。

在食物分類中多樣化攝取的例子是，每週至少攝取三種不同類型的水果、三種不同類型的蔬菜，以此類推。關於在一天中特定時間進食（或攝取營養素）對健康有何影響，已有很多討論，只是與飲食的整體組成相比，這一點顯得很不重要。

圖9b：有益健康的營養綜觀圖

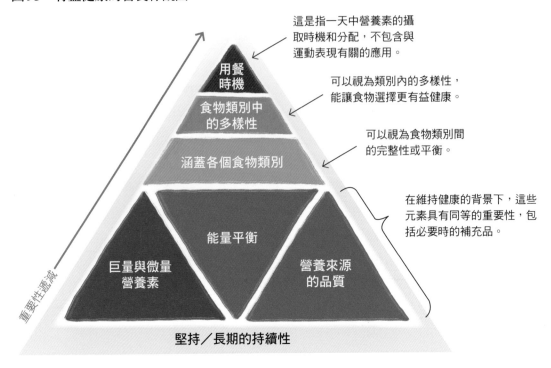

這是指一天中營養素的攝取時機和分配，不包含與運動表現有關的應用。

用餐時機

可以視為類別內的多樣性，能讓食物選擇更有益健康。

食物類別中的多樣性

可以視為食物類別間的完整性或平衡。

涵蓋各個食物類別

在維持健康的背景下，這些元素具有同等的重要性，包括必要時的補充品。

能量平衡

巨量與微量營養素

營養來源的品質

重要性遞減

堅持／長期的持續性

個人化的自我監控和自我要求

自我監控已經被證明是堅持計畫的有效因素，同時也是對進步、退步、成功維持既定目標的自我要求和覺知。那些強烈「反體重計」的人在閱讀斯坦伯格（Steinberg）和同事[513]的研究時，必須忍受一定程度的認知失調。該研究顯示，每天秤體重能夠促進更好的體重控制行為和更大的減重效果。同樣的，彼得森（Peterson）和同事[514]發現，頻繁且持續的飲食自我監控，能夠提高長期減重的成功率[12]。

然而，自我監控的方法應該個人化。有些人擅長一定程度的微觀管理或量化，而另一些人則不然，尤其是牽涉到體重計的時候。請記住，研究數據呈現的通常是中間值（平均值），而這中間值是混合了各種反應後計算出來的。對大多

數人來說，每天秤體重是有成效（而不是破壞性的）的經驗，但有很多人並不屬於這種人。對某些人來說，每天秤體重可能像是自我攻擊，特別是當他們很難將自我價值感與每天的體重波動分開時。每天秤體重但只關注每週平均值，可以將注意力放在大局上，從而降低每天秤重可能帶來的焦慮和自我批判。不論如何，我希望看到人們不再每天使用體重計來支持或安撫自己。

　　一個重要的發現是，使用體重計的有害影響可能有性別針對性。克洛斯（Klos）和同事[515]指出，在女性中，更頻繁的測量體重與較嚴重的負面心理特質有某種關聯，而這種特質與對體重的痴迷和憂慮直接相關。有趣的是（而且很幽默），男性的情況則相反，更頻繁的測量體重與更高的身體滿意度有某種關聯。

　　患有飲食失調的人是需要謹慎對待的族群。羅德（Rohde）和同事[516]指出，與不經常秤重的人相比，頻繁秤重的年輕人（86%為女性）與體重增加較多呈正相關。這種關聯在暴飲暴食者中尤其明顯。

　　考量到上述的警告，假設每天秤重和積極自我監控可以解救每個人是完全錯誤的。我們需要個人化的追蹤和自我監控方法，這一點再三重複也不為過。值得慶幸的是，還有其他幾種衡量進展的方法，體重並不是唯一重要的事。此外，隨著個人變得更瘦和／或淨體重增加，體重計也將逐漸無法準確傳達身體組成的變化。

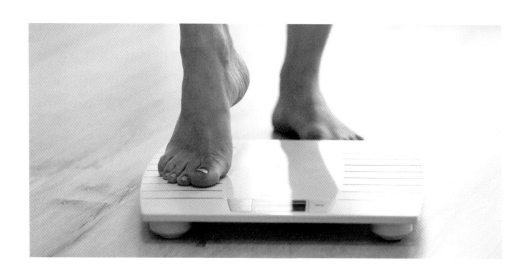

以低科技、高價值的方式追蹤身體組成

幸運的是，我們可以用最少的資源和技術來追蹤身體組成的變化。如同剛才所討論的，體重計並不適合每一個人，需謹慎使用。

對於那些不排斥將體重計與其他指標結合起來的人，我想介紹一種低科技、高價值的方法，這在我從事遠距／線上諮詢時效果良好，因為實際執行時，客戶需要自我評估身體組成，但無法取得傳統的評估設備或掌握使用的技術。自我評估可以像追蹤體重、腰圍（我固定重覆測量肚臍那圈腰圍）和重訓強度一樣簡單。請注意，只要目標訂好，全身的周長測量都是評估進展的有效指標。如果你渴望掌握更多數據，不必限制自己只測量腰圍。腰圍只是剛好適合這個特定的評估方法。

還要注意，重訓強度並不是特指一次反覆最大力量（1RM），而是一般的訓練量（組數、次數、負荷）。為了簡化計算，你可以只追蹤上半身和下半身各一或兩項運動。如果你喜歡將所有內容記成詳細的／書面的日誌，那也很好。不是每個人都有這樣做的動機，沒關係，不這樣做仍然可以取得進展。如果你已經重訓很長一段時間，那麼在心裡追蹤關鍵運動的進展可能很容易。要做到這點，需保持覺知：哪些肌群跟進展有關，用這些肌群做重訓時，第一項運動的第一組可以完成幾次？如果你對記錄感到厭煩，想看看是否靠腦袋記就可以，不妨試試，可能會有驚喜。

請記住，在追蹤進展時，僅在短暫的期間觀察的話，可能會被身體整體緩慢的變化速度誤導。圖9c呈現了可以用來解讀進展的「矩陣」，不需使用複雜的設備[517]。每天的變化和波動沒有太大意義，每週的變化暗示了可能的趨勢，每月的變化才是真實的訊息。

圖9c：進步矩陣

解釋	體重	腰圍	重訓強度
只有脂肪減少（淨體重穩定）	↓	↓	↔
只有淨體重增加（脂肪量穩定）	↑	↔	↑
重組——在這種情況下，速度平穩	↔	↓	↑
骯髒增肌（淨體重和脂肪同時增加）	↑	↑	↑
衰退（淨體重和脂肪同時減少）	↓	↓	↓
失敗（淨體重減少，脂肪增加）——在這種情況下，速度平穩	↔	↑	↓

快速、個位數的堅持度評分，而非詳細記錄

　　我開發了這套簡單而有效的方法，並且和客戶一起使用多年，但是第一次向研討會和會議聽眾介紹是2010年代中期。2007年我在自己的第一本書《腰圍控制》中發表了這個方法的初始形式。這個方法源於我個人執業的經歷：我發現相當多客戶討厭把所吃的一切寫下來。大多數人都是忙碌的商務人士、忙碌的父母，或者身兼以上兩種角色。記錄飲食攝取量花費的時間和精力最後讓他們疲憊不堪。

　　因此，我試行了一個系統，讓他們以1到10的等級來評估自己遵守計畫的程度。他們不需要記錄吃下喝下的每樣東西，只需花個一秒寫下1到10之間的一個

數字，10代表他們認為完全符合計畫。然後！這個方法奏效了！維持大約為8的平均值，就能持續獲得良好的進展。

在過去，我稱之為「日曆法」，因為我讓客戶購買紙本日曆，掛在他們家裡或辦公室牆上顯眼的位置，每天在日曆寫下一個數字。幾個月下來，大多數都是8和9，偶爾會下滑到較低的評分，這樣的評分與客戶朝目標邁進的步伐緊密相關。然而，這裡有一些要注意的事項。自報飲食攝取量從不是完美的。人們普遍傾向於誤報食物攝取量（低估垃圾食物攝取量，高估健康食物攝取量）[518]。因此，自我管理的表現評分不可避免地存在一定程度的不準確性。在評比飲食堅持度的時候，人們往往高估自己的表現。為了使這套個位數的評分系統發揮作用，需要有效的教育、指導和溝通，以確保客戶盡可能客觀和誠實。

更嚴格，同時保持簡單：堅持度評分準則

我認為好的事情總是可以改進，因此我著手將個人化準則加到個位數堅持度評分系統，使其更嚴謹和客觀。運作原理是：我會制定一份與客戶目標、偏好、耐受度一致的10項清單（準則）。因此，可以使用簡單的檢查清單，列出一天內完成和未完成的事項，而不是抽象和任意用1到10評分。

每天的評分依據完成了多少指定的計畫要素而定。方框9A提供了一份10項堅持度評估準則範例（請記住，這可以且應該根據個人需求和偏好調整）。我很高興地發現，比起之前不明確的1到10評分系統，這個準則模型更有效且更吸引力。堅持度評分準則真正地將各個元素結合在一起，幫助人們取得成功。

看到10項評分準則成功後，我自然而然想要看看是否能夠做到極致簡化，所以我試行了只有5項的評分準則（見方框9B），結果成效同樣良好。我將5項評分準則應用於非常忙碌的人／A型人格者，他們的注意力可能無法撐到做完10項評分準則。同樣的，是要使用10項評分準則還是5項評分準則，得根據個人的特質來評估何者更有效。這種方法的美妙之處在於，在詳細／文件化的飲食計畫成功後，它可以用於過渡階段。換句話說，堅持度評分準則可以作為擺脫微觀管理攝取量（和其他計畫變項）的一步。

話雖如此，我在開始制定客戶計畫時，已經跳過了飲食計畫，直接建立評分

準則。客戶對這種方法的新穎、簡單和客觀性感到興奮，當然，他們也對其有效性感到滿意。更不用說日誌縮減到只要寫一個數字（或劃掉已完成的要素）了，這讓那些覺得時間緊迫、傳統追蹤方法像苦差事而應付不來的人感到興奮。另一個很酷的事情是，排除問題非常簡單，只需評估哪些特定元素顯示出不能堅持的模式，就可以對評分準則或節食者的優先事項以及生活方式等變項，進行必要的修改。

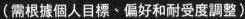

方框 9A：10 項堅持度評估準則
（需根據個人目標、偏好和耐受度調整）

1. 至少 7 小時優質的睡眠。
2. 執行預定的體能活動（或預定的休息）。
3. 除了其他飲料之外，每天至少飲用 1 公升白開水。
4. 只在飢餓時進食（不因無聊或習慣而吃零食）。
5. 在感到滿足但不過飽時停止進食。
6. 每餐從熱量密度最低的食物開始（從水開始），再逐步吃到熱量密度最高的食物。
7. 食用 2 至 4 份新鮮水果。
8. 至少食用 3 份纖維豐富的蔬菜。
9. 每餐至少攝取 20 克蛋白質。
10. 可有可無：最多喝 2 杯葡萄酒（或）最多吃 1 小份甜點。

　　回到自我決定論[505]，堅持度評估準則是一種有效的工具，在建立人類基本心理需求（自主性、能力感和關聯感）的同時，還能實現身體的目標。與客戶一起改進／調整評估準則的條件，例如食物份量範圍和身體活動量，可以培養自主性。讓客戶參與評估準則的建立和調整，可以促進自我引導和自我規範的感覺。透過成功使用堅持度評估準則來取得成果，可以自然而然培養出持續下去的能力感。在諮詢課程之外，透過從業人員與客戶之間的溝通，以及客戶端和社群的互動，可以培養出關聯感。

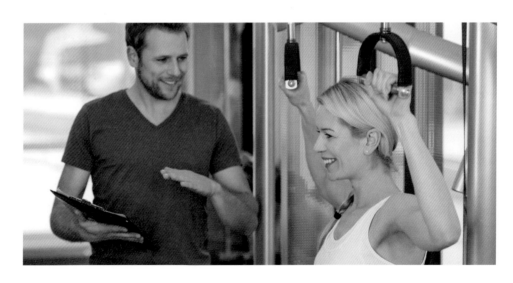

個人化每日（和每週）的進餐頻率和分配

每日進餐頻率

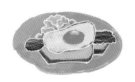

這是一個爭議性的議題，因為人們往往對自己的飲食習慣有情感上的依附和防衛。然而，事實是，每天或每週的餐飲或營養的分配，並沒有通用的最佳模式。重點是要符合個人的目標、喜好和耐受度。進餐頻率（每天的餐數）可以因人而異。無論你喜歡一天吃一餐還是十餐，都不重要，只要你的心態、情緒、表現和進展都始終良好，並且達到適當的每日總量即可。

我和我的同事進行了一項包含十五個研究的統合分析，研究了進餐頻率對身體組成的影響[135]。整體而言，進餐頻率對體重沒有顯著的影響。較高的進餐頻率對保留淨體重和減脂有更大的優勢，但這是由於有一項研究影響特別大，扭曲了整體結果。當我們從分析中排除該研究時，進餐頻率對身體組成的影響就消失了。我們對這些研究結果的解釋和這些結果的實際應用是，進餐頻率可以根據個人喜好而大幅調整。

當然，進餐頻率高低的極端值在實際應用上有其局限。例如，試圖增重的人一天只吃一或兩餐，可能會遇到胃腸問題。而如果進餐頻率不足以滿足緊急的能量需求，那麼優化運動表現的效果也會受到限制。

另一個考慮因素是，達到最大的肌肉生長效果至少需要四餐，每餐的蛋白質攝取量為 0.4 克／公斤[37]。然而，這些考慮因素並不適用於每個人。較低的進餐頻率仍然可以讓肌肉生長，只是可能無法達到最大的生長速度。在低熱量／節食的情況下，與傳統進餐頻率相比，採低進餐頻率，包括間歇性斷食，已被反覆證明可以支持淨體重的保留[59]。間歇性斷食並不適合最大肌肥大的目標[111]，但同樣的，這並不是每個人的目標。要注意你的每日整體標的，並採取最適合你的目標和偏好的進餐頻率。

間歇性斷食

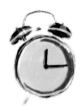

聽到我說間歇性斷食除了作為控制熱量攝取的一個選項之外，幾乎沒什麼好處時，你可能會感到失望，甚至憤怒。但這個功能不應該視為不重要或微不足道。

畢竟，要預防和減輕困擾現代社會的心血管代謝疾病，控制熱量攝取是基本要求。

在解釋我對間歇性斷食為何並不熱衷之前，讓我們快速概述一下它的變形。間歇性斷食分為兩種主要類型：限時進食和全天斷食。每種變形都有子變形，我們將討論相關的變形。

限時進食目的在縮短每天的進食時間，通常為六至八小時。全天斷食就如同字面上的意思，但還有更多變形，包括隔日斷食和5：2模式，其中5：2模式是指每週斷食兩天，通常但不限於不連續的日子。間歇性斷食通常稱為「間歇性能量限制」，因為除非明確指定，否則測試斷食方案時不一定會安排在零熱量攝取日——將攝取量限制在基礎熱量的25%左右（大約500大卡）就構成斷食日，這是大多數隔日斷食和5：2模式所研究的情況。最常研究的間歇性斷食變形是隔日斷食、限時進食和5：2模式。

由於間歇性斷食往往會引起自發性的總能量攝取下降，所以研究一致顯示，與非節食控制條件相比，間歇性斷食可以讓超重和肥胖受試者減輕體重，並產生良好的臨床結果，這並不令人意外[519]。在整個間歇性斷食方案（隔日斷食、限時進食和5：2模式）的進食時段內隨意（不受限制）進食，通常在一天／一週結束時總能量攝取會更低，進而達到減重的效果[520, 524]。

對我來說，這是間歇性斷食最吸引人的地方，因為涉及的限制（在進食時間內）和微觀管理較少。然而，要認識到的一個重點是，系統性回顧和統合分析發現，總體而言，在減重／減脂和改善心血管風險因子方面，間歇性斷食方案與每日熱量限制方案的效果相似[525, 531]。間歇性斷食的鐵粉往往對兩者缺乏差異感到不滿，但從個人化計畫的角度來看，我認為間歇性斷食是成功的。

值得一提的是，在所有間歇性斷食的變形中，限時進食在血糖控制上可能效果更優異，即使以相等熱量比較也可能如此[532]。這方面的優異效果主要見於早

時段的限時進食，通常進食時段為六到八小時，從早餐開始，到下午至傍晚結束。

然而，人們過分吹捧早時段限時進食，卻沒有考慮到缺點。首先，省略了傳統晚餐的生活方式，可能會抵觸社會文化，影響長期的可持續性[533]。其次，早時段限時進食具臨床應用性的這項假設（更能改善血糖控制），與定期運動的健康族群不太相關，與那些瘦（或正在變瘦）的族群更不相關。

在有運動的情況下，晚間攝取更多熱量已經顯示出優勢。凱姆（Keim）和同事[217]進行一項為期十二週的熱量赤字試驗，比較了分別在白天和晚上攝取總熱量的70%，效果有何差異。受試者在上午九點到下午二點三十分之間運動（結合有氧和阻力運動）。結果脂肪減少沒有顯著的差異，但在晚上攝取大部分熱量的組別保留了更多淨體重。

即使在沒有訓練的情況下，將碳水化合物熱量轉移到最後一餐可能有內在的好處。索弗和同事[218]進行的熱量赤字試驗說明了這一點，他們將一天中大部分的碳水化合物集中在晚餐（使其成為當天熱量最高的一餐），與碳水化合物平均分配在所有膳食中進行比較。晚間攝取碳水化合物在減脂、血糖控制、飢餓控制、炎症指標減少以及改善血脂方面效果更好。除了整體上方法健全之外，這項試驗的一個主要強項是持續時間長（六個月）。

說到這裡，目前間歇性斷食研究的一個重要限制是缺乏長期試驗。在目前唯一一個針對這個問題的統合分析中[528]，黑德蘭（Headland）和同事指出，在持續至少六個月的試驗中，間歇性斷食對血脂、血糖和胰島素的改變程度，並沒有比每日熱量限制更大。黑德蘭和同事更為近期的一項研究為期十二個月[523]，比較了三種飲食方式：一、連續能量限制：女性每天1,000大卡，男性每天1,200大卡；二、隔週能量限制：一週每天1,000至1,200大卡和一週慣常飲食，輪流交替；三、間歇性斷食變形的5：2模式──不受限制進食五天，另兩天女性每天500大卡，男性每天600大卡。為期一年的試驗結束時，各組之間在任何測試參數上都沒有顯著差異。連續節食組的體重減輕了6.6公斤，隔週節食組減輕了5.1公斤，5：2模式減輕了5公斤。所有組別的血脂都有所改善，血糖則沒有顯著變化。

十二個月後，對同樣的受試者進行了後續研究[534]，各組兩年體重減輕分別為4.5公斤、2.8公斤和3.5公斤，各組之間的差異未達到統計學意義。血糖和血

脂方面沒有差異。作者得出的結論是，這三組都能夠達到「適度」且相似的減重效果。儘管這項研究存在局限（包括相當激烈的熱量限制以及各組之間類似的70%退出率），但這再次否定了間歇性斷食支持者所聲稱的優越性，並且是在至今針對這個主題最長期的研究中得到了證實。

如此關注藉由間歇性斷食來減輕體重和改善臨床參數，很容易忘記它並不是適合所有目標的正確工具。對於最大幅度增加或保留肌肉而言，有目的性的斷食在所有層面，從合成代謝訊號到肌肉蛋白合成，都與目標牴觸[111]，而且早時段和晚時段的限時進食方式都是如此。跳過早餐來縮短進食時段的人，可能會損害阻力運動能力[203]。另一方面，人們會錯失睡前攝取蛋白質的機會，但睡前攝取蛋白質對於尋求最大或保持肌肉蛋白平衡的運動員和老年人有益[106]。

儘管間歇性斷食有其局限，但綜合證據顯示，它是有效的選擇，與線性能量限制相比，整體表現類似。雖然廣受宣傳的間歇性斷食普遍優越性是錯誤的，但對於從業人員和愛好者來說，仍然是可行的工具。

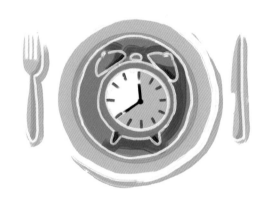

個人化飲食的非線性程度

嚴格來說，間歇性斷食的變形隸屬於更廣泛的非線性節食範疇。我將討論的非線性包括一週內的碳水化合物和蛋白質分配、幾週或幾個月的減重休息期，最後是愉悅的分配策略（「作弊」日和膳食）。近三十年來，健身界流傳許多非線性碳水化合物攝取方案，各有其特定的排列組合和理由。這些方案的一個共同主題是防止或減輕長期節食所造成的「新陳代謝減緩」，尤其是在限制碳水化合物的情況下。然而，儘管健身界長期以來對碳水化合物控制很感興趣，但阻力訓練背景下的非線性碳水化合物攝取，在過去兩年內才進入同儕審查的研究[535-537]。

非線性節食 Nonlinear dieting

非線性節食，也稱為間歇性能量限制，指在節食期間進行間歇性的能量或熱量維持，目標是減輕新陳代謝適應，或讓身體調整到更有效將攝取的食物轉化為能量的過程。這通常包括特定的「補碳」或高碳水化合物日。在許多情況下，非線性節食是為了加強堅持度和保持運動能力，而不是刺激新陳代謝。

在此之前，伯恩（Byrne）和同事一項著名的試驗（MATADOR研究）[538]如下：在一個間歇性能量限制方案中，交替進行兩周熱量赤字與兩周正常進食，持續八個周期（總共30週，其中16週為熱量赤字），與連續16週限制熱量的控制組飲食相比，結果是減下更多脂肪，靜態能量消耗下降比例也更小。兩組在靜態能量消耗方面的差異很神祕，因為兩組減少的淨體重相同。這項研究進一步激發了人們的興趣，想要探究在更貼近健身界真實情況的飲食方案中，非線性節食如何對身體組成和靜態能量消耗產生正面的影響。

隨後，坎貝爾（Campbell）和同事[535]對阻力受訓者進行了切實的非線性與線性碳水化合物攝取方案。補醣組有五天是35%熱量赤字（方式是限制碳水化合物），接下來的兩天是熱量維持（補充碳水化合物），共進行7週。連續組每天保持25%的熱量赤字。到週末取平均值時，補醣組和連續組的碳水化合物攝取量是相等的。與連續組相比，補醣組失去的淨體重較少，靜態能量消耗下降幅度也較低，兩組之間的脂肪減少則沒有顯著差異。

我與主要作者坎貝爾私下交流時，他坦率地承認了一些關鍵的局限。由於主要裝置故障，一小部分受試者使用了不同的設備測量靜態能量消耗。參與者的退出率很高，這是由於研究分兩個階段進行，一個階段在學期初開始，留下的人多，另一個階段在學期後段開始，留下的人少。最後，在評估身體組成之前，補充碳水化合物後可能沒有足夠的時間（兩天）通過運動充分降低肝醣，評估淨體重時，補醣組可能有不公平的優勢。

基塞爾（Kysel）和同事[537]進行了一項後續研究，在年輕的男性阻力訓練受訓者中，比較兩種熱量赤字程度適中的飲食：線性、高碳水（55%）、低脂（30%）的減重飲食，以及週末高碳水（8至10克／公斤淨體重）的循環式生酮飲食。訓練結合了肌力和耐力訓練。減重飲食的蛋白質占總熱量的15%，循環式生酮飲食在生酮日的蛋白質攝取量為1.6克／公斤（高碳水日時，蛋白質攝取量降至總熱量的15%）。可惜的是，研究並沒有具體說明巨量營養素攝取量的絕對值，因此難以推測為什麼減量飲食在保留淨體重、減少脂肪（不顯著）、有氧運動表現和滑輪下拉及腿推的力量上，優於循環式生酮飲食。因為沒有任何額外的數據，例如飢餓／食欲，或心理參數，例如情緒狀態或動機水平，所以缺乏飲食攝取數據，關於試驗結果，也就留下了懸而未決的問題。

　　這個傳說的最新發展是裴歐斯（Peos）和同事的ICECAP研究[536]。研究在阻力受訓者身上的主要發現是，在三週的熱量赤字條件下，每月進行一週的減重休息期（透過增加碳水化合物攝取維持熱量），普遍缺乏代謝方面的神奇效果或身體組成的優勢。兩組都減少了脂肪量，但兩組之間沒有顯著差異，而且在淨體重保留上程度相近。

　　相較於坎貝爾的研究，裴歐斯那場試驗的優點是退出率低，以及評估結果不因測量儀器不一致而受到影響。兩種非線性節食方案都貼近現實世界的狀況，一種是每週高碳水模型，另一種是每月減重休息模型。雖然裴歐斯和同事沒有觀察到非線性節食組有任何代謝或身體組成上的優勢，但這組受試者確實指出飢餓感和進食欲望較低，這對於長期成功而言可能是強大的優勢。

　　針對阻力受訓者所做的新興非線性節食研究有項重點：一系列結果大多優於線性熱量限制，包括飢餓控制、淨體重保留和減脂。然而，裴歐斯和同事的ICECAP試驗不但對內部效度的威脅最小，也能應用在現實世界，而他們發現線性和非線性節食之間的差異，並不像其他研究所討論的那麼引人注目或神祕。

　　目前為止，關於最佳的非線性節食結構，尚缺乏足夠的研究來形成有力的觀點。然而，在實際作法上，非線性碳水化合物攝取是受訓者的主要支柱，他們為了各種目的而挑戰精瘦極限，包括體態比賽、拍攝照片，甚至只是為了滿足個人目標。根據我的實地觀察，非線性碳水化合物攝取最適合低碳水化合物水平的低

熱量條件。基於特定目標的非線性碳水化合物攝取，在每日攝取大量碳水化合物的長期高熱量條件下，效用很小。

蛋白質超補

「蛋白質超補」這術語聽起來很酷，這概念也是我提出的，相當於高碳水的蛋白質版本，但過程中沒有低攝取量時期。與碳水化合物補充（高碳水化合物攝取與不同水平的碳水化合物限制交替進行）相反，蛋白質超補是在一週中蛋白質正常攝取期間，策略性排入高蛋白日（正常攝取量的 2 到 2.5 倍）。所謂「正常」的蛋白質攝取量，定義為典型情況下的最佳攝取量（每日 ≥1.6 克／公斤），超補日的蛋白質會增加到一天約 3.2 到 4.5 克／公斤。例如，一個 75 公斤的人在正常日可能攝取 135 克蛋白質，而超補日則會攝取這個數量的 2 到 2.5 倍，即 270 到 337 克。

蛋白質超補有三個主要的用途／目標，可以根據個人的目標和訓練狀態單獨或結合使用：

- 在一般情況下，得到最大飽足感，並將食欲降至最低，而在限制碳水化合物的日子裡更要如此。
- 允許一段時間不受限制的進食，以緩解心理上的「減重疲勞」，同時將脂肪過度增加的風險降至最低。
- 提升中高級和高級受訓者的身體重組效果。

與其他兩個目標相比，第三點有更多運氣成分。根據我的觀察，即使蛋白質超補會算成熱量盈餘（超出維持需求），多餘的蛋白質仍然會「消失」，如同在安東尼奧（Antonio）和同事的多項研究中所見到的[51-53, 539]。阻力訓練受試者的蛋白質攝取量從 2 到 2.2 克／公斤的基礎攝取量，增加為 ≥3 克／公斤，對身體組成（減脂和／或增肌）並沒有造成顯著或有利的變化。

關於安東尼奧等人「消失」的蛋白質盈餘，可能的解釋包括增加的產熱效應（飲食、與運動及非運動相關的活動）、飽足感增加因而降低其他巨量營養素的攝取量、攝取報告不準確，以及經由排泄損失了更多能量。

在安東尼奧等人的蛋白質超補研究發表的前幾年，我在客戶身上觀察到由蛋白質誘發的身體重組效果，因此，雖然一些人對這些發現持懷疑態度，但它們實際上印證了我在實務中的記錄。在熱量平衡（維持）的條件下，甚至為特定目標設定的每週淨盈餘條件下，我都觀察到執行定期蛋白質超補的客戶出現身體重組效果。

有許多變項可以讓身體發生重組[44]，但根據我的觀察，每週實驗蛋白質超補是值得嘗試的。在我與客戶的經驗中，每週進行兩到三次蛋白質超補，是大多數人可以忍受的（並且享受）。理想上，蛋白質超補應該依據過去個人經驗，安排在食慾最強的日子或前一兩天，或者碳水化合物攝取補充日或超補日以外的任何日子。我反覆觀察到的一個有趣現象是，蛋白質超補的飽足效果可以持續到隔日一整天。這方面每個人的反應各不相同。

總結蛋白質超補如下：

- 與其在休息日減少攝取蛋白質，不如將蛋白質保持在已知可以最佳化阻力訓練適應性的水平。訓練結束後，蛋白質轉換和肌肉對蛋白質攝取的敏感性都會提高，且可以持續24至48小時。
- 節食者若尋求新策略來增加飽足感和減少節食的心理疲勞，我會運用蛋白質超補。蛋白質超補也適用於尋求身體重組的中級和高級受訓者。
- 我在蛋白質超補的實際經驗，反映了安東尼奧等人的蛋白質攝取過量研究的有趣結果[51-53, 539]，以及巴拉卡特和同事最近的文獻綜述，報告指出每公斤淨體重攝取2.6至3.5克蛋白質與身體重組有關[125]。

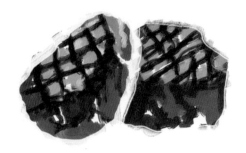

- 我的蛋白質超補成功有效方案是每週進行兩到三天，攝取正常量的 2 至 2.5 倍。選擇的蛋白質大部分應該維持低脂肪。
- 蛋白質超補讓蛋白質愛好者對飲食感到非常興奮，尤其是那些喜愛鹹食甚於甜食的人。比較喜歡吃甜食的人仍然可以進行蛋白質超補，因為蛋白粉可以製作出無數甜點。
- 目前尚不清楚蛋白質超補明顯的「神奇」效應，是行為上的、代謝上的效果，或是兩者都有，但重點是，我（以及用過我這種方案的人）在實際應用上看到了這個方法的正面效果。這至少部分歸因於這種飲食控制策略是增加而不是限制攝取量。這使得蛋白質超補成為有效的武器，可以對抗節食過程中常見的不足感。

節食休息

關於節食休息的研究相當有限。2003 年，溫格（Wing）和傑佛瑞（Jeffery）[540] 比較了以下三種飲食的效果：實驗組分別為連續六週停止節食及三次為期兩週的休息，對照組則沒有節食休息。三組條件全都是在減重計畫的背景下進行，計畫

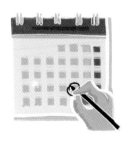

包括 14 週的團體課程。這是相對大規模且多樣化的樣本（142 名受試者年齡在 25 至 60 歲之間，體重高出理想值 15% 至 70%）。

有趣的是，有休息的兩組在休息期間減輕的體重與沒有休息的對照組並沒有顯著差異，而且在相同的時段內，各組之間整體體重減輕也沒有差異。這些發現顯示，即使是長時間的節食休息，也不一定會破壞進展。

在我的實際觀察中，效果良好的節食休息模式是每隔 4 到 8 週休息 1 週，根據節食者的身體和心理疲勞水平自行調節。節食休息是回復到節食前的攝取水平，既沒有刻意限制，也沒有刻意放棄自制（術語是 YOLO-ing，意思是享受當下）。節食休息可以增加一層保護以防止節食時身體疲勞，對此，裴歐斯和同事 [541] 進行了 ICECAP 試驗的次級分析 [536]，他們指出，受試者盡全力做一組 25 下時，股四頭肌和腿後肌的功率輸出明顯變高了，證明腿部肌耐力顯著提高。

需要注意的是，如果一個人沒有積極地或長期節食，那麼可能不需要全面休

息，尤其這個人的職業、嗜好或生活方式不需要達到瘦身極限時。對於那些想要在一週之內定期享受高碳水，但平均每日攝取量維持低到中等水平的人，我為他們開發了非線性策略。這些策略藉由減輕節食的心理疲勞（以及一定程度上的身體疲勞），發揮了神奇的作用。我為任何每日營養分配開創了非線性節食矩陣（圖9d），在大多數的情況下，適用於規劃高碳水的方案。

圖9d：非線性節食矩陣

平均每日目標	×1.5	×2	×2.5	×3	×3.5	×4
每週一天高碳水	0.91	0.83	0.75	0.66	0.58	0.5
每週兩天高碳水	0.8	0.6	0.4	0.2	0	不適用
每週三天高碳水	0.62	0.25	不適用	不適用	不適用	不適用
每週四天高碳水	0.33	不適用	不適用	不適用	不適用	不適用

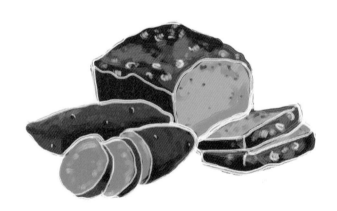

以下是非線性節食矩陣的用法：

1. 計算出你的每日碳水化合物目標（參見第5章）。
2. 決定你每週要進行多少天高碳水（第一欄）。
3. 決定高碳水的攝取量要多高（第一列），然後將每日碳水化合物分配量乘以這個數字，得出高碳水的克數。
4. 找到上述兩者在表格上相交的位置。
5. 將每日碳水化合物分配量乘以與你選擇的條件相交的值，就能算出碳水限制日的碳水化合物份量，我以藍底標出最常用的值。

實際執行要比文字解釋簡單得多。我以每日碳水化合物目標100克為例，步驟如下：

1. 這很簡單，我們已經確定是100克。
2. 每週兩次（第一欄的第三列）。
3. 我要大膽的把高碳水設定為每日碳水化合物分配量的2.5倍（第一列的第四欄）。我的高碳水日是100×2.5=250克碳水化合物。
4. 這兩個條件（數值）相交處的值是0.4。看出來怎麼運用了嗎？
5. 0.4×100=40，表示我的低碳水日攝取量是40克，每週五天，因為我選擇每週兩天高碳水。

在這個例子中，每週兩天攝取250克的碳水化合物，另外五天攝取40克的碳水化合物。平均下來這一週每天仍然是100克。真神奇！

個人化的享樂策略

「作弊餐」這個詞在健身圈引發了兩極的看法。有些業者討厭它的負面意涵，有些人則對此毫不在意。「巨石」強森卻對此十分著迷。他的「作弊」餐相當聞名，從一大碟鬆餅，到好多盤壽司，再加上甜點（以及任何他推銷的成人飲料）。

有趣的是，他為這些餐點貼上「作弊」的標籤，但它們跟作弊相去甚遠。它們是他計畫中定期、精確規劃的一部分。很顯然，它們是介於大幅降低碳水化合物攝取時期之間的高碳水。這些餐點甚至不符合瓦萊（Vale）和同事所稱的「計畫性享樂偏離」[542]，其特徵是實際偏離通往目標的結構化路徑。巨石強森的「作弊」餐實際上是結構的一部分。儘管如此，瓦萊和同事得出的結論是，只要從一開始就將這些放縱飲食有系統地納入計畫，享樂偏離或定期「擺爛」，其實都可以提高目標實現的可能性。

本書的第一章討論過自主熱量的概念。簡而言之，由於你的飲食絕大多數（80%至90%）都是營養豐富的食物，有助於健康和實現目標，而自主熱量是攝取量的差額，讓你可以吃基本上任何想吃的食物。這10%至20%的自主熱量，就是「作弊」可選的範圍，但當然，這不是真的作弊。

以2,000大卡的飲食為例，自主熱量為每天200至400大卡，可以攝取任何你想要的東西。10%至20%的規則並不局限於每日線性模式。若是非線性碳水化合物攝取，可以在一週內彈性地攝取自主熱量（在此情況下，是1,400至2,800大卡）。如果你決定將所有的自主熱量分配給你認為很放縱或值得稱為「作弊餐」的東西，這將是相當可觀的卡路里量。當你認為你可以自行決定「分期」攝取的份量是要很大或很小時，自主熱量的分配也解決了「作弊餐」與「作弊日」的問題。

不同的人對放開來吃有不同的反應。我曾經與客戶嘗試過作弊餐限額的各種排列組合。就像1990年代末的其他人一樣，我受到比爾・菲利普斯（Bill Phillips）每週允許一天「自由日」的影響，在這一天，你可以隨心所欲地吃任何想吃的東西。

我很快發現，我的客戶對這種允許的反應截然不同。有一個客戶向我坦承，他從早上吃到晚上，一整天用最垃圾的食物塞飽自己，甚至到了痛苦的程度。很

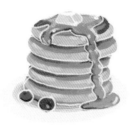

明顯，這種方法不適合他。然後，我嘗試指定幾種「垃圾餐」給客戶任選，每週最多兩頓。垃圾餐可以定義為高熱量的主菜，例如漢堡、披薩（幾片，而不是一整個披薩）、義大利麵、燉菜或大份甜點。任何餐廳或速食店中含有較多醬汁、乳脂、油脂或是油炸的餐點（聽起來像大多數外食的餐點，不是嗎？）通常都符合條件。這些餐點的營養成分不容易辨認，而且幾乎可以保證它們的成分在最好的情況下也只會阻礙你的進展，而最壞的情況是，如果不明智地食用，它們會讓你倒退一、兩步。

話雖如此，你完全可以在家裡準備並不「垃圾」的漢堡、披薩和義大利麵。若準備這些食物的是重視味道甚於營養和健康的餐館，那麼餐點的奶油、油脂、鹽和／或糖至少是自製餐點的兩倍，勢必會被歸為垃圾。對於那些喜歡在平日努力堅持計畫，為週末的垃圾餐騰出肚子的客戶來說，「最多兩頓垃圾餐」這種策略的效果出奇地好。雖然一週可吃兩頓垃圾餐，但人們常常只吃了一頓就回到飲食計畫。為了保持強大的安全網，我執行了以下的垃圾餐規則：

- 垃圾餐應該代替主餐，而不是吃完計畫中的餐點，再加上這一餐。
- 在吃垃圾餐的那天，為了平衡過多的熱量（特別是追求減重的客戶），不能再吃計畫中所有的彈性零食。
- 客戶心中應該要清楚垃圾餐的份量：一個人一道菜／主菜。一頓有開胃菜、飲料和甜點的晚餐，不只是垃圾餐，而更像是兩餐，那麼你這週的限額就用完了。
- 在開始吃垃圾餐之前，要喝充分的白開水（至少兩大杯）。運用這個簡單的技巧，吃完一大份主菜後，比較不會還想要點甜點。

關於「水的妙計」的簡要說明：我之所以這麼稱呼，是因為它的神奇作用，而且確實有助於控制體重。它能啟動飽足信號，以及填補胃部空間，最終減少你原本要攝取的熱量。它對所有餐點都有不同程度的效用，如果你到餐廳時感到非常飢餓，特別有用。而且，令人欣慰的是，這個策略得到了研究的支持[543-545]。

我的「最多兩頓垃圾餐」指導原則是，它是我放在工具箱裡偶爾使用的工具，即使我開發了澱粉「外卡」替代選項策略，我發現這個策略效果更好，可以最大幅度降低並實際上消除大多數客戶對垃圾食物的渴望。這個策略給客戶每日總熱量的20%作為自主熱量，通常就消除了客戶對全面垃圾餐的渴望。結合這兩種策略（選擇性的每週最多兩頓垃圾餐，和選擇性的每日外卡熱量），其效果與單獨使用任何一種策略一樣大。如同你所看到的，有幾個放縱的機會。最後，你會引導自己養成以健康習慣為主的穩定作息：一種積極主動的習慣，而不是被動和隨意。這需要非常清楚行事曆上下一週（至少）的個人、工作和社交活動。

關於酒精的注意事項

對於那些想要將酒精納入飲食的人來說，酒精可以替代脂肪和／或碳水化合物的熱量，但為了加入酒精而犧牲蛋白質是不明智的。酒精屬於自主熱量分配的範圍（總熱量的10%-20%，基本上來自任何你想要的東西），然而，與其他「垃圾」或「放縱」食物相比，酒精的情形更複雜且需要注意。垃圾或放縱食物（包括含糖飲料）不會試圖偽裝成健康食品，但「適度飲用酒精飲料有益健康」獲得了相當多的正面報導。在我們討論這個主張及警語之前，讓我們首先確立一些重要的定義。

標準飲酒份量（一杯）定義為含14克酒精[546]，例子如下：

- 350毫升普通啤酒（約5%酒精）
- 150毫升葡萄酒（約12%酒精）
- 45毫升蒸餾烈酒（約40%酒精）

雖然適度沒有正式或標準化的定義，但文獻顯示的範圍是，女性每天大約一到兩杯，男性每天兩到三杯[547]。請注意，男性的份量超過了主要衛生機構建議的限制值。美國國家酒精濫用和酒精中毒研究所（National Institute on Alcohol Abuse and Alcoholism, NIAAA）是國家衛生研究院（National Institutes of Health, NIH）下屬的一個機構，對「適度」的定義與《美國人膳食指南》相同，該指南由美國衛生與

公共服務部和美國農業部聯合編寫[584]。這些機構將適度飲酒定義為女性和男性分別為每天一杯和兩杯。美國國家酒精濫用和酒精中毒研究所將飲酒過量定義為任何讓血液酒精濃度達到0.08%或更高的量，這相當於男性兩小時內飲酒超過5杯，女性兩小時內飲酒超過4杯。重度飲酒的定義為男性任何一天飲酒超過4杯或每週超過14杯，以及女性任何一天飲酒超過3杯或每週超過7杯。

過去幾十年來，人們廣泛研究飲酒對健康的影響。觀察性／流行病學研究往往顯示，攝取低至中度的酒精可以預防心血管疾病[548]。可能是酒所含的多酚可以為心血管帶來益處，尤其是紅酒[549]。艾斯圖（Estruch）與漢崔克斯（Hendriks）在最近所做的系統性回顧中[550]，比較了三種主要酒類（葡萄酒、啤酒和烈酒）攝取低至中度水平與各種健康結果（癌症、心血管疾病和第二型糖尿病）和全因死亡率的關係。總體而言，研究結果好壞參雜，不同類型的酒類對健康結果的影響沒有一致的優勢或劣勢。然而，葡萄酒與降低第二型糖尿病和全因死亡率的風險有關。作者推測，葡萄酒的這些好處可能受到周圍因素干擾，因為葡萄酒飲用者的飲食和生活方式往往比啤酒和烈酒飲用者更健康。

重點是記住，飲酒是雙刃劍，低至中度攝取量可能具有保護力[551]，但高攝取量可能帶來不良甚至災難性後果。酒類飲料受到廣泛的媒體美化和行銷／商業化，可能淡化大眾對於飲酒過量的風險意識。主要由酒精導致的疾病包括依賴症候群、酒精性多發性神經病變、酒精性肌肉病變、酒精性胃炎、酒精性脂肪肝、酒精性肝硬化、酒精性胰腺炎和胎兒酒精症候群。與酒精部分相關的疾病包括傳染病、癌症、糖尿病、神經精神疾病、心血管疾病、肝臟疾病、胰腺疾病、非故意傷害和故意傷害[552]。

酒精可能產生的附帶損害（對飲酒者以外的人）是一件需要考慮卻被忽視的事。酒精造成的社會危害包括家庭破裂、就業／財務混亂和刑事罪。這些可能摧毀人生的後果（其中最重要的是成癮和濫用），甚至在決定是否要開始飲酒時，就必須仔細考慮。喝多少酒可能是好的、壞的或中性的，這因人而異。有一段摘錄來自奇瓦－布蘭奇（Chiva-Blanch）和巴狄蒙（Badimon）[548]最近發表的文獻回顧，可以總結這個主題：

值得一提的是，儘管低／中度飲酒對心血管具有保護作用，但可以從個人角度權衡這些好處與潛在危害，並解決諸如酒精依賴傾向和附帶的社會危害、遺傳脆弱性、懷孕或甚至家族癌症史等嚴重問題。另一方面，我們應當堅決反對大量飲酒和酗酒，沒有任何例外或藉口。

我個人如何管理享樂攝取量

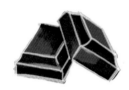

要將「放縱」食物納入整體健康飲食中，就必須控制每天、每週或每月的份量和／或頻率。每一天，我都會吃大約28克的黑巧克力，相當於兩塊巧克力，我會在一天中的一或兩個時間點（午餐和／或晚餐後）搭配一把杏仁或一勺花生醬。我喜歡這種組合，它滿足了我對「放縱」的渴望。

我將漢堡和薯條等垃圾食物限制在每週最多一次，而且我對此並不擔心。在吃垃圾餐的那天，我幾乎會自動跳過前一餐或後一餐，改吃一點蛋白質零食。在我每個月的一百到一百二十餐中，最多大約只有四到六餐是真正「不乖的」。這種對不完美和放縱的寬容，讓我能保有社交生活、理智和叛逆感。每個人對飲食享樂的需求都不相同，找到那個甜蜜點是長期堅持整體健康飲食的有力工具。

澄清關於碳水化合物補充的誤解

容我從執業者模式轉換到研究人員模式，讓我們來討論一下補醣（大多數人稱為作弊餐）有助於節食者提高瘦體素和能量消耗，從而刺激新陳代謝的說法。這個想法不完全是臆測，但是一種誤導人的過度簡化。

迪勒汪格（Dirlewanger）和同事[553]的經典研究比較了三天的碳水化合物過度攝取（2,460大卡，碳水化合物394克，脂肪60克）和脂肪過度攝取（2,508大卡，碳水化合物219克，脂肪153克）這兩種飲食的效果，兩者均比維持體重所需熱量高出40%。碳水化合物組顯示瘦體素增加了28%，24小時能量消耗增加了7%。脂肪過度攝取組則未出現這種增加現象。雖然這些現象似乎有力地支持了碳水化合物、瘦體素和新陳代謝提升彼此相關，但我們不能忽視24小時能量消耗實際上只增加了7%。由於這兩種飲食都執行了40%的熱量盈餘，這使得能量攝取淨

增加了 33%。歸根究柢，仍然有大量的熱量盈餘，因此補醣的代謝作用能直接減脂的假設，實際上便被否定了。

不過，僅僅因為以碳水化合物來增加瘦體素可能不具有代謝或熱量的好處，並不意味著以碳水化合物為基礎的補醣餐對節食者沒有好處。補醣餐的益處是可以增加運動和非運動的能量消耗。雙管齊下，可以利用攝取更多碳水化合物（和總能量）的短暫時期來提供更大的運動輸出。在節食的條件下，儲存更多肝醣可以提高訓練能力，如同裴歐斯和同事最近所證明的[541]。最後，循環式高碳水化合物周期可能因為能應對節食的心理疲勞而提高堅持度。如前文所討論的，可以根據個人的目標和情況，量身打造節食休息或高碳水的頻率和幅度。

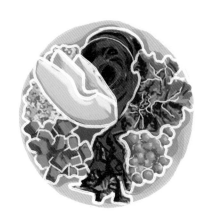

重新定義維持

維持這個術語經常被提到，卻鮮少獲得應有的深思。在討論這個問題之前，讓我們先來看看學術和專業文獻中廣泛接受的「成功」或「健康」減重的定義，也就是初始體重減少5%到10%[554, 555]。在超重和肥胖的情況下，即使體重只稍微減少3%到5%，也能在血脂狀況和血糖控制上造成具臨床意義的改善[555]，從而降低一系列慢性疾病的風險。

要定義減重維持，不可避免地會和定義「長期」這個名稱一樣主觀。溫穎和希爾（Hill）的一篇經典綜述[556]對長期減重維持的定義是：至少減掉初始體重的10%，並且不復胖至少一年。

因此，減重維持的定義各不相同，但論者多半將維持視為一個不變的狀態。事實上，維持可能是一條曲折的道路，甚至是一段冒險，這取決於個人在克服過重或肥胖後，追求的目標是什麼。

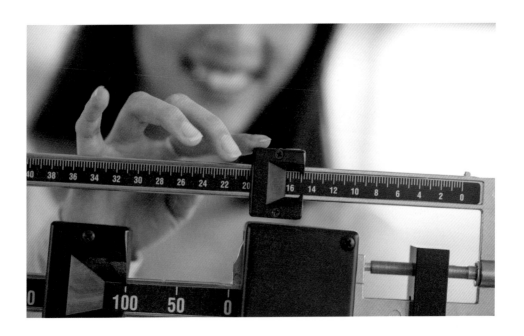

維持是一個動態目標

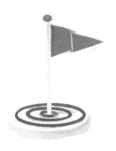

　　體重或身體組成的維持不一定得是固定且靜止不動，才稱得上成功或健康。維持可以視為季節性或周期性的起伏。

　　例如，單項運動通常有休賽季、季前賽和賽季等不同的階段，賽季的長度因運動項目而異。每個季節都有不同的能量需求，從而產生不同的體重。競技運動員的體重因訓練季節的不同會自然而然產生變動，而業餘運動員和一般大眾則可以對體重或身體組成進行周期性或一定程度的季節性調整。這不同於溜溜球型節食[*]，也不同於周期性暴飲暴食讓體重在假日悄悄累積的負面結果。這種體脂的雙向變化是有計畫和目標的。

　　源自健身／健美界的一個經典例子是，在炎熱的天氣和穿著較少時要更苗條，而在寒冷的天氣和穿著較多時披上更多的「冬天外套」（按：比喻一層脂肪）。根據我的觀察，這種模式雖然主要是基於虛榮，卻諷刺地可以讓人擺脫維持固定、靜止的目標所帶來的焦慮，因為若要如此，即使是微小的體重變化也會帶來心理壓力。

　　我建議採取更彈性的方法，允許體重有一定的波動範圍，而不是情感上依附於一個非常具體的體重目標。我還建議個人目標可以有變化和進展，這可能會排除固定不變的體重目標。一旦達到體重目標，我發現在「季節」之間，大約2%到3%的體重波動是合理的緩衝空間，讓人們能過正常生活並追求不同的身體目標，同時仍然可以成功地維持或進步。

　　那些專心致志於增肌和減脂周期的人，在不同的時段內可能出現更大的體重波動，我們將在後面討論這一點。我目前的觀點是，在維持時期，有些人的體重非常傾向於靜止不動，其他人則「維持」更大的波動範圍。只要波動背後帶有目的和覺知，本質上並沒有什麼問題。

----

* 一種過度節食的方法，導致身體出現快速減重與迅速反彈的變化。

重組、減脂、增肌、增肌維持

身體重組（同時增肌和減脂）在本書的不同章節都有討論，而且我再三強調，重組主要是肌肉尺寸與淨體重方面遠遠未達到極限時的既成結果。值得再次重申的是，文獻中有一些研究報告指出，顯示出重組現象的受試者，是相對較瘦且有在訓練的人或運動員[125]。

然而，這些研究的一個共同特點是，讓受試者在監督下，以肌肥大為重心，展開周期性的漸進式阻力訓練計畫和／或攝取蛋白質補充品，而這些受試者在試驗前不一定受過漸進式的肌肥大訓練，或為了肌肥大而優化營養和補充品。這些研究的另一個共同細節是使用年輕成年人（幾項研究是針對大學生），他們離精瘦的極限十分遙遠。男性的體脂率在15到19之間，女性則在20到24之間。

重述一下重點，與試驗前的日常生活相比，這些受試者在非常有利於提高盡力程度和一致性的情況下，接受了新的／漸進的訓練刺激，包括優化的營養和／或補充品。因此，不能過度解讀這些研究，認為所有精瘦、訓練有素的重訓者都能同時追求減脂和增肌，而非一次專注於一個目標。從積極的一面來看，目前的證據顯示，對於已經遠離新手狀態的訓練者來說，重組仍然是可能的。

增肌和減脂階段的循環（交替）是健美運動員和健身／健體愛好者採用的經典模式，但由於它是看起來很好（但感覺很糟糕）和看起來很糟糕（但感覺很好）的交替，一直以來經常招致批評。常見的「骯髒增肌」法採用激進的熱量盈餘，會增加大量脂肪，這對增肌減脂循環法的操作產生了一些負面影響。然而，對於那些肌肉發展和瘦身程度已達進階，且仍在尋求通過飲食控制來突破極限的人來說，投入增肌減脂循環法是最好的選擇。

更高級的訓練者需要更仔細地考慮熱量盈餘的幅度。中級和更高級的訓練者，建議超出維持體重所需熱量10%至20%，因為更多的盈餘對他們來說較容易增加脂肪[57]。最近的一個實例是里貝羅和同事的研究[557]，他們比較了菁英級男性健美選手以4週為期，每天攝取4,501大卡和6,087大卡的效果。儘管攝取量非常大，兩組淨體重的增加都很少。熱量較高的組別淨體重增加較多（1公斤對

比0.4公斤），但脂肪量也增加更多（7%對比0.8%）。增肌期的時程會因人和目標而有所不同。然而，考慮到即使在最理想情況下，中級訓練者的增肌速度也很緩慢（最多每個月0.45到0.9公斤，而高級訓練者的速度只有一半），在轉換目標前，增肌階段應該至少持續六個月，以便有足夠的時間產生有意義／可測量的增加成果。

如果增肌期間脂肪從未增加，就沒有必要進入減脂階段。但生活並不是那麼公平，大自然也並非總是仁慈的。在中級和更高級的訓練者中，增肌期間淨體重和脂肪增加的比例通常是1：1，但如果增肌速度緩慢／不明顯，也可見1：0.5左右的比例。適合重組訓練的初學者是有可能單純增肌而不增加脂肪，但過了新手階段，在高熱量條件下，就越來越難避免同時增加脂肪和肌肉。

減脂周期應該在不妨礙淨體重增加，也不會破壞整個過程的目標（每週體重減少0.5%至1%）的前提下，提升減脂速率[489]。如同在規劃章節中所解釋的，時程取決於目標及其相關的變化基準：初學者和中級者每月增加0.45到0.9公斤肌肉，而且不論訓練狀態如何，每週減少0.45到0.9公斤脂肪。

由於增肌比減脂慢得多，增肌階段理應比減脂階段更長。對於天然的訓練者，我不建議增肌和減脂的時間比例低於3：1到4：1。關於「迷你減脂期」，也就是打斷增肌階段的短期減脂階段，有各種主張和做法。雖然發誓「迷你減脂期」有效的人傳出了一些正面事蹟，但他們通常是一開始就過於激進增肌的人！

這也帶出我很喜歡的一個術語，那就是「增肌維持」（gaintaining），如果我知道是誰創造了這個術語，就會提他的名字，但似乎沒有人知道他是誰。「增肌維持」是一種非常緩慢和連續的增肌，目標是非常小的每日或每週淨盈餘。與通常持續幾個月的增肌周期不同，增肌維持者以展望未來數年之久而自豪。

這種方法的好處是，不會出現「休賽季」的體脂水平，缺點是對於距離期望的肌肥大水平還很遙遠的訓練者來說，這個方法並不理想。不斷追求微小的淨熱量盈餘，除了會減損增加訓練量帶來的刺激（可推動漸進式超負荷和肌肉生長），還會損害合成代謝信號和肌肉蛋白合成[57]。

現在，綜上所述，對於已經在旅程中走得更遠、滿意自己肌肉發展程度，但還沒有達到最終目標的訓練者來說，增肌維持可能是有吸引力的選擇。這些人可

能已經歷了多年的傳統增肌階段循環（脂肪增加等等），並且在過渡到緩慢但風景優美的增肌維持道路之前，已經更有效地利用合成代謝來達到更大的增肌。

正確看待進展停滯

減重停滯可以定義為體重（或更準確地說，身體組成）在一段較長的時間（大約一個月或更長）內沒有變化。體重停滯只有兩種可能的原因，不是不遵守計畫，就是已經達到能量平衡的新均衡點，也就是能量攝取和輸出持續相等的新維持點。不遵守計畫的因素是什麼，很難確定，當計畫改動但身體似乎沒有反應時，也很難單獨找出生理（和行為）上發生了什麼事情。讓我們首先從不遵守規定這個罪魁禍首看起。

原因 # 1：不遵守

不遵守有兩種類型：有意識的和無意識的。不遵守自動被認為是蓄意反抗指定的飲食和／或運動方案，但情況不一定是這樣。人們常常在不自覺的情況下不遵守。無意識或非故意的不遵守，可能比故意不遵守更常見。而且，間歇性的不遵守比持續／完全不遵守更容易發生。

追蹤自行回報攝取量（而不是由實驗室提供攝取量）的飲食研究中，有許多都發現了無意識的不遵守行為。不管哪一種飲食法，隨著時間推移，攝取量都會出現「回歸平均值」或「向中間偏移」的現象。這是由於遵守程度逐漸下降，甚至發生在有很大風險的臨床人口中，例如患有第二型糖尿病的受試者。在長期試驗中，被分配採生酮飲食的受試者，在試驗開始時每天的碳水化合物攝取量少於50克，但12個月後攝取量常常變成每天130至160克[209]。

與不遵守相關的現象是誤報飲食攝取量（和體能活動）。在李奇曼（Lichtman）和同事的經典研究中[558]，自述有「抗拒節食」（diet resistance）歷史的肥胖受試者，顯示出平均少報47%食物攝取量，並多報51%活動量。

湯瑪斯（Thomas）和同事[559]調查在飲食試驗中與減重停滯相關的參數，停滯通常發生在第六個月，但經過驗證的數學模型顯示，體重停滯期應該發生在

第一到第二年之間。為此，他們開發了單獨的數學模型，並經過四項大規模的長期研究進行驗證。他們確定減重停滯期是由於間歇性的不遵守，而不是代謝適應（代謝減緩）所致。

原因 ＃ 2：達到平衡

　　一個可惜但又熟悉的情景是，不知情的節食者一旦進入第一個減重停滯期，就會尋求下一種流行的節食法。人們錯誤地認為，當節食造成的熱量缺口終於變小或完全消失，就是某種失敗。相反的，這只是非線性減重階梯上的一道「平臺」。減重停滯期理應發生，而且當減重目標夠大時，停滯期是不可避免的。

　　在實際應用中，如果是有重大減重目標的客戶，我會提出忠告：要意識到，在達到目標之前將會出現幾個停滯期。每個停滯期都可能比上一個更長，但關鍵是：這是好事。畢竟，終點目標本身確實也是某種停滯期。停滯期通常被負面看待，但我發現，將其視為一個機會，測試至此取得的進展能否持續，會更有助益。因此，我鼓勵節食者將停滯期視為「維持訓練」。

　　人們常會幻想可以立即逃離停滯期，持續向前推進。到達停滯期時，我經常要求客戶維持在停滯期（也就是維持體重／脂肪，不要明顯增加）幾星期，在某些情況下，甚至是幾個月，具體取決於個人的情況。

　　最後一點是，在判斷是否達到停滯期時，需要小心考量每個月與月經周期相關的體內水分重量波動。有月經周期的人應該注意，不要將持續時間短於大約四週的循環，誤以為是減重停滯期。

突破停滯期

應付減重停滯期需要了解體重/脂肪增加的根本原因。基本機制是持續有過多熱量未被利用,累積在脂肪儲存組織中。換句話說,脂肪增加是攝取的熱量長期超過消耗的(或用於增加淨體重的)熱量的結果。

雖然脂肪增加的機制/根本原因相對簡單(能量攝取過多和/或能量消耗不足),但要解釋導致持續高熱量狀態的眾多因素則很難。肥胖這種疾病有許多因素,發病機制涉及遺傳傾向、心理/行為狀態、社會參數、經濟條件限制、生理限制、共存疾病的複雜相互作用。所有因素都會直接或間接影響個人的能量平衡狀態。

所以,告訴大眾只需少吃多動,是過度簡化的說法,無法解決肥胖問題,即使嚴格來講是正確的。可惜的是,「少吃多動!」比說「在健康的飲食模式中,以適當的巨量營養素目標和個人喜好的食物保持能量赤字,同時進行規律的體能活動,包括適當的個人化計畫和逐步進展的阻力訓練」更吸引人。

在這個多重因素的框架中,有一個減重和體重維持的重要阻礙常被忽視:食物環境。所謂的肥胖環境,特徵是大量高度精製/加工的食品,這些食品熱量高、適口性高、容易獲得、價格實惠,並被有效地行銷[496, 560]。這種環境促使人們被動/無意識地過度攝取。

好消息是,食物環境在一定程度上是可以改變的。例如,你可以花一些工夫製作營養豐富/熱量較少的食物(像是新鮮水果),讓這些食物在家中或工作場

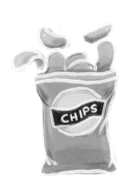

所中容易看見和取得。此外,不要將垃圾食物(如包裝零食、甜點和含糖飲料)放在住家/工作場所,或至少遠離容易看見和取得的地方。另一個策略是避免在看電視、電影或漫不經心地瀏覽網路時吃零食。而且,當你吃零食時,不要直接從包裝或袋子裡拿出來吃,這可能導致一次吃完整包。先放到較小的盤子和碗中會有幫助,在儲存食物和零食之前先分裝,也是一個方法。

對於達到最終目標的過程中出現的停滯,擬定突破計畫是適當的。但在此之前,應該先誠實、盡責地評估自己是否遵守計畫。如

果確認有好好遵守，那麼你必須決定如何重新恢復熱量赤字，而這只有三種選擇：一、減少能量攝取；二、增加能量消耗，或者三、某種程度的兩者合一。

你所做的計畫調整取決於對個人來說最務實的情況，以及時程的緊迫程度。如果熱量已經很低，而飢餓／食欲控制已經是頑強的挑戰，那麼進一步減少攝取可能不是最好的策略。在這種情況下，應該考慮透過運動或非運動方式增加能量消耗。另一方面，如果能量消耗已經很高、進一步增加運動量的空間很小，減少能量攝取就是可行的選擇。調整的程度應該要謹慎，總熱量的10%是安全的基準。

可以理解的是，達成目標的時程緊迫性因人而異。如果要在緊迫的期限內達成特定的體重或身形，有時調整計畫的激烈程度會需要超過基準的10%（最多20%）。也有些人可能有較強的適應性反應（潛意識的非運動性活動產熱變化），因此對能量攝取和消耗的變化有「抵抗力」，需要更積極的熱量調整（增加或減少達20%）。

然而，要記住的是，隨著限制程度增加，不遵守的風險也會增加。有意增加體重時若遭遇停滯期，應該以類似方式有條理地處理，我偏好的方式是以熱量攝取增加10%作為安全基準。如同前面討論過的，另一種解決方案是不嘗試改變現狀，單純維持一段時間，並理解減重維持是合理且具有挑戰性的目標。

總而言之，必須仔細檢視計畫，以確定最實際可行和審慎的對應行動。個人有多少空間來增加訓練或非運動性活動的強度、持續時間或頻率？還有多少空間減少或增加熱量攝取？目標大不大膽、堅不堅定、緊不緊急？這些問題的答案因人而異，差別很大，因此不可能提供通用的處方。

然而，有一件事是確定的，即方案必須符合個人的生理和心理承受力，否則最終將導致有意識或無意識的不遵守。我還要重申，只有檢測到真正的停滯期時（即至少四週的進展停滯），才應該嘗試「突破」停滯期。圖9e是管理減脂停滯期的決策指南。

圖9e：停滯期流程表：整體決策指南

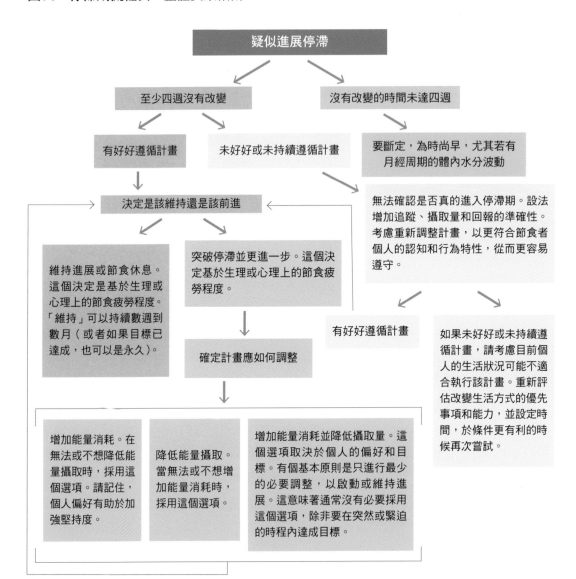

疑似進展停滯

至少四週沒有改變

沒有改變的時間未達四週

有好好遵循計畫

未好好或未持續遵循計畫

要斷定，為時尚早，尤其若有月經周期的體內水分波動

決定是該維持還是該前進

無法確認是否真的進入停滯期。設法增加追蹤、攝取量和回報的準確性。考慮重新調整計畫，以更符合節食者個人的認知和行為特性，從而更容易遵守。

維持進展或節食休息。這個決定是基於生理或心理上的節食疲勞程度。「維持」可以持續數週到數月（或者如果目標已達成，也可以是永久）。

突破停滯並更進一步。這個決定基於生理或心理上的節食疲勞程度。

有好好遵循計畫

如果未好好或未持續遵循計畫，請考慮目前個人的生活狀況可能不適合執行該計畫。重新評估改變生活方式的優先事項和能力，並設定時間，於條件更有利的時候再次嘗試。

確定計畫應如何調整

增加能量消耗。在無法或不想降低能量攝取時，採用這個選項。請記住，個人偏好有助於加強堅持度。

降低能量攝取。當無法或不想增加能量消耗時，採用這個選項。

增加能量消耗並降低攝取量。這個選項取決於個人的偏好和目標。有個基本原則是只進行最少的必要調整，以啟動或維持進展。這意味著通常沒有必要採用這個選項，除非要在突然或緊迫的時程內達成目標。

被低估但影響重大的非運動性活動產熱

重點是要清楚身體的恆定驅力，換句話說，身體天生就有項牢不可動的目標：生存和維持現狀。身體有很多伎倆可以破壞節食成果，在節食過程中，能量消耗減少的最大影響之一，是非運動性活動產熱不知不覺減少了[59]。

如同先前提到的，非運動性活動產熱包括正式運動以外的任何活動，例如工作時的身體勞動、下意識和非目的性的動作（例如煩躁時的小動作），以及睡眠期間的動作。此外也包括生活習慣，例如選擇樓梯還是電梯。在每日總能量消耗中，非運動性活動產熱最因人而異，體重相同的人，差異可以高達500到1,000大卡[59]。

非運動性活動產熱減少是代謝適應的主要部分，但經常被忽視，而且難以追蹤。減重後每日總能量消耗降低，大多數並不是因為靜息代謝率下降。不了解情況的健身界人士對此有個錯誤推定，認為那是所謂的「飢餓模式」。

確實，靜息代謝率降低有一小部分（最多10%至15%）可以歸因於**適應性產熱**，定義就是與淨體重減少無關的靜息代謝率下降。然而，據估計，每日總能量消耗降低有85%至90%無法用淨體重減少來解釋，但可以歸因於非運動性活動產熱降低[561]。基本上，人們通常歸因於「新陳代謝減緩」的現象，實際上是下意識和非運動性的活動悄悄減少了。

因此，一種解決減重停滯期的可能方法是：盤點個人的生活方式和每日例行事項，估計非運動性活動產熱降低的可能原因。然後制定可能的策略，逆轉其中的一些下降。

轉移對減重的注意力，發現未開發的力量

出乎意料，有項被低估且未充分利用的減重策略是：轉移對減重的注意力。這個概念不僅聽起來很酷，較為近期的文獻也證明是有效的。

克拉克[562]進行了一項為期兩年的研究，受試者平均有八年的肥胖史，並進行了長期的溜溜球型節

食。指定的熱量赤字相對劇烈（剛好低於他們的靜息代謝率）。蛋白質攝取豐富，設定為每天2.2克／公斤，碳水化合物的攝取較低但彈性（每天50至100克），而且不一定要達到生酮目標。其餘的熱量大部分來自不飽和脂肪（不飽和脂肪與飽和脂肪的比例指定為3：1）。阻力訓練計畫是漸進式和周期化的，每週至少三次。耐力訓練每週至少兩次。每週最多訓練六天。受試者積極參與動態和有挑戰性的方案，可自行選擇運動（增加自主性，這可能強化了堅持度）。

到目前為止都很好，沒有什麼特別的（除了指定的蛋白質攝取量高得驚人之外）。這個計畫與文獻中其他計畫的不同之處在於，受試者收到指示，需專注於提高運動表現，而不是減重。最終結果是，這是非常有效的長期方法：受試者減掉了初始體重的35%，幾乎全部來自體脂肪。男性平均體脂減少41.2公斤，女性則平均減少21.4公斤。

可惜的是，這份報告並沒有深入探討如何指導受試者轉變心態，將注意力集中在提升表現而非減重。我希望未來的研究能更完善說明這方面的方案指南，因為這可能是能替代傳統方法的可行方案。就目前來說，克拉克方案（高蛋白質、非生酮低碳水化合物、專注於表現而非減重）的成功，為進一步研究提供了有力的理由。

全面性的觀點

圖9f是宏觀的視角。這就是我所說的「進步周期」[563]，描繪了進步曲線的連續變化，從迅速增加到緩慢增加，最後停在停滯期。每一段進步曲線都是透過調整方案變項來啟動，從而創造出一系列新的挑戰，迫使身體改變和適應。在概念上，這就是通往目標的道路樣貌。進步階段逐漸變得平穩，停滯期則越來越長，直到達成目標。容我再次重申，是的，目標本身就是停滯期。

圖9f：進步周期

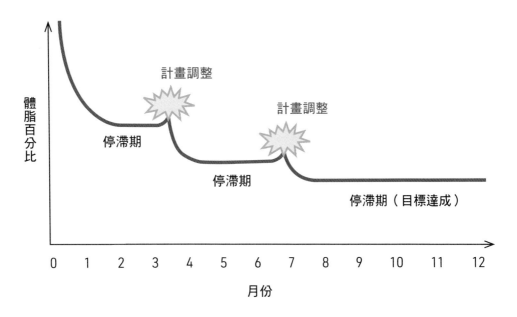

逐漸停止追蹤

看到這節的標題，很容易自然而然以為我是在譴責追蹤飲食攝取量的概念或做法。我並不是這個意思。我的用意是提供指引給那些已經追蹤了一段時間（通常是透過應用程式），並感到綁手綁腳或產生依賴的人。這節是寫給那些想要放棄追蹤，但又擔心會失去必要程度的控制和意識，進而偏離目標的人。

　　我完全承認有些人不想要（也不需要）停止追蹤。我個人認識幾個真的喜歡追蹤的人，這沒有問題，人各有所好。成功的個人化計畫意味著承認每個人都是不同的。漢恩（Hahn）和同事最近的一項試驗發現[564]，飲食失調風險較低的女性，使用飲食追蹤應用程式四個星期並不會影響飲食失調的風險。因此，初步數據顯示，飲食失調風險較低的人更適合使用應用程式，而那些飲食失調風險較高的人可能會發現，使用應用程式會觸發或加重飲食失調症狀。無論如何，謹慎是

必要的，因為在運動員（尤其是在體態比賽領域）和健身教練／指導員之中，飲食失調的普遍率出人意料地高。

有些人就是不喜歡追蹤攝取量，或者曾經覺得無所謂，現在卻感到厭惡。他們將追蹤視為苦差事或焦慮的來源。對於某些人來說，追蹤每一個細節會強化不健康的完美主義和微觀管理。最壞的情況是，飲食追蹤應用程式可能會促成或加劇飲食失調[565-567]。此外，追蹤能量和營養攝取量的有效性和可靠性也有局限，就像準確追蹤能量消耗也存在限制一樣。格里菲斯（Griffiths）和同事[568]檢視了五個最受歡迎的免費營養追蹤應用程式的準確性，發現每個應用程式報告的數值往往都低於營養數據研究系統（Nutrition Data System for Research）的數值。

與此相關的是，活動追蹤裝置容易不準。帕斯勒（Passler）和同事[569]將五個受歡迎的手腕式活動追蹤裝置與間接熱量計進行比較。在此引用他們的結論：

> 測試的追蹤裝置無法提供有效的結果。因此結論是，目前市售的活動追蹤裝置很可能不夠準確，無法滿足運動用途，也不能用於醫療保健和復健。

艾文森（Evenson）和同事的系統性回顧發現[561]，可穿戴裝置在追蹤步數方面具有較高的效用，但在追蹤能量消耗方面的效用較低。

可能可以擺脫追蹤的人

那些已經追蹤一段時間（通常是數年）的人，是最常問起要如何停止追蹤的一群人。好消息是，這群人處於停止的理想階段，因為他們已追蹤夠久，足以準確看出各種食物和飲料的熱量和營養價值，以及他們消耗的各種份量。這是非常有用的技能，根據我的觀察，大約需要兩到四個星期才能熟練地掌握。

目標是維持成效的人，適合考慮降低追蹤程度。請記住，這不一定是永久的。停止追蹤一段較長的時間（至少幾週），同時在休息時間內設定一個體重維持的目標，是擺脫追蹤的良好準備。相比之下，要在緊迫的期限內積極努力減少或增加體重的人，並不適合擺脫追蹤。

改變錯誤的觀念

　　有個普遍的觀念是，仔細追蹤才能獲得成果，一停止追蹤就不會有進展。儘管這種不佳情況並非不可能發生，但不應該自動視為不可避免（甚至不應自動視為可能發生）。追蹤的這種行為增加了一層責任感和覺知，但往往也會降低根據內在飢餓感和飽足感的訊號，而進行即時調整的彈性和開放性。現在，最重要的是，不需要詳細量化飲食攝取，也完全可能產生責任感和覺知。

積極建立對內在訊號的覺知：ICAN

　　出乎意料的是，許多以克為單位追蹤每一樣食物的人，並不知道他們什麼時候真的吃飽或餓了。這部分是因為完成計畫的壓力（達到每餐或每天的營養目標），會與逃避羞恥感結合，而那羞恥感是因違背與自己或教練的約定或承諾而產生的。這些干擾阻礙了發覺體內信號的能力，而這是極為重要的技能。要發覺內在的飢餓和飽足信號，需要刻意不遵守預定的飲食。

　　若想要找到有效方法建立覺知，我有一項技巧，受到洛杉磯營養師托比・萊文（Toby Levine）所啟發。我調整了托比的方法，用在執行傳統追蹤方法時會有不同程度心理挑戰的客戶上，結果成功了。我過去把這個方法稱為內在信號覺知訓練（internal cue awareness training, ICAT），但我最近改稱為內在信號覺知培養（internal cue awareness nurturing, ICAN），因為我發現這個稱呼的字母縮寫更好。圖9g提供了一個表格，你可以拿來當作範本或指南。

圖 9g：內在信號覺知培養（ICAN）

時間	飢餓程度	餐點	飽足程度	想法／感覺／筆記

如何使用 ICAN 表格：

- 在每餐之前記錄用餐時間，然後對自己的飢餓程度評分。我使用五分制的評級，如下所示：

  1. 完全不餓
  2. 有點餓
  3. 普通餓
  4. 非常餓
  5. 極度飢餓

- 寫下你吃了什麼，盡可能地估計份量（不需要實際測量），然後對自己的飽

足程度評分。我使用以下的五分制評級：

1. 幾乎沒有進食的感覺
2. 稍微飽
3. 普通飽
4. 非常飽
5. 塞滿，感覺不舒服

• 在每餐後寫下客觀和主觀的感受和想法。不要保留，要非常誠實和真實。

就是這樣。這就是ICAN的每日記錄法。隨著時間推移，你會注意到其中的模式，並找出你的飢餓及飽足程度與情緒、一天的時間和周圍事件之間的關聯。你會注意到你選擇的食物類型與飢餓及飽足程度之間的關聯。根據目標（並非每個人都想減重），你更能發覺飢餓及飽足的程度，並能更主動地採取與目標一致的行動。

進行了一到兩週的ICAN後，人們的體重常減輕了或不變，而不是增加。在一到兩週結束時，你對飢餓和飽足的感知，以及你的情緒狀態如何影響飲食行為的整體覺知將更敏銳。如果你決定嘗試ICAN，請執行整整一個月，以獲得全方位的體驗。

給業者的注意事項：ICAN法非常適合那些正在努力解決與食物的「關係」，也嘗試過傳統途徑但不太成功的客戶。ICAN讓我們一窺客戶（或患者）的想法。

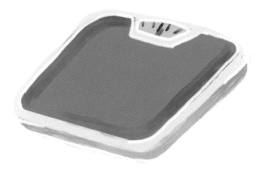

除了掌握飢餓感和飽足感的信號，這方法也能讓我們留意到飲食習慣如何影響心理狀態和行為模式，從而讓人們朝目標前進。

拆下輔助輪

值得再次強調的是，只要稍微注意，對身體組成的進展（或進展維持）的認識就相對簡單。如果擔心不追蹤飲食攝取，體重就會反彈，有效的心理安全網是專注於兩個主要因素：運動表現和總體重。

如果體重穩定（要關注的是每週體重平均值），訓練表現也保持不變，這些都是身體組成保持穩定的可靠指標。重訓表現在體重穩定時也保持不變，是肌肉沒有流失的良好指標。當然，重訓表現也可能在體重穩定的情況下變得更好，這令人欣慰的情景可能表示身體正在進行重組。本章前面提過如何用低科技的方法追蹤身體組成，而我剛才描述的，是那套方法的極簡版本。

追蹤蛋白質是畢業前的最後一步

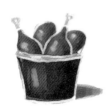

對於還沒準備好放棄追蹤的人來說，另一個策略是只追蹤蛋白質和總熱量，其他保持彈性。如果你不是競賽運動員，對碳水化合物沒有非常特定的需求，那麼只追蹤蛋白質和熱量的美妙之處在於，你不會受限於固定比例的碳水化合物和脂肪。如果你想要來個碳水化合物之日，就盡情享用吧。如果在那之後你想要來個脂肪日，就盡情享用吧。飲食中的碳水化合物－脂肪比例已經被多次證明，對身體組成變化的影響微乎其微。人們很難相信，他們可以一天採全酮飲食，隔一天吃高碳水化合物／低脂肪飲食，而體脂的結果幾乎和只堅持其中一種飲食法一樣。使用這種方法，同時注意飢餓感和飽足感的信號是有效的，並且明顯比追蹤三種巨量營養素省事得多。

走向畢業的下一步是只追蹤蛋白質，同時在完成大約一個月的ICAN練習後，運用變得更敏銳的飢餓感和飽足感。從那時開始，一旦你有自信，就可以放

棄秤重和測量蛋白質食物。你不用追蹤蛋白質克數，只需要留意「重大」的蛋白質份量，對於大多數人來說，那是每天平均三到四份，具體取決於你的個人偏好（以及你想要有多少淨體重）。一份可觀的蛋白質大約是一天蛋白質分配量的 1/4 至 1/3（對於大多數人來說是 30 至 60 克）。可觀蛋白質的例子包括一塊手掌大小的肉類／魚類／家禽類，兩勺蛋白粉（動物或植物性），或兩杯高蛋白乳製品，例如希臘優格。通過目測你經常攝取的食物份量來追蹤蛋白質，久了之後會越來越容易。

一旦你有自信，就可以停止用正式／書面／應用程式來記錄蛋白質攝取量，只需保持心理上的覺知，同時注意飢餓感和飽足感的信號，以管理整體飲食攝取水平。過程中，每個月評估一次你的進展。

要注意的是，主要目標是建立一套有效的飲食模式，其中包括你喜歡，甚至是期待的膳食。每次有人問我，如何在不計算熱量或克數的情況下達成持久的效果，我都會告訴他們，「祕訣」在於利用你喜歡的食物和能滿足你的份量、鎖定一套固定的飲食模式。這與被動地、胡亂地進食相反。當你養成堅定的飲食習慣後，如果／當你決定改變自己的身體，無論是季節性還是永久性，只要簡單調高或調低你的攝取量或消耗水平即可。

毅然跳入深水裡

當有人問我如何停止追蹤時，我很想回答：「就停止啊。」絕大多數問這個問題的人，根本就沒有嘗試過！突然停止確實是選項之一。我曾多次提出 30 天的「停止追蹤，過好自己的生活」挑戰。我不是指放縱自己一個月，我說的是保持有利於目標的謹慎飲食模式和選擇，只是不要追蹤或沉迷於細節。如果你有足夠的勇氣，一整個月都不要秤體重。絕大多數勇敢嘗試這種方法的人，都會驚喜地發現任何變化都是微小的，而且完全在水合水平和胃腸內容物的小幅波動範圍內。我們的身體傾向於維持現狀，而 30 天的無追蹤挑戰一次又一次地證明了這一點。在你成功度過沒有追蹤的第一個月後，可以重新評估你的目標並計劃下一步。我鼓勵你試試看。

第九章摘要

- 堅持就是一切。一個計畫或方案的好壞，取決於你是否能夠在規劃的時間內遵守。

- 維持減重者僅占節食者的20%左右，其餘80%失敗了。儘管這個統計數字令人沮喪，但仍有希望改變這種情況。

- 體重的設定點最好視為行為與環境及遺傳因素相互作用所決定的「適應點」。適應點可以上下調整，方法是有意識和策略性地培養習慣。

- 有許多因素影響我們遵守計畫的能力。要打破遵守障礙和有礙成效的習慣，策略包括教育、社會支持、不斷重新設定／重新評估目標，以及改變飲食環境。

- 個人化或許是促進計畫成功最強大的因素，可以帶來長期堅持，然而大多數的計畫都缺乏個人化。

- 我的方法，用意是滿足基本的心理需求（自主性、能力感和關聯感），以加強堅持和進步。

- 所有計畫要素都應該個人化。包括巨量營養素、符合健康的食物選擇、自我監控和自我要求、進餐頻率和分配、節食的非線性程度，以及愉悅（「作弊」餐）策略。

- 體重維持不一定要固定和靜止不動，才能認為是成功的或健康的。維持可以隨季節而異，也可以有周期性起伏。

- 重組、減脂、增肌和增肌維持都有獨特的進展指標，這些指標根據個人的訓練狀態而有所不同。重組的能力取決於你有多接近肌肉尺寸及淨體重的極限。

- 減脂周期應在不妨礙淨體重增加的情況下，降低體重／脂肪（每週減少0.5%至1%）。增肌階段應該至少持續六個月，以便有足夠的時間進行有意義／可測

量的增肌。對於天然的訓練者,我建議增肌和減脂的時間比例不要低於3：1到4：1。

- 減重停滯期可以定義為身體組成的停滯狀態持續一個月或更久。停滯期只有兩種可能的原因:一、無法遵循計畫,或二、能量平衡達到新的平衡點。

- 停滯期經常被負面看待,但我發現,將停滯期視為機會,用來測試所取得進展的可持續性,會更有助益。因此,我鼓勵節食者將停滯期視為「維持練習」。從這個角度看待,人們會大為震撼(是好的震撼)。

- 在能量消耗上,非運動性活動產熱可能最因人而異。隨著體重減少而出現的「代謝減緩」,很大程度上是由於非運動性活動產熱下降,而不是靜息代謝率下降。

- 令人料想不到的是,將焦點從減重轉移到改善運動表現,可能會使體重顯著減少。這種方法是值得探討的可行選項,特別是那些多年來關注體重卻毫無結果而筋疲力盡的人。

- 追蹤計畫變項可能是一把雙刃劍。一方面,客觀了解正在發生的變化性質很重要。另一方面,它會助長執念和完美主義。對某些人來說,它可能導致或加劇飲食失調。

- 擺脫追蹤是一個微妙的過程,可以透過培養對飢餓和飽足信號更敏銳的覺知來達成(如果需要,你的武器庫中現在有ICAN表格,見圖9g)。逐步停止追蹤所有巨量營養素的過程是,首先只追蹤蛋白質和每日總熱量,然後只追蹤蛋白質,先是以克為單位,然後是重大的蛋白質份量。最後一步是保持你喜歡並且能夠持續下去的有效飲食模式。

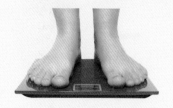

回顧關鍵概念並馴服野獸
REVIEWING THE KEY CONCEPTS & TAMING THE BEAST

坦白說，這本書更像是一本認證教科書，而不是輕鬆悠閒的讀物（很多流行的飲食書籍就屬於這一類）。我在敘述這些令人筋疲力竭的細節時，並未避重就輕。營養有不可思議的複雜性，本書並沒有迴避這種複雜性。在整個旅程中，我們不只針對多個目標（增肌、減脂和運動），也針對每個目標的不同面向（每日總份量、運動前中後的攝取時機等等），深入研究了營養的理論與應用。

本章的目的是馴服本書的野獸，強化每一章的要點，並使訊息更容易消化。請注意，雖然本章試圖提煉出關鍵概念，但遠不能替代各個章節中的細節和細微差異。

第一章：靈活飲食的起源與演變

　　靈活飲食的核心是飲食方法的個人化。有些人喜歡記錄巨量營養素的公克數，其他人則盡最大努力持續留意是否達到攝取份量的目標，或只是多吃或少吃某些類型的食物。無論是記錄巨量營養素公克數目標或改變一般的飲食習慣，我們無法用單一飲食法來定義靈活飲食。靈活飲食是涵蓋所有飲食法的總稱。

　　在1990年代的同儕審查文獻中，靈活飲食最初被定義為一種有自覺地限制進食的方式，特徵是靈活而非嚴格控制飲食。靈活飲食不會從二元（好或壞，全有或全無）角度來看待食物與節食行為，而是在長期成功的全局中允許灰色地帶。

　　這樣的灰色地帶包括一個選項，就是讓你想吃的任何食物（包括垃圾食品與飲料）占總熱量攝取大約10%到20%，這個做法可以強化長期的可持續性，也能防止因完美主義而自我破壞的常見循環。

　　關於控制體重與降低飲食失調的風險，研究文獻支持靈活飲食勝過硬性飲食，這也是本書的一大揭示：這不是單一、普遍適用的方案，不是強調一套「特殊」食物同時禁止其他食物。長期能成功的關鍵在於個人化的飲食計畫，其中包括方法的靈活與嚴格，以及自我要求與追蹤記錄。個人根據目標與偏好而做出決定，而這些目標與偏好也可能隨著時間而改變。

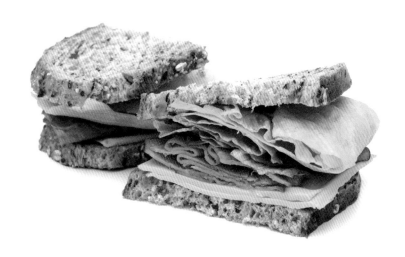

第二章：科學的整體概況

要了解靈活飲食，就必須了解營養科學。科學是一套原則，引領我們去查明自然世界是如何運作的，也可以視為揭露真相的路徑圖。

研究是實現科學目標的工具。由於研究是由人進行的，因此難免會受到人為錯誤和偏見的影響。好的研究有多種預防措施，可以做到最大的透明度與最少的偏見。同儕審查過程為已發表的研究提供了一層重要的品質控制。

儘管同儕審查的研究往往不完美，但提供的資訊品質仍然比充斥在大眾媒體的資訊更高，媒體資訊終究都是未經過審查的意見。市場上充斥著大膽的猜測和虛假的說法。科學研究就像錯誤訊息之洋中的燈塔，但仍存在著大量的未知。

這就是以實證為本的實作派上用場的地方了。營養界和健身界的實證實作承認，對於如何改善健康和表現，我們的知識中存在很多灰色地帶。實證實作應用科學研究作為規劃的基礎，並用實作中持續觀察到的一切來填補知識上的空白。

第三章：揭開科學研究的神祕面紗

下一步就是學習從方法學的角度來看，什麼因素加強或削弱了一項研究的證據力，以及，或許更重要的是，與目前主題／問題的相關性。

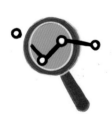

從描述性到實驗性的這道光譜上，有不同類型的研究。在營養和健身領域，常見的主要類型是觀察性和實驗性（也稱為干預性）。這些類型的不同之處在於基本的方法結構。對於要檢驗的變項，觀察性研究不會實施干預。相對的，實驗性研究涉及對照組（或控制條件）與受到干預（即測試中的作用物、營養素或運動方案）的處

置組（也稱為實驗組）的比較。這種方法上的根本差異使得實驗性研究能夠確定因果關係，但觀察性研究只能得出潛在的相關性。

由於隨機對照試驗可以確定特定的作用因子或方案是否可以直接導致特定的結果，因此可以調查可能的因果關係，而被稱為研究設計的黃金標準。隨機對照試驗可以檢驗中間指標，例如在較短試驗期間的血脂變化，更加嚴謹，但也帶來更多的成本與後勤挑戰。

設計一場隨機對照試驗去比較實驗條件與控制條件，以檢驗「硬」結果，例如可能需要數年或數十年才會顯現出來的心臟病與死亡率，通常是不可行的（有時候也是不道德的）。這是流行病學的工作，屬於觀察性研究。我們依靠流行病學來長期研究大量人口，以追踪疾病相關的結果和死亡率。從這個意義上來說，觀察性研究和干預性研究是相輔相成的。我們兩者都需要：觀察性研究可以提供線索和假設，而伴隨觀察到的發現而生的問題，對照干預則可提供答案。

在證據等級上，軼事傳聞的證據力是最弱的。再上一個等級是觀察性研究，它對於產生假設很有用，但顯示因果關係的能力很有限。隨機對照試驗位於更上一個等級，因為它可以證明因果關係。

然而，所有的研究設計，包括隨機對照試驗，都可能存在缺陷和局限性，從而影響有效性。例如系統性回顧與統合分析等總結性研究，透過考慮多項研究的數據（這些研究都滿足特定問題或主題的納入標準），以試圖傳達全面證據的意義。隨機對照試驗的系統性回顧和統合分析位於證據等級的頂部，代表了所謂的證據權重。立場聲明是對證據狀態的敘述性總結，其中包括作者的經驗（通常是該主題最多產或最受嘉許的研究人員）。它們提供了研究的實際應用，而系統性回顧和統合分析通常無法得出可行的指導方針，因此在尋求科學共識時，立場聲明成了很好的起點。

第四章：蛋白質

現在讓我們回顧一下巨量營養素。蛋白質是一種必需營養素，這意味著它對人類的生存是必要的，可以促進廣泛的生理過程，並在體內發揮多種作用。必需營養素必須從飲食中獲得，因為身體無法生物合成足夠的量來滿足基本需求。每

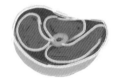

一克蛋白質含有 4 大卡能量。

骨骼肌是體內最大的蛋白質儲存庫。因此，保持健康的肌肉量對於無數的代謝過程至關重要，可以保持肌力和靈活性，並預防與淨體重流失相關的疾病。

蛋白質品質取決於特定來源的必需胺基酸含量和消化率。動物性蛋白質的品質通常比以植物性蛋白質更高，而且合成代謝效果更有效。然而，先進的食品技術（尤其是純化的植物性蛋白和蛋白質混合物）正在縮小這個差距。

對於包括各種蛋白質來源的典型混和飲食來說，獲得足夠的每日蛋白質總量是最重要的目標。對於有特定運動或體態目標的人來說，一天中蛋白質份量的分配和攝取時間是次要的問題。對於大多數規律運動的健康人士來說，適當的蛋白質攝取範圍是總體重 1.6 到 2.2 克／公斤（0.7 至 1.0 克／磅）。觀察數據顯示，在低熱量（節食）條件下，精瘦、有在做訓練的人在挑戰競賽極限時，可以從較高的攝取量受益，即每公斤去脂體重 2.3 至 3.1 克。每公斤去脂體重 2.6 至 3.5 克的蛋白質攝取量，可以觀察到身體重組，即同時減脂和增肌。進一步的觀察數據顯示，那些追求精瘦極限的運動員，例如長期處於熱量赤字條件下的健體選手，可以用總體重 2.2 至 3.3 克／公斤做為指導方針。

有一個錯誤的觀念認為，為了避免觸發讓壽命縮短的分子機制，需要盡量減少蛋白質攝取。這個概念主要是根據對蠕蟲、蒼蠅和齧齒動物進行的研究。對於人類來說，最明智的方法是優化肌肉骨骼功能，進而優化心血管代謝的健康。這種以肌肉為中心的方法最能技持身體代謝引擎，進而改善健康、延長壽命和提升整體生活品質。蛋白質攝取在每日建議攝取量水平 0.8 克／公斤時，無法達到這些好處，大多數人需要多攝取約 50％ 至 100％ 的蛋白質（即 1.2 至 1.6 克／公斤），以

預防、減緩與年齡相關的肌肉流失，以及可能伴隨而來的慢性和退化性疾病。

這些數據的假設是正常體重。你可以根據目標體重來準確設定蛋白質攝取量。如果你目前的體重就是你的目標體重，在確定蛋白質攝取量時就使用那個數字。

第五章：碳水化合物

碳水化合物也是一種巨量營養素，主要作用是為身體的無數生理過程提供能量。在巨量營養素中，碳水化合物是很獨特的，由於身體不必藉由碳水化合物也能滿足所有的碳水化合物需求，飲食中的碳水化合物對生存來說並非必要，因此被視為非必要的營養素。

然而，預防死亡與最佳的健康與運動表現之間，有重大差異。你不攝取碳水化合物也能生存，但會無法發揮潛力，達到任何最佳運動表現的目標。可以僅用腳操控汽車，並不意味著這就是最佳的駕駛方式。此外，優質（全天然和最低度精製）的碳水化合物來源可以提供纖維和營養，能夠促進身體健康並預防慢性疾病。添加糖（相對於牛奶和水果中本來就有的糖）應限制在總熱量攝取量的10%以內。

以減脂為目標的計畫可以適應非常低的碳水化合物攝取量，包括生酮攝取量（每天50克或更少），如果全天或一週持續淨熱量赤字，攝取量可以更高。關於生酮飲食減脂效果優越的炒作，背後的根據都有項缺失：在比較不同飲食時，蛋白質與總熱量攝取量並不相等。當這些變項得到適當控制時，無論碳水化合物與脂肪的比例有何不同，生酮飲食和非生酮飲食在減脂方面的效果並沒有差異。關於這個主題的研究大多顯示，長遠來看，將碳水化合物限制在生酮水平是難以堅持的：碳水化合物的攝取量會不知不覺逐漸增加，並在12個月達到原本指定攝取量的兩倍甚至三倍。所以，若要達到減脂的目的，碳水化合物的攝

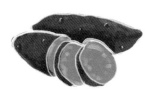

取量就要放寬，而且應該根據個人偏好來決定。

在以肌力和爆發力為導向的運動中，每日碳水化合物攝取量為3至8克／公斤時，最能支持與提升表現。這與最能支持肌肉生長的份量一致。在耐力訓練者中，與高碳水化合物控制飲食相比，生酮飲食一向會導致去脂體重增加較少或損失較多。因此，雖然生酮是減肥的合理選擇，但對於肌肉增加或保留來說，並不是最佳選擇。

為了最大幅度提高比賽中的耐力表現，每日適當的碳水化合物攝取量範圍是6至12克／公斤。執行生酮飲食讓身體變成「脂肪適應」或「酮適應」狀態以得到最大的耐力，在適當控制變項的研究中一再顯示失敗。從表現的角度來看，生酮飲食會妨害肝醣分解，可能會產生適應不良。當目標是贏得競賽性的耐力賽事時，這很不利，因為贏得比賽的動作（特徵是高強度肌肉作功的策略性爆發）靠的是碳水化合物的可用性。

為了達到最佳運動表現而採取的碳水化合物攝取時間與分配方式，無法用一句話概括，請參閱第五章的詳細訊息。

第六章：脂肪

脂肪是能量密度最高的巨量營養素，每克提供9大卡能量，而蛋白質和碳水化合物每克只提供4大卡。（酒精每克提供7大卡，雖然因為它提供能量，嚴格上可以稱為巨量營養素，但它不是必需營養素，而且攝取過量有害健康。）

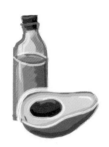

脂肪被認為是一種必需的巨量營養素，具有多種生理作用。因此，必須從飲食中獲取足夠的脂肪，才能保持健康，並確保生存。膳食脂肪的實際最低攝取量大約是總熱量的20%，攝取不足不一定會導致必需脂肪酸缺乏症，但這種情況往往無法持續下去，而且會損害荷爾蒙分泌。傳統上，脂肪攝取量建議通常列為總熱量的比值，這樣做也是出於方便，只是能量攝取需求因人而異，

且差異巨大，影響了這個絕對的量。因此，參考碳水化合物和蛋白質攝取量的建議，涵蓋大多數目標和偏好的適當脂肪攝取量範圍是0.7至2.2克／公斤。

脂肪攝取量較高通常是有目的地限制碳水化合物的結果，並需要更了解所攝取的食物類型富含的是哪種脂肪。根據證據的效力，當膳食脂肪攝取的主要是不飽和脂肪時，心血管疾病的風險就會降低。植物性脂肪來源（例如橄欖油、堅果、種子和酪梨）有利於身體健康，而陸地動物的脂肪則需要更謹慎地控制攝取量。富含油脂的魚是omega-3脂肪酸的重要來源，這種脂肪酸是一種健康但普遍攝取不足的營養素，尤其是在飲食西化的國家。

植物性脂肪比較「健康」的這項規則有個例外：氫化植物油，這種油經過精心設計，更好塗抹，保存期限更長，但會對血脂產生不利影響，並增加心血管風險。雖然主要衛生機構要求飽和脂肪攝取量不超過總熱量的10%，但與其專注於個別脂肪酸，不如評估食物的選擇是全天然或最低度加工，還是高度精製與高度加工。「食物基質」的概念很重要，因為食物含有多種營養成分，儘管含有膽固醇或飽和脂，仍能為健康帶來淨效益。

在膳食脂肪的故事中，有一個有趣的轉折是，攝取黑巧克力和起司對血脂有中性到有益的一致效果，這兩種食物都是飽和脂肪的豐富來源。這個故事的另一個轉折是，研究一再顯示，曾經因膽固醇含量而受到詬病的全蛋，若每天適量攝取一到三顆（取決於個人的謹慎程度），不會有健康問題。定期檢查並關注血脂（並聽取醫生的建議）是謹慎的做法，因為個人的反應差異很大。

此外，針對植物油還有一種危言聳聽的言論——更具體地說，是種子油和亞油酸（一種omega-6脂肪酸）。證據顯示，雖然一般人可以從更多的omega-3脂肪酸中受益，但是關於omega-6脂肪酸的各種聳動言論，是第一世界的迷思。

第七章：運動表現增強補充劑

補充劑領域和飲食領域一樣充滿了錯誤訊息，但只有少數化合物有足夠的科

學支持值得考慮。這麼一來，要選擇你可能想要添加到營養庫中的食物，就變得相對簡單。

值得一提的是，在這個領域尋求優化卻忘了處理基本微量營養素的潛在缺口，這是很愚蠢的。每天補充複合維生素礦物質可以簡單、經濟地降低營養缺乏的風險。對於飲食缺乏完整食物類別以及在食物類別裡缺乏多樣性的人（這指的是大多數的人），複合維生素礦物質是有益的。典型的飲食模式具有以下特性：營養素稀少、能量密集、食物範圍狹窄，若加入低熱量／節食條件，會惡化微量營養素短缺的問題。

就低熱量條件而言，「脂肪燃燒劑」是你可以安全跳過的補充劑。你會省下不少冤枉錢，還可以降低不良反應的風險，並且不會錯過任何魔法，因為從長遠來看，這類補充劑的減肥／減脂效果並沒有臨床意義。有效減脂的雙贏組合是適當的飲食和運動，可惜的是，要做到這一點，需要比服用燃脂藥更有紀律。

相反的，世上有種安全有效的補充劑，可以增加肌肉質量、肌力和爆發力，那就是肌酸。身體每天生物合成大約一克肌酸，並從飲食中獲取另一克（在雜食條件下）。肌酸天然存在於體內和動物性食品中。補充劑的作用是使肌肉磷酸肌酸存量達到飽和，從而提高ATP（人體能量貨幣）的生物利用度。此外，肌酸可有效增加平均肌肉質量。在肌力－耐力光譜中，肌酸對增強表現的好處主要局限在肌力／爆發力那一端，包括舉重、衝刺和間歇性高強度的混合運動。

在耐力方面，經研究證實的最佳補充劑是β- 丙氨酸、碳酸氫鈉（小蘇打）和硝酸鹽（來自根莖類和綠色葉菜類）。β- 丙氨酸和碳酸氫鈉具有相似的作用機制，

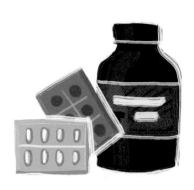

可以充當緩衝劑，以抵消運動引起的酸中毒，從而避免疲勞，並提高作功能力。β- 丙氨酸可增強1至4分鐘（可能長達10分鐘）的活動表現，碳酸氫鈉可增強持續30秒至12分鐘的活動。硝酸鹽（通常稱為膳食硝酸鹽）透過增加一氧化氮來提高耐力，對於持續12至40分鐘的比賽最有效。

嚴格來講，咖啡因是藥物，而不是補充劑，但研究已經證明它在整道肌力－耐力光譜中都是

有效的，因此在討論增強（強化表現）的化合物時，需要把它納入。咖啡因天然存在於多種植物中，作用是阻斷腺苷受體並刺激中樞神經系統。在此討論的所有增強劑中，咖啡因如果濫用，可能會帶來最嚴重的不良後果。過量服用咖啡因的有害影響是眾所周知的，也應該受到重視。第七章概述了這些藥物的份量方案和注意事項。

第八章：飲食規劃

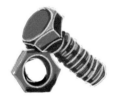

這個章節是具體實用的「工作坊」，我們將逐步為兩個示範案例設定身體組成目標、確定巨量營養素目標，以及建立膳食計畫（更像是一個架構或模板）。這是唯一需要用到數學能力的章節。如果有需要，可以使用線上計算器（alanaragon.com/calculator）。以下是確定巨量營養素攝取量的五道步驟，主要目標是改變身體組成：

1. 設定目標和時間範圍。
2. 設定熱量。
3. 設定蛋白質。
4. 設定脂肪。
5. 用碳水化合物填滿其餘部分。

主要目標是運動表現的話，步驟4和5會互換：首先設定碳水化合物，然後用脂肪填滿其餘部分。

要設定目標和時程，需要了解增肌和減脂的實際速率，這取決於個人的起始狀態。初學者或未受過訓練／過去很健壯的人，速率明顯高於中級和高級受訓者，後兩者已經很接近增肌和減脂這兩個目標之一（或兩個）的極限。

我設定巨量營養素攝取量的方法，是根據目標身體組成和身體活動水平的維

持需求。建立目標體重有兩種方法；一種快速而粗略，另一種是系統性的計算方法。無論你選擇哪種方法，你現在的體重和目標體重之間的差距，決定了你期望達到目標的時程。當你確定了目標體重後，下一步是考慮你平均每週的運動和非運動性活動水平。就像魔術一樣，公式隨即會給出理論上的每日攝取總熱量目標。

我的熱量公式對於不知道每天要攝取多少熱量才能維持目前體重的人來說最有用。這種不知情很常見，而且因為飲食習慣沒有規則，或缺乏對特定目標的持續關注而長期存在。對於知道需要多少熱量來維持體重的人來說，我這套公式的用處僅在於提供概念，即維持他們的目標身體組成和活動水平所需要的熱量攝取量。雖然這是一個值得記住的有用數字，但仍然是假設性的。

那些知道自己的維持熱量是多少的人（並且沒有興趣了解他們的「目標本身」的每日理論性熱量需求），可以跳過計算，採用傳統途徑。也就是根據減重或增重的目標，來執行合理的熱量赤字或盈餘（在大部分情況下，低於或高於維持體重所需的10%至20%）。在肥胖的情況下，低於維持所需的20%至30%，可能是安全的目標。如果目標是維持體重，那麼目前的熱量攝取則應該保持不變。

耐心是任何計畫中最重要的要素之一。在大多數情況下，計畫在做任何調整之前，應該進行一整個月的測試。四週後取得足夠的進展，表示計畫可以不用修改，繼續進行。總體而言，中級和初級男性受訓者每個月增肌0.45至0.9公斤是

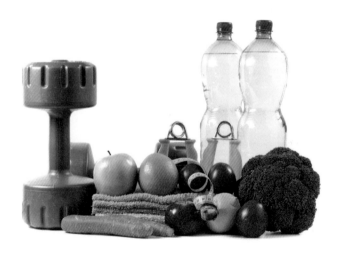

務實的，而更高級的受訓者則可以預期達到該速度的一半。女性增肌的預期則要低30%左右。男性和女性減脂的實際速率（每週0.45至0.9公斤）相同。

　　如果進展不足，在進行任何計畫調整之前，要確定你是處於真正的進展停滯期。停滯期定義為整整四週沒有變化。這個時候，你可以制定下一個策略，這將在第九章中討論。

第九章：堅持、維持和逐漸停止追蹤

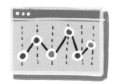
對節食或運動計畫而言，堅持就是一切。畢竟，如果一項計畫只在幾個星期或幾個月內有效，而目標是達成並維持終身的改善，那麼這項計畫又有什麼用處呢？

　　過去的二十年來，人們對節食的堅持度進行了廣泛的研究，從研究中收集到的智慧為有效的應用奠定了基礎。節食堅持度的障礙包括不良的決策、社會文化力量、環境和經濟力量、缺乏計畫和缺乏身體活動。克服這些障礙的解決方案包括教育、動機、認知／行為技能、改善食物環境、社會支持，以及更好的目標設定／調整、監控／自我要求，以及個人化的規劃。在計畫堅持度上，個人化可能是最有效但被低估的驅動力。從巨量營養素目標到食物選擇，再到自我要求的策略，每一個計畫元素都應該依據個人的偏好、耐受度和目標而調整。

　　體重維持有各種定義。例如，有人提出成功的減重維持是減少10%，而且至少維持一年。雖然這個定義是任意的，但對於起始狀態為肥胖或超重的人來說，這是不錯的初步基準。但是，人們的目標可以在健康的架構內隨著時間逐漸改變，成功並不表示體重／組成需要維持不變。在一年之間，體重／脂肪水平可能會有周期性的起伏。典型的例子包括健身／健體圈中減脂和增肌的循環，以及競賽運動的休賽季、季前賽和賽季中的類似循環。因此，體重維持可以視為一種動態目標。

進展停滯期可以定義為四週的停滯期。到達停滯期的兩個可能原因是不遵守計畫和達到能量平衡，換句話說，達到新的維持點。不遵守不一定是有意的，因為人們往往會錯估他們的能量攝取和消耗。

節食者在開始努力改善身體組成時，就必須了解進步的特性。「激增、緩慢、停止」的進步周期會重複出現，每個周期越來越不引人注目，而且每次的「停止」或停滯階段都變得更長。想像一下逐漸縮短的樓梯與逐漸加長的平臺。要成功達到一個既定目標，很大程度上取決於你能持續多長的時間，這等同於維持在停滯期。因此，一個有效的心理策略是將進展停滯期視為「維持作法」。

克服停滯期需要仔細評估計畫變項，以制定最謹慎的策略，來重新建立減重的能量赤字或增重的能量盈餘。我的偏好是根據個人情況和反應，施加10%到20%的熱量變化。我傾向於更加謹慎和循序漸進，因此增加10%比較常見，特別是在沒有明顯時間壓力時。有一個沒有被充分運用但強大的方法，可以管理停滯期和因為持續關注身體組成變化而引起的心理疲勞，那就是將注意力從體重計顯示的體重，轉移到運動表現的改進。

追蹤熱量和巨量營養素克數已經變得如此普遍，以至於幾乎被認為是認真看待健康和健身目標的人的必要做法。然而，現實情況是，並不是每個人都從這種微觀管理中受益，也不是每個人都不會受到微觀管理的傷害。巨量營養素克數目標有助於了解個人攝取的食物營養價值和份量。然而，如果是有易感傾向（predisposed）的人，它們也可能會觸發或加劇飲食失調。有些人就是不喜歡追蹤或變得過度依賴追蹤。對於想要退出的人來說，放棄飲食攝取的微觀管理是合理的目標。喜歡追蹤每一個細節的人應該繼續做下去。但想要逐步減少追蹤的人，可以一步一步地減少，同時培養對飢餓和飽足信號更敏銳的覺知。

恭喜，你已經到達本書的尾聲！現在，你已經對這項研究有了更深入的了解，知道營養如何影響你的身體組成和運動表現，以及如何規劃你的飲食，我希望這將成為你的起點，就此踏上更好、更健康的嶄新冒險旅程。

引用文獻

1. Herman CP, Mack D. Restrained and unrestrained eating. *J Pers.* Dec 1975;43(4):647–60. doi:10.1111/j.1467-6494.1975.tb00727.x

2. Westenhoefer J. Dietary restraint and disinhibition: is restraint a homogeneous construct? *Appetite.* Feb 1991;16(1):45–55. doi:10.1016/0195-6663(91)90110-e

3. Westenhoefer J, Stunkard AJ, Pudel V. Validation of the flexible and rigid control dimensions of dietary restraint. *Int J Eat Disord.* Jul 1999; 26(1):53–64. doi:10.1002/(sici)1098-108x(199907)26:1<53::aid-eat7>3.0.co;2-n

4. Shearin EN, Russ MJ, Hull JW, Clarkin JF, Smith GP. Construct validity of the Three-Factor Eating Questionnaire: flexible and rigid control subscales. *Int J Eat Disord.* Sep 1994;16(2):187–98. doi:10.1002/1098-108x(199409)16:2<187::aid-eat2260160210>3.0.co;2-u

5. Williamson DA, Lawson OJ, Brooks ER, et al. Association of body mass with dietary restraint and disinhibition. *Appetite.* Aug 1995;25(1):31–41. doi:10.1006/appe.1995.0039

6. Smith CF, Williamson DA, Bray GA, Ryan DH. Flexible vs. rigid dieting strategies: relationship with adverse behavioral outcomes. *Appetite.* Jun 1999;32(3):295–305. doi:10.1006/appe.1998.0204

7. Stewart TM, Williamson DA, White MA. Rigid vs. flexible dieting: association with eating disorder symptoms in nonobese women. *Appetite.* Feb 2002;38(1):39–44. doi:10.1006/appe.2001.0445

8. Conlin LA, Aguilar DT, Rogers GE, Campbell BI. Flexible vs. rigid dieting in resistance-trained individuals seeking to optimize their physiques: a randomized controlled trial. *J Int Soc Sports Nutr.* Jun 29 2021;18(1):52. doi:10.1186/s12970-021-00452-2

9. Tiggemann M. Dieting and cognitive style: the role of current and past dieting behaviour and cognitions. *J Health Psychol.* Jan 2000;5(1):17–24. doi:10.1177/135910530000500106

10. Byrne S, Cooper Z, Fairburn C. Weight maintenance and relapse in obesity: a qualitative study. *Int J Obes Relat Metab Disord.* Aug 2003;27(8):955–62. doi:10.1038/sj.ijo.0802305

11. Ramacciotti CE, Coli E, Bondi E, Burgalassi A, Massimetti G, Dell'osso L. Shared psychopathology in obese subjects with and without binge-eating disorder. *Int J Eat Disord.* Nov 2008;41(7):643–9. doi:10.1002/eat.20544

12. Lethbridge J, Watson HJ, Egan SJ, Street H, Nathan PR. The role of perfectionism, dichotomous thinking, shape and weight overvaluation, and conditional goal setting in eating disorders. *Eat Behav.* Aug 2011;12(3):200–6. doi:10.1016/j.eatbeh.2011.04.003

13. Palascha A, van Kleef E, van Trijp HC. How does thinking in black and white terms relate to eating behavior and weight regain? *J Health Psychol.* May 2015;20(5):638–48. doi:10.1177/1359105315573440

14. Berg AC, Johnson KB, Straight CR, et al. Flexible eating behavior predicts greater weight loss following a diet and exercise intervention in older women. *J Nutr Gerontol Geriatr.* 2018 Jan–Mar 2018;37(1):14–29. doi:10.1080/21551197.2018.1435433

15. Fredricks SC. Is the word getting out? *J Acad Nutr Dietet.* 1997;Sep;97 (9):A113. doi:10.1016/S0002-8223(97)00708-6

16. Freeland-Graves J, Nitzke S. Position of the American Dietetic Association: total diet approach to communicating food and nutrition information. *J Am Diet Assoc.* Jan 2002;102(1):100–8. doi:10.1016/s0002-8223(02)90030-1

17. HHS, USDA. Dietary Guidelines for Americans, 2005. 6th Edition. Washington, DC: US Government Printing Office 2005.

18. Marton R. Science, advocacy, and quackery in nutritional books: an analysis of conflicting advice and purported claims of nutritional best-sellers. *Palgrave Communications.* 2020;6(43):1–6. doi:10.1057/s41599-020-0415-6

19. Mogre V, Stevens FCJ, Aryee PA, Amalba A, Scherpbier AJJA. Why nutrition education is inadequate in the medical curriculum: a qualitative study of students' perspectives on barriers and strategies. *BMC Med Educ.* Feb 2018; 18(1):26. doi:10.1186/s12909-018-1130-5

20. National Research Council (US). *National science education standards: observe, interact, change, learn.* National Academy Press; 1996:ix, 262 pp.

21. National Academy of Sciences. *Science, evolution, and creationism.* National Academies Press; 2008:xv, 70 pp.

22. Gormally C, Brickman P, Lutz M. Developing a Test of Scientific Literacy Skills (TOSLS): measuring undergraduates' evaluation of scientific information and arguments. *CBE Life Sci Educ.* 2012;11(4):364–77. doi:10.1187/cbe.12-03-0026

23. Kreider RB, Kalman DS, Antonio J, et al. International Society of Sports Nutrition position stand: safety and efficacy of creatine supplementation in exercise, sport, and medicine. *J Int Soc Sports Nutr.* 2017;14:18. doi:10.1186/s12970-017-0173-z

24. Onakpoya IJ, Posadzki PP, Watson LK, Davies LA, Ernst E. The efficacy of long-term conjugated linoleic acid (CLA) supplementation on body composition in overweight and obese individuals: a systematic review and meta-analysis of randomized clinical trials. *Eur J Nutr*. Mar 2012;51(2):127–34. doi:10.1007/s00394-011-0253-9

25. National Academies of Sciences Engineering and Medicine (US). Committee on Reproducibility and Replicability in Science, National Academies of Sciences Engineering and Medicine (US). Committee on National Statistics, National Academies of Sciences Engineering and Medicine (US). Nuclear and Radiation Studies Board, National Academies of Sciences Engineering and Medicine (US). Committee on Applied and Theoretical Statistics, Committee on Science Engineering Medicine and Public Policy (US). *Reproducibility and replicability in science*. National Academies Press; 2019:1 online resource (1 PDF file (xxi, 234 pp.)). www.ncbi.nlm.nih.gov/books/NBK547537/ NLM Bookshelf Books

26. Shaughnessy JJ, Zechmeister EB. *Research Methods in Psychology*. McGraw-Hill; 1990.

27. Sackett DL, Rosenberg WM, Gray JA, Haynes RB, Richardson WS. Evidence based medicine: what it is and what it isn't. *BMJ*. Jan 1996;312(7023):71–2. doi:10.1136/bmj.312.7023.71

28. Hill AB. The environment and disease: association or causation? 1965. *J R Soc Med*. Jan 2015;108(1):32–7. doi:10.1177/0141076814562718

29. Sylvetsky AC, Rother KI. Nonnutritive sweeteners in weight management and chronic disease: a review. *Obesity* (Silver Spring). Apr 2018;26(4):635–40. doi:10.1002/oby.22139

30. Laviada-Molina H, Molina-Segui F, Pérez-Gaxiola G, et al. Effects of nonnutritive sweeteners on body weight and BMI in diverse clinical contexts: systematic review and meta-analysis. *Obes Rev*. Jul 2020;21(7):e13020. doi:10.1111/obr.13020

31. Aragon AA, Schoenfeld BJ. Nutrient timing revisited: is there a post-exercise anabolic window? *J Int Soc Sports Nutr*. Jan 2013;10(1):5. doi:10.1186/1550-2783-10-5

32. Liberati A, Altman DG, Tetzlaff J, et al. The PRISMA statement for reporting systematic reviews and meta-analyses of studies that evaluate health care interventions: explanation and elaboration. *J Clin Epidemiol*. Oct 2009;62(10):e1–34. doi:10.1016/j.jclinepi.2009.06.006

33. Taubes G. Treat obesity as physiology, not physics. *Nature*. Dec 2012;492(7428):155. doi:10.1038/492155a

34. Taubes G. The science of obesity: what do we really know about what makes us fat? An essay by Gary Taubes. *BMJ*. Apr 2013;346:f1050. doi:10.1136/bmj.f1050

35. Witard OC, Wardle SL, Macnaughton LS, Hodgson AB, Tipton KD. Protein considerations for optimising skeletal muscle mass in healthy young and older adults. *Nutrients*. Mar 2016;8(4):181. doi:10.3390/nu8040181

36. Burke LM, Hawley JA, Jeukendrup A, Morton JP, Stellingwerff T, Maughan RJ. Toward a common understanding of diet-exercise strategies to manipulate fuel availability for training and competition preparation in endurance sport. *Int J Sport Nutr Exerc Metab*. Sep 2018;28(5):451–63. doi:10.1123/ijsnem.2018-0289

37. Schoenfeld BJ, Aragon AA. How much protein can the body use in a single meal for muscle-building? Implications for daily protein distribution. *J Int Soc Sports Nutr*. 2018;15:10. doi:10.1186/s12970-018-0215-1

38. Schardt C, Adams MB, Owens T, Keitz S, Fontelo P. Utilization of the PICO framework to improve searching PubMed for clinical questions. *BMC Med Inform Decis Mak*. Jun 2007;7:16. doi:10.1186/1472-6947-7-16

39. Methley AM, Campbell S, Chew-Graham C, McNally R, Cheraghi-Sohi S. PICO, PICOS and SPIDER: a comparison study of specificity and sensitivity in three search tools for qualitative systematic reviews. *BMC Health Serv Res*. Nov 2014;14:579. doi:10.1186/s12913-014-0579-0

40. Moore DR, Churchward-Venne TA, Witard O, et al. Protein ingestion to stimulate myofibrillar protein synthesis requires greater relative protein intakes in healthy older versus younger men. *J Gerontol A Biol Sci Med Sci*. Jan 2015;70(1):57–62. doi:10.1093/gerona/glu103

41. Jornayvaz FR, Jurczak MJ, Lee HY, et al. A high-fat, ketogenic diet causes hepatic insulin resistance in mice, despite increasing energy expenditure and preventing weight gain. *Am J Physiol Endocrinol Metab*. Nov 2010;299(5):E808–15. doi:10.1152/ajpendo.00361.2010

42. Nilsson J, Ericsson M, Joibari MM, et al. A low-carbohydrate high-fat diet decreases lean mass and impairs cardiac function in pair-fed female C57BL/6J mice. *Nutr Metab* (Lond). 2016;13:79. doi:10.1186/s12986-016-0132-8

43. Borghjid S, Feinman RD. Response of C57Bl/6 mice to a carbohydrate-free diet. *Nutr Metab* (Lond). Jul 2012;9(1):69. doi:10.1186/1743-7075-9-69

44. Jonas DE, Ferrari RM, Wines RC, Vuong KT, Cotter A, Harris RP. Evaluating evidence on intermediate outcomes: considerations for groups making healthcare recommendations. *Am J Prev Med*. Jan 2018;54(1S):S38–52. doi:10.1016/j.amepre.2017.08.033

45. Ecker ED, Skelly AC. Conducting a winning literature search. *Evid Based Spine Care J*. May 2010;1(1):9–14. doi:10.1055/s-0028-1100887

46. Institute of Medicine (US). Committee on Military Nutrition Research. The role of protein and amino acids in sustaining and enhancing performance. National Academy

Press; 1999:xv, 429 pp.

47. Liu Z, Long W, Fryburg DA, Barrett EJ. The regulation of body and skeletal muscle protein metabolism by hormones and amino acids. *J Nutr.* Jan 2006;136(1 Suppl):212S–7S. doi:10.1093/jn/136.1.212S

48. Berryman CE, Lieberman HR, Fulgoni VL, Pasiakos SM. Protein intake trends and conformity with the dietary reference intakes in the United States: analysis of the National Health and Nutrition Examination Survey, 2001–2014. *Am J Clin Nutr.* Aug 2018;108(2):405–13. doi:10.1093/ajcn/nqy088

49. Manore M. Exercise and the Institute of Medicine recommendations for nutrition. *Curr Sports Med Rep.* 2005;4(4):193–8. doi: 10.1097/01. csmr.0000306206.72186.00

50. Devries MC, Sithamparapillai A, Brimble KS, Banfield L, Morton RW, Phillips SM. Changes in kidney function do not differ between healthy adults consuming higher- compared with lower- or normal-protein diets: a systematic review and meta-analysis. *J Nutr.* Nov 2018;148(11):1760–75. doi:10.1093/jn/nxy197

51. Antonio J, Ellerbroek A, Silver T, et al. A high protein diet (3.4 g/kg/d) combined with a heavy resistance training program improves body composition in healthy trained men and women—a follow-up investigation. *J Int Soc Sports Nutr.* 2015;12:39.

52. Antonio J, Ellerbroek A, Silver T, Vargas L, Peacock C. The effects of a high protein diet on indices of health and body composition—a crossover trial in resistance-trained men. *J Int Soc Sports Nutr.* 2016;13:3. doi:10.1186/12970-016-0114-2

53. Antonio J, Ellerbroek A, Silver T, et al. A high protein diet has no harmful effects: a one-year crossover study in resistance-trained males. *J Nutr Metab.* 2016;2016:9104792. doi:10.1155/2016/9104792

54. Antonio J, Ellerbroek A, Evans C, Silver T, Peacock CA. High protein consumption in trained women: bad to the bone? *J Int Soc Sports Nutr.* 2018;15:6. doi:10.1186/s12970-018-0210-6

55. Groenendijk I, den Boeft L, van Loon LJC, de Groot LCPG. High versus low dietary protein intake and bone health in older adults: a systematic review and meta-analysis. *Comput Struct Biotechnol J.* 2019;17:1101–12. doi:10.1016/j.csbj.2019.07.005

56. Hevia-Larraín V, Gualano B, Longobardi I, et al. High-protein plant-based diet versus a protein-matched omnivorous diet to support resistance training adaptations: a comparison between habitual vegans and omnivores. *Sports Med.* Feb 2021;doi:10.1007/s40279-021-01434-9

57. Schoenfeld B, Aragon A. Magnitude and composition of the energy surplus for maximizing muscle hypertrophy: implications for bodybuilding and physique athletes. *Strength and Conditioning Journal.* 2020;42(5):79–86. doi:10.1519/SSC.0000000000000539

58. Phillips SM, Chevalier S, Leidy HJ. Protein "requirements" beyond the RDA: implications for optimizing health. *Appl Physiol Nutr Metab.* May 2016;41(5):565–72. doi:10.1139/apnm-2015-0550

59. Aragon AA, Schoenfeld BJ, Wildman R, et al. International Society of Sports Nutrition position stand: diets and body composition. *J Int Soc Sports Nutr.* 2017;14:16. doi:10.1186/s12970-017-0174-y

60. Nowson C, O'Connell S. Protein requirements and recommendations for older people: a review. *Nutrients.* Aug 14 2015;7(8):6874–99. doi:10.3390/nu7085311

61. Xue QL. The frailty syndrome: definition and natural history. *Clin Geriatr Med.* Feb 2011;27(1):1–15. doi:10.1016/j.cger.2010.08.009

62. Cederholm T. Overlaps between frailty and sarcopenia definitions. *Nestle Nutr Inst Workshop Ser.* 2015;83:65–9. doi:10.1159/000382063

63. Tipton KD, Hamilton DL, Gallagher IJ. Assessing the role of muscle protein breakdown in response to nutrition and exercise in humans. *Sports Med.* Mar 2018;48(Suppl 1):53–64. doi:10.1007/s40279-017-0845-5

64. Rudrappa SS, Wilkinson DJ, Greenhaff PL, Smith K, Idris I, Atherton PJ. Human skeletal muscle disuse atrophy: effects on muscle protein synthesis, breakdown, and insulin resistance—a qualitative review. *Front Physiol.* 2016;7:361. doi:10.3389/fphys.2016.00361

65. Bauer J, Biolo G, Cederholm T, et al. Evidence-based recommendations for optimal dietary protein intake in older people: a position paper from the PROT-AGE Study Group. *J Am Med Dir Assoc.* Aug 2013;14(8):542–59. doi:10.1016/j.jamda.2013.05.021

66. Morton RW, Murphy KT, McKellar SR, et al. A systematic review, meta-analysis and meta-regression of the effect of protein supplementation on resistance training-induced gains in muscle mass and strength in healthy adults. *Br J Sports Med.* Mar 2018;52(6):376–84. doi:10.1136/bjsports-2017-097608

67. Nunes EA, Currier BS, Lim C, Phillips SM. Nutrient-dense protein as a primary dietary strategy in healthy ageing: please sir, may we have more? *Proc Nutr Soc.* Oct 2020:1–14. doi:10.1017/S0029665120007892

68. Burd NA, McKenna CF, Salvador AF, Paulussen KJM, Moore DR. Dietary protein quantity, quality, and exercise are key to healthy living: a muscle-centric perspective across the lifespan. *Front Nutr.* 2019;6:83. doi:10.3389/fnut.2019.00083

69. Tang JE, Moore DR, Kujbida GW, Tarnopolsky MA, Phillips SM. Ingestion of whey hydrolysate, casein, or soy protein isolate: effects on mixed muscle protein synthesis at rest and following resistance exercise in young men. *J Appl Physiol* (1985). Sep 2009;107(3):987–92. doi:10.1152/japplphysiol.00076.2009

70. Yang Y, Churchward-Venne TA, Burd NA, Breen L, Tarnopolsky MA, Phillips SM. Myofibrillar protein synthesis following ingestion of soy protein isolate at rest and after resistance exercise in elderly men. *Nutr Metab* (Lond). Jun 2012;9(1):57. doi:10.1186/1743-7075-9-57

71. Gorissen SH, Horstman AM, Franssen R, et al. Ingestion of wheat protein increases in vivo muscle protein synthesis rates in healthy older men in a randomized trial. *J Nutr*. Sept 2016;146(9):1651–9. doi:10.3945/jn.116.231340

72. van Vliet S, Burd NA, van Loon LJ. The skeletal muscle anabolic response to plant- versus animal-based protein consumption. *J Nutr*. Sep 2015;145(9):1981–91. doi:10.3945/jn.114.204305

73. Duan Y, Li F, Li Y, et al. The role of leucine and its metabolites in protein and energy metabolism. *Amino Acids*. Jan 2016;48(1):41–51. doi:10.1007/s00726-015-2067-1

74. Gorissen SHM, Witard OC. Characterising the muscle anabolic potential of dairy, meat and plant-based protein sources in older adults. *Proc Nutr Soc*. Feb 2018;77(1):20–31. doi:10.1017/S002966511700194X

75. Berrazaga I, Micard V, Gueugneau M, Walrand S. The role of the anabolic properties of plant- versus animal-based protein sources in supporting muscle mass maintenance: a critical review. *Nutrients*. Aug 2019;11(8):1825. doi:10.3390/nu11081825

76. Brennan JL, Keerati-U-Rai M, Yin H, et al. Differential responses of blood essential amino acid levels following ingestion of high-quality plant-based protein blends compared to whey protein—a double-blind randomized, cross-over, clinical trial. *Nutrients*. Dec 2019;11(12):2987. doi:10.3390/nu11122987

77. Babault N, Païzis C, Deley G, et al. Pea proteins oral supplementation promotes muscle thickness gains during resistance training: a double-blind, randomized, placebo-controlled clinical trial vs. whey protein. *J Int Soc Sports Nutr*. 2015;12(1):3. doi:10.1186/s12970-014-0064-5

78. Banaszek A, Townsend JR, Bender D, Vantrease WC, Marshall AC, Johnson KD. The effects of whey vs. pea protein on physical adaptations following 8-weeks of high-intensity functional training (HIFT): a pilot study. *Sports* (Basel). Jan 2019;7(1):12. doi:10.3390/sports7010012

79. Nieman DC, Zwetsloot KA, Simonson AJ, et al. Effects of whey and pea protein supplementation on post-eccentric exercise muscle damage: a randomized trial. *Nutrients*. Aug 2020;12(8):2382. doi:10.3390/nu12082382

80. Messina M, Lynch H, Dickinson JM, Reed KE. No difference between the effects of supplementing with soy protein versus animal protein on gains in muscle mass and strength in response to resistance exercise. *Int J Sport Nutr Exerc Metab*. Nov 2018;28(6):674–85. doi:10.1123/ijsnem.2018-0071

81. Lim MT, Pan BJ, Toh DWK, Sutanto CN, Kim JE. Animal protein versus plant protein in supporting lean mass and muscle strength: a systematic review and meta-analysis of randomized controlled trials. *Nutrients*. Feb 2021;13(2):661. doi:10.3390/nu13020661

82. Wu G. Important roles of dietary taurine, creatine, carnosine, anserine and 4-hydroxyproline in human nutrition and health. *Amino Acids*. Mar 2020;52(3):329–60. doi:10.1007/s00726-020-02823-6

83. Kerksick CM, Wilborn CD, Roberts MD, et al. ISSN exercise & sports nutrition review update: research & recommendations. *J Int Soc Sports Nutr*. Aug 2018;15(1):38. doi:10.1186/s12970-018-0242-y

84. Zdzieblik D, Oesser S, Baumstark MW, Gollhofer A, König D. Collagen peptide supplementation in combination with resistance training improves body composition and increases muscle strength in elderly sarcopenic men: a randomised controlled trial. *Br J Nutr*. Oct 2015;114(8):1237–45. doi:10.1017/S0007114515002810

85. Jendricke P, Centner C, Zdzieblik D, Gollhofer A, König D. Specific collagen peptides in combination with resistance training improve body composition and regional muscle strength in premenopausal women: a randomized controlled trial. *Nutrients*. Apr 2019;11(4):892. doi:10.3390/nu11040892

86. Kirmse M, Oertzen-Hagemann V, de Marées M, Bloch W, Platen P. Prolonged collagen peptide supplementation and resistance exercise training affects body composition in recreationally active men. *Nutrients*. May 2019;11(5):1154. doi:10.3390/nu11051154

87. Bagheri R, Hooshmand Moghadam B, Ashtary-Larky D, et al. Whole egg vs. egg white ingestion during 12 weeks of resistance training in trained young males: a randomized controlled trial. *J Strength Cond Res*. Feb 2021;35(2):411–9. doi:10.1519/JSC.0000000000003922

88. Riechman SE, Andrews RD, Maclean DA, Sheather S. Statins and dietary and serum cholesterol are associated with increased lean mass following resistance training. *J Gerontol A Biol Sci Med Sci*. Oct 2007;62(10):1164–71. doi:10.1093/gerona/62.10.1164

89. Dinu M, Abbate R, Gensini GF, Casini A, Sofi F. Vegetarian, vegan diets and multiple health outcomes:

a systematic review with meta-analysis of observational studies. *Crit Rev Food Sci Nutr.* Nov 2017;57(17):3640–9. doi:10.1080/10408398.2016.1138447

90. Rogerson D. Vegan diets: practical advice for athletes and exercisers. *J Int Soc Sports Nutr.* 2017;14:36. doi:10.1186/s12970-017-0192-9

91. Schüpbach R, Wegmüller R, Berguerand C, Bui M, Herter-Aeberli I. Micronutrient status and intake in omnivores, vegetarians and vegans in Switzerland. *Eur J Nutr.* Feb 2017;56(1):283–93. doi:10.1007/s00394-015-1079-7

92. Pinckaers P, Trommelen J, Snijders T, van Loo L. The anabolic response to plant-based protein ingestion. *Sports Med.* Sept 2021;51(Suppl 1): 59–74. doi: 10.1007/s40279-021-01540-8

93. Rondanelli M, Nichetti M, Peroni G, et al. Where to find leucine in food and how to feed elderly with sarcopenia in order to counteract loss of muscle mass: practical advice. *Front Nutr.* 2020;7:622391. doi:10.3389/fnut.2020.622391

94. Kraemer WJ, Solomon-Hill G, Volk BM, et al. The effects of soy and whey protein supplementation on acute hormonal reponses to resistance exercise in men. *J Am Coll Nutr.* 2013;32(1):66–74. doi:10.1080/07315724.2013.770648

95. Goodin S, Shen F, Shih WJ, et al. Clinical and biological activity of soy protein powder supplementation in healthy male volunteers. *Cancer Epidemiol Biomarkers Prev.* Apr 2007;16(4):829–33. doi:10.1158/1055-9965.EPI-06-0882

96. Reed KE, Camargo J, Hamilton-Reeves J, Kurzer M, Messina M. Neither soy nor isoflavone intake affects male reproductive hormones: an expanded and updated meta-analysis of clinical studies. *Reprod Toxicol.* Mar 2021;100:60–7. doi:10.1016/j.reprotox.2020.12.019

97. Messina M, Nagata C, Wu AH. Estimated Asian adult soy protein and isoflavone intakes. *Nutr Cancer.* 2006;55(1):1–12. doi:10.1207/s15327914nc5501_1

98. Siepmann T, Roofeh J, Kiefer FW, Edelson DG. Hypogonadism and erectile dysfunction associated with soy product consumption. *Nutrition.* 2011 Jul–Aug 2011;27(7–8):859–62. doi:10.1016/j.nut.2010.10.018

99. Tipton KD. Gender differences in protein metabolism. *Curr Opin Clin Nutr Metab Care.* Nov 2001;4(6):493–8. doi:10.1097/00075197-200111000-00005

100. Smith GI, Atherton P, Reeds DN, et al. No major sex differences in muscle protein synthesis rates in the postabsorptive state and during hyperinsulinemia-hyperaminoacidemia in middle-aged adults. *J Appl Physiol* (1985). Oct 2009;107(4):1308–15. doi:10.1152/japplphysiol.00348.2009

101. Dreyer HC, Fujita S, Glynn EL, Drummond MJ, Volpi E, Rasmussen BB. Resistance exercise increases leg muscle protein synthesis and mTOR signalling independent of sex. *Acta Physiol* (Oxf). May 2010;199(1):71–81. doi:10.1111/j.1748-1716.2010.02074.x

102. Smith GI, Atherton P, Villareal DT, et al. Differences in muscle protein synthesis and anabolic signaling in the postabsorptive state and in response to food in 65–80 year old men and women. *PLoS One.* Mar 26 2008;3(3):e1875. doi:10.1371/journal.pone.0001875

103. Phillips SM, Atkinson SA, Tarnopolsky MA, MacDougall JD. Gender differences in leucine kinetics and nitrogen balance in endurance athletes. *J Appl Physiol* (1985). Nov 1993;75(5):2134–41. doi:10.1152/jappl.1993.75.5.2134

104. Tarnopolsky LJ, MacDougall JD, Atkinson SA, Tarnopolsky MA, Sutton JR. Gender differences in substrate for endurance exercise. *J Appl Physiol* (1985). Jan 1990;68(1):302–8. doi:10.1152/jappl.1990.68.1.302

105. McKenzie S, Phillips SM, Carter SL, Lowther S, Gibala MJ, Tarnopolsky MA. Endurance exercise training attenuates leucine oxidation and BCOAD activation during exercise in humans. *Am J Physiol Endocrinol Metab.* Apr 2000;278(4):E580–7. doi:10.1152/ajpendo.2000.278.4.E580

106. Snijders T, Trommelen J, Kouw IWK, Holwerda AM, Verdijk LB, van Loon LJC. The impact of pre-sleep protein ingestion on the skeletal muscle adaptive response to exercise in humans: an update. *Front Nutr.* 2019;6:17. doi:10.3389/fnut.2019.00017

107. Macnaughton LS, Wardle SL, Witard OC, et al. The response of muscle protein synthesis following whole-body resistance exercise is greater following 40 g than 20 g of ingested whey protein. *Physiol Rep.* Aug 2016;4(15):e12893. doi:10.14814/phy2.12893

108. Park S, Jang J, Choi MD, et al. The anabolic response to dietary protein is not limited by the maximal stimulation of protein synthesis in healthy older adults: a randomized crossover trial. *Nutrients.* Oct 2020;12(11):3276. doi:10.3390/nu12113276

109. Burd NA, Beals JW, Martinez IG, Salvador AF, Skinner SK. Food-first approach to enhance the regulation of post-exercise skeletal muscle protein synthesis and remodeling. *Sports Med.* Feb 2019;49(Suppl 1):59–68. doi:10.1007/s40279-018-1009-y

110. Rynders CA, Thomas EA, Zaman A, Pan Z, Catenacci VA, Melanson EL. Effectiveness of intermittent fasting and time-restricted feeding compared to continuous energy restriction for weight loss. *Nutrients.* Oct 2019;11(10):2442. doi:10.3390/nu11102442

111. Williamson E, Moore DR. A muscle-centric perspective on intermittent fasting: a suboptimal dietary strategy for supporting muscle protein remodeling and muscle mass?

Front Nutr. 2021;8:640621. doi:10.3389/fnut.2021.640621

112. Schoenfeld BJ, Aragon A, Wilborn C, Urbina SL, Hayward SE, Krieger J. Pre- versus post-exercise protein intake has similar effects on muscular adaptations. *PeerJ.* 2017;5:e2825. doi:10.7717/peerj.2825

113. Candow DG, Chilibeck PD, Facci M, Abeysekara S, Zello GA. Protein supplementation before and after resistance training in older men. *Eur J Appl Physiol.* Jul 2006;97(5):548–56. doi:10.1007/s00421-006-0223-8

114. Bird SP, Tarpenning KM, Marino FE. Liquid carbohydrate/essential amino acid ingestion during a short-term bout of resistance exercise suppresses myofibrillar protein degradation. *Metabolism.* May 2006;55(5):570–7. doi:10.1016/j.metabol.2005.11.011

115. Beelen M, Koopman R, Gijsen AP, et al. Protein coingestion stimulates muscle protein synthesis during resistance-type exercise. *Am J Physiol Endocrinol Metab.* Jul 2008;295(1):E70–7. doi:10.1152/ajpendo.00774.2007

116. Deldicque L, De Bock K, Maris M, et al. Increased p70s6k phosphorylation during intake of a protein-carbohydrate drink following resistance exercise in the fasted state. *Eur J Appl Physiol.* Mar 2010;108(4):791–800. doi:10.1007/s00421-009-1289-x

117. Ivy J, Portman R. *Nutrient Timing: The Future of Sports Nutrition.* Basic Health Publications; 2004.

118. Schoenfeld BJ, Aragon AA, Krieger JW. The effect of protein timing on muscle strength and hypertrophy: a meta-analysis. *J Int Soc Sports Nutr.* Dec 2013;10(1):53. doi:10.1186/1550-2783-10-53

119. Martens EA, Gonnissen HK, Gatta-Cherifi B, Janssens PL, Westerterp-Plantenga MS. Maintenance of energy expenditure on high-protein vs. high-carbohydrate diets at a constant body weight may prevent a positive energy balance. *Clin Nutr.* Oct 2015;34(5):968–75. doi:10.1016/j.clnu.2014.10.007

120. Bray GA, Redman LM, de Jonge L, et al. Effect of protein overfeeding on energy expenditure measured in a metabolic chamber. *Am J Clin Nutr.* Mar 2015;101(3):496–505. doi:10.3945/ajcn.114.091769

121. Hector AJ, Phillips SM. Protein recommendations for weight loss in elite athletes: a focus on body composition and performance. *Int J Sport Nutr Exerc Metab.* Mar 2018;28(2):170–7. doi:10.1123/ijsnem.2017-0273

122. Helms E, Zinn C, Rowlands D, Brown S. A systematic review of dietary protein during caloric restriction in resistance trained lean athletes: a case for higher intakes. *Int J Sport Nutr Exerc Metab.* 2014;24(2):127–38.

123. Mäestu J, Eliakim A, Jürimäe J, Valter I, Jürimäe T. Anabolic and catabolic hormones and energy balance of the male bodybuilders during the preparation for the competition.

J Strength Cond Res. Apr 2010;24(4):1074–81. doi:10.1519/JSC.0b013e3181cb6fd3

124. Chappell AJ, Simper T, Barker ME. Nutritional strategies of high level natural bodybuilders during competition preparation. *J Int Soc Sports Nutr.* 2018;15:4. doi:10.1186/s12970-018-0209-z

125. Barakat C, Pearson J, Escalante G, Campbell B, De Souza E. Body recomposition: can trained individuals build muscle and lose fat at the same time? *Strength and Conditioning Journal.* Oct 2020;42(5):7–21. doi:10.1519/SSC.0000000000000584

126. Lee H, Kim K, Kim B, et al. A cellular mechanism of muscle memory facilitates mitochondrial remodelling following resistance training. *J Physiol.* Sept 2018;596(18):4413–26. doi:10.1113/JP275308

127. Bruusgaard JC, Johansen IB, Egner IM, Rana ZA, Gundersen K. Myonuclei acquired by overload exercise precede hypertrophy and are not lost on detraining. *Proc Natl Acad Sci USA.* Aug 2010;107(34):15111–6. doi:10.1073/pnas.0913935107

128. Leuchtmann AB, Mueller SM, Aguayo D, et al. Resistance training preserves high-intensity interval training induced improvements in skeletal muscle capillarization of healthy old men: a randomized controlled trial. *Sci Rep.* Apr 2020;10(1):6578. doi:10.1038/s41598-020-63490-x

129. Khan MA, Gannon MC, Nuttall FQ. Glucose appearance rate following protein ingestion in normal subjects. *J Am Coll Nutr.* Dec 1992;11(6):701–6. doi:10.1080/07315724.1992.10718270

130. Fromentin C, Tomé D, Nau F, et al. Dietary proteins contribute little to glucose production, even under optimal gluconeogenic conditions in healthy humans. *Diabetes.* May 2013;62(5):1435–42. doi:10.2337/db12-1208

131. Volek J, Phinney S. *The Art and Science of Low Carbohydrate Performance.* Beyond Obesity LLC; 2012.

132. Wilson JM, Lowery RP, Roberts MD, et al. Effects of ketogenic dieting on body composition, strength, power, and hormonal profiles in resistance training men. *J Strength Cond Res.* Dec 2020;34(12):3463–74. doi:10.1519/JSC.0000000000001935

133. Burke L, Ross M, Garvican-Lewis L, et al. Low carbohydrate, high fat diet impairs exercise economy and negates the performance benefit from intensified training in elite race walkers. *J Physiol.* May 2017;595(9):2785–807. doi:10.1113/JP273230

134. Volek JS, Freidenreich DJ, Saenz C, et al. Metabolic characteristics of keto-adapted ultra-endurance runners. *Metabolism.* Mar 2016;65(3):100–10. doi:10.1016/j.metabol.2015.10.028

135. Schoenfeld BJ, Aragon AA, Krieger JW. Effects of meal

frequency on weight loss and body composition: a meta-analysis. *Nutr Rev*. Feb 2015;73(2):69–82. doi:10.1093/nutrit/nuu017

136. Iwao S, Mori K, Sato Y. Effects of meal frequency on body composition during weight control in boxers. *Scand J Med Sci Sports*. Oct 1996;6(5):265–72. doi:10.1111/j.1600-0838.1996.tb00469.x

137. Arnal MA, Mosoni L, Boirie Y, et al. Protein feeding pattern does not affect protein retention in young women. *J Nutr*. Jul 2000;130(7):1700–4. doi:10.1093/jn/130.7.1700

138. Arnal MA, Mosoni L, Boirie Y, et al. Protein pulse feeding improves protein retention in elderly women. *Am J Clin Nutr*. Jun 1999;69(6):1202–8. doi:10.1093/ajcn/69.6.1202

139. Moro T, Tinsley G, Bianco A, et al. Effects of eight weeks of time-restricted feeding (16/8) on basal metabolism, maximal strength, body composition, inflammation, and cardiovascular risk factors in resistance-trained males. *J Transl Med*. 2016;14(1):290.

140. Tinsley GM, Moore ML, Graybeal AJ, et al. Time-restricted feeding plus resistance training in active females: a randomized trial. *Am J Clin Nutr*. Sept 2019;110(3):628–40. doi:10.1093/ajcn/nqz126

141. Stratton MT, Tinsley GM, Alesi MG, et al. Four weeks of time-restricted feeding combined with resistance training does not differentially influence measures of body composition, muscle performance, resting energy expenditure, and blood biomarkers. *Nutrients*. Apr 2020;12(4):1126. doi:10.3390/nu12041126

142. Schoenfeld BJ, Aragon AA, Wilborn CD, Krieger JW, Sonmez GT. Body composition changes associated with fasted versus non-fasted aerobic exercise. *J Int Soc Sports Nutr*. 2014;11(1):54. doi:10.1186/s12970-014-0054-7

143. Hackett D, Hagstrom A. Effect of overnight fasted exercise on weight loss and body composition: a systematic review and meta-analysis. *J Funct Morphol Kinesiol*. 2017;2(4):43. https://doi.org/10.3390/jfmk2040043

144. Hackney KJ, Bruenger AJ, Lemmer JT. Timing protein intake increases energy expenditure 24 h after resistance training. *Med Sci Sports Exerc*. May 2010;42(5):998–1003. doi:10.1249/MSS.0b013e3181c12976

145. Wingfield HL, Smith-Ryan AE, Melvin MN, et al. The acute effect of exercise modality and nutrition manipulations on post-exercise resting energy expenditure and respiratory exchange ratio in women: a randomized trial. *Sports Med Open*. Jun 2015;11. doi:10.1186/s40798-015-0010-3

146. Jäger R, Kerksick CM, Campbell BI, et al. International Society of Sports Nutrition position stand: protein and exercise. *J Int Soc Sports Nutr*. 2017;14:20. doi:10.1186/s12970-017-0177-8

147. Thomas DT, Erdman KA, Burke LM. Position of the Academy of Nutrition and Dietetics, Dietitians of Canada, and the American College of Sports Medicine: nutrition and athletic performance. *J Acad Nutr Diet*. Mar 2016;116(3):501–28. doi:10.1016/j.jand.2015.12.006

148. Elango R, Ball RO, Pencharz PB. Recent advances in determining protein and amino acid requirements in humans. *Br J Nutr*. Aug 2012;108 (Suppl 2):S22–30. doi:10.1017/S0007114512002504

149. Kato H, Suzuki K, Bannai M, Moore DR. Protein requirements are elevated in endurance athletes after exercise as determined by the indicator amino acid oxidation method. *PLoS One*. Jun 2016;11(6):e0157406. doi:10.1371/journal.pone.0157406

150. Bandegan A, Courtney-Martin G, Rafii M, Pencharz PB, Lemon PWR. Indicator amino acid oxidation protein requirement estimate in endurance-trained men 24 h postexercise exceeds both the EAR and current athlete guidelines. *Am J Physiol Endocrinol Metab*. May 2019;316(5):E741–8. doi:10.1152/ajpendo.00174.2018

151. Rowlands DS, Hopkins WG. Effect of high-fat, high-carbohydrate, and high-protein meals on metabolism and performance during endurance cycling. *Int J Sport Nutr Exerc Metab*. Sep 2002;12(3):318–35. doi:10.1123/ijsnem.12.3.318

152. Kloby Nielsen LL, Tandrup Lambert MN, Jeppesen PB. The effect of ingesting carbohydrate and proteins on athletic performance: a systematic review and meta-analysis of randomized controlled trials. *Nutrients*. May 2020;12(5):1483. doi:10.3390/nu12051483

153. Saunders MJ, Kane MD, Todd MK. Effects of a arbohydrate-protein beverage on cycling endurance and muscle damage. *Med Sci Sports Exerc*. Jul 2004;36(7):1233–8. doi:10.1249/01.mss.0000132377.66177.9f

154. Saunders MJ, Luden ND, Herrick JE. Consumption of an oral carbohydrate-protein gel improves cycling endurance and prevents postexercise muscle damage. *J Strength Cond Res*. Aug 2007;21(3):678–84. doi:10.1519/R-20506.1

155. Power O, Hallihan A, Jakeman P. Human insulinotropic response to oral ingestion of native and hydrolysed whey protein. *Amino Acids*. Jul 2009;37(2):333–9. doi:10.1007/s00726-008-0156-0

156. Craven J, Desbrow B, Sabapathy S, Bellinger P, McCartney D, Irwin C. The effect of consuming carbohydrate with and without protein on the rate of muscle glycogen re-synthesis during short-term post-exercise recovery: a systematic review and meta-analysis. *Sports Med Open*. Jan 2021;7(1):9. doi:10.1186/s40798-020-00297-0

157. Kerksick CM, Arent S, Schoenfeld BJ, et al. International Society of Sports Nutrition position stand: nutrient timing. *J Int Soc Sports Nutr*. 2017;14:33. doi:10.1186/

s12970-017-0189-4

158. Holesh J, Aslam S, Martin A. Physiology, Carbohydrates. [Updated 2020 Aug 25]. In: StatPearls [Internet]. Treasure Island (FL): StatPearls Publishing; 2021 Jan–. Available from: https://www.ncbi.nlm.nih.gov/books/NBK459280/

159. Reynolds A, Mann J, Cummings J, Winter N, Mete E, Te Morenga L. Carbohydrate quality and human health: a series of systematic reviews and meta-analyses. *Lancet*. Feb 2019;393(10170):434–45. doi:10.1016/S0140-6736(18)31809-9

160. Anderson JW, Baird P, Davis RH, et al. Health benefits of dietary fiber. *Nutr Rev*. Apr 2009;67(4):188–205. doi:10.1111/j.1753-4887.2009.00189.x

161. Dahl WJ, Stewart ML. Position of the Academy of Nutrition and Dietetics: health implications of dietary fiber. *J Acad Nutr Diet*. Nov 2015;115(11):1861–70. doi:10.1016/j.jand.2015.09.003

162. Behall KM, Howe JC. Contribution of fiber and resistant starch to metabolizable energy. *Am J Clin Nutr*. Nov 1995;62(5 Suppl):1158S–60S. doi:10.1093/ajcn/62.5.1158S

163. Miketinas DC, Bray GA, Beyl RA, Ryan DH, Sacks FM, Champagne CM. Fiber intake predicts weight loss and dietary adherence in adults consuming calorie-restricted diets: the POUNDS Lost (Preventing Overweight Using Novel Dietary Strategies) study. *J Nutr*. Oct 2019;149(10):1742–8. doi:10.1093/jn/nxz117

164. Jovanovski E, Mazhar N, Komishon A, et al. Can dietary viscous fiber affect body weight independently of an energy-restrictive diet? A systematic review and meta-analysis of randomized controlled trials. *Am J Clin Nutr*. Feb 2020;111(2):471–85. doi:10.1093/ajcn/nqz292

165. Barr S, Wright J. Postprandial energy expenditure in whole-food and processed-food meals: implications for daily energy expenditure. *Food Nutr Res*. Jul 2010;54. doi:10.3402/fnr.v54i0.5144

166. Ordonio RL, Matsuoka M. Increasing resistant starch content in rice for better consumer health. *Proc Natl Acad Sci USA*. Nov 2016;113(45):12616–8. doi:10.1073/pnas.1616053113

167. Sonia S, Witjaksono F, Ridwan R. Effect of cooling of cooked white rice on resistant starch content and glycemic response. *Asia Pac J Clin Nutr*. 2015;24(4):620–5. doi:10.6133/apjcn.2015.24.4.13

168. Yang CZ, Shu XL, Zhang LL, et al. Starch properties of mutant rice high in resistant starch. *J Agric Food Chem*. Jan 2006;54(2):523–8. doi:10.1021/jf0524123

169. White U, Peterson CM, Beyl RA, Martin CK, Ravussin E. Resistant starch has no effect on appetite and food intake in individuals with prediabetes. *J Acad Nutr Diet*. Jun 2020;120(6):1034–41. doi:10.1016/j.jand.2020.01.017

170. Guo J, Tan L, Kong L. Impact of dietary intake of resistant starch on obesity and associated metabolic profiles in human: a systematic review of the literature. *Crit Rev Food Sci Nutr*. 2021;61(6):889–905. doi:10.1080/10408398.2020.1747391

171. Knuiman P, Hopman MT, Mensink M. Glycogen availability and skeletal muscle adaptations with endurance and resistance exercise. *Nutr Metab* (Lond). 2015;12:59. doi:10.1186/s12986-015-0055-9

172. Olsson KE, Saltin B. Variation in total body water with muscle glycogen changes in man. *Acta Physiol Scand*. Sep 1970;80(1):11–8. doi:10.1111/j.1748-1716.1970.tb04764.x

173. Spriet LL. Regulation of skeletal muscle fat oxidation during exercise in humans. *Med Sci Sports Exerc*. Sep 2002;34(9):1477–84 doi:10.1097/00005768-200209000-00013

174. Spriet LL, Watt MJ. Regulatory mechanisms in the interaction between carbohydrate and lipid oxidation during exercise. *Acta Physiol Scand*. Aug 2003;178(4):443–52. doi:10.1046/j.1365-201X.2003.01152.x

175. Murray B, Rosenbloom C. Fundamentals of glycogen metabolism for coaches and athletes. *Nutr Rev*. Apr 2018;76(4):243–59. doi:10.1093/nutrit/nuy001

176. Jenkins DJ, Wolever TM, Taylor RH, et al. Glycemic index of foods: a physiological basis for carbohydrate exchange. *Am J Clin Nutr*. Mar 1981;34(3):362–6. doi:10.1093/ajcn/34.3.362

177. Hermansen ML, Eriksen NM, Mortensen LS, Holm L, Hermansen K. Can the glycemic index (GI) be used as a tool in the prevention and management of type 2 diabetes? *Rev Diabet Stud*. 2006;3(2):61–71. doi:10.1900/RDS.2006.3.61

178. Sacks FM, Carey VJ, Anderson CA, et al. Effects of high vs low glycemic index of dietary carbohydrate on cardiovascular disease risk factors and insulin sensitivity: the OmniCarb randomized clinical trial. *JAMA*. Dec 2014;312(23):2531–41. doi:10.1001/jama.2014.16658

179. Karl JP, Roberts SB, Schaefer EJ, et al. Effects of carbohydrate quantity and glycemic index on resting metabolic rate and body composition during weight loss. *Obesity* (Silver Spring). Nov 2015;23(11):2190–8. doi:10.1002/oby.21268

180. Clar C, Al-Khudairy L, Loveman E, et al. Low glycaemic index diets for the prevention of cardiovascular disease. *Cochrane Database Syst Rev*. Jul 2017;7:CD004467. doi:10.1002/14651858.CD004467.pub3

181. Khan TA, Sievenpiper JL. Controversies about sugars: results from systematic reviews and meta-analyses on obesity, cardiometabolic disease and diabetes. *Eur J Nutr*. Nov 2016;55(Suppl 2):25–43. doi:10.1007/

s00394-016-1345-3

182. Khan TA, Tayyiba M, Agarwal A, et al. Relation of total sugars, sucrose, fructose, and added sugars with the risk of cardiovascular disease: a systematic review and dose-response meta-analysis of prospective cohort studies. *Mayo Clin Proc.* Dec 2019;94(12):2399–414. doi:10.1016/j.mayocp.2019.05.034

183. Yang Q, Zhang Z, Gregg EW, Flanders WD, Merritt R, Hu FB. Added sugar intake and cardiovascular diseases mortality among US adults. *JAMA Intern Med.* Apr 2014;174(4):516–24. doi:10.1001/jamainternmed.2013.13563

184. Erickson J, Sadeghirad B, Lytvyn L, Slavin J, Johnston BC. The scientific basis of guideline recommendations on sugar intake: a systematic review. *Ann Intern Med.* Feb 2017;166(4):257–67. doi:10.7326/M16-2020

185. Stellingwerff T, Cox GR. Systematic review: carbohydrate supplementation on exercise performance or capacity of varying durations. *Appl Physiol Nutr Metab.* Sep 2014;39(9):998–1011. doi:10.1139/apnm-2014-0027

186. Krogh A, Lindhard J. The relative value of fat and carbohydrate as sources of muscular energy: with appendices on the correlation between standard metabolism and the respiratory quotient during rest and work. *Biochem J.* Jul 1920;14(3–4):290–363. doi:10.1042/bj0140290

187. Jeukendrup A. A step towards personalized sports nutrition: carbohydrate intake during exercise. *Sports Med.* May 2014;44 (Suppl 1):S25–33. doi:10.1007/s40279-014-0148-z

188. Tarnopolsky MA. Sex differences in exercise metabolism and the role of 17-beta estradiol. *Med Sci Sports Exerc.* Apr 2008;40(4):648–54. doi:10.1249/MSS.0b013e31816212ff

189. Hausswirth C, Le Meur Y. Physiological and nutritional aspects of post-exercise recovery: specific recommendations for female athletes. *Sports Med.* Oct 2011;41(10):861–82. doi:10.2165/11593180-000000000-00000

190. Wismann J, Willoughby D. Gender differences in carbohydrate metabolism and carbohydrate loading. *J Int Soc Sports Nutr.* Jun 2006;3:28–34. doi:10.1186/1550-2783-3-1-28

191. Grgic J, Mcllvenna LC, Fyfe JJ, et al. Does aerobic training promote the same skeletal muscle hypertrophy as resistance training? A systematic review and meta-analysis. *Sports Med.* Feb 2019;49(2):233–54. doi:10.1007/s40279-018-1008-z

192. Vargas S, Romance R, Petro JL, et al. Efficacy of ketogenic diet on body composition during resistance training in trained men: a randomized controlled trial. *J Int Soc Sports Nutr.* Jul 2018;15(1):31. doi:10.1186/s12970-018-0236-9

193. Greene DA, Varley BJ, Hartwig TB, Chapman P, Rigney M. A low-carbohydrate ketogenic diet reduces body mass without compromising performance in powerlifting and Olympic weightlifting athletes. *J Strength Cond Res.* Dec 2018;32(12):3373–82. doi:10.1519/JSC.0000000000002904

194. Kephart WC, Pledge CD, Roberson PA, et al. The three-month effects of a ketogenic diet on body composition, blood parameters, and performance metrics in CrossFit trainees: a pilot study. *Sports* (Basel). Jan 2018;6(1):1. doi:10.3390/sports6010001

195. Vargas-Molina S, Petro JL, Romance R, et al. Effects of a ketogenic diet on body composition and strength in trained women. *J Int Soc Sports Nutr.* Apr 2020;17(1):19. doi:10.1186/s12970-020-00348-7

196. Paoli A, Cenci L, Pompei P, et al. Effects of two months of very low carbohydrate ketogenic diet on body composition, muscle strength, muscle area, and blood parameters in competitive natural body builders. *Nutrients.* Jan 2021;13(2):374. doi:10.3390/nu13020374

197. Ashtary-Larky D, Bagheri R, Bavi H, et al. Ketogenic diets, physical activity, and body composition: a review. *Br J Nutr.* Jul 2021:1–68. doi:10.1017/S0007114521002609

198. Ashtary-Larky D, Bagheri R, Asbaghi O, et al. Effects of resistance training combined with a ketogenic diet on body composition: a systematic review and meta-analysis. *Crit Rev Food Sci Nutr.* Feb 2021:1–16. doi:10.1080/10408398.2021.1890689

199. Lambert CP, Frank LL, Evans WJ. Macronutrient considerations for the sport of bodybuilding. *Sports Med.* 2004;34(5):317–27. doi:10.2165/00007256-200434050-00004

200. Slater G, Phillips SM. Nutrition guidelines for strength sports: sprinting, weightlifting, throwing events, and bodybuilding. *J Sports Sci.* 2011;29 (Suppl 1):S67–77. doi:10.1080/02640414.2011.574722

201. Spendlove J, Mitchell L, Gifford J, et al. Dietary intake of competitive bodybuilders. *Sports Med.* Jul 2015;45(7):1041–63. doi:10.1007/s40279-015-0329-4

202. Cholewa JM, Newmire DE, Zanchi NE. Carbohydrate restriction: friend or foe of resistance-based exercise performance? *Nutrition.* Apr 2019;60:136–46. doi:10.1016/j.nut.2018.09.026

203. Bin Naharudin MN, Yusof A, Shaw H, Stockton M, Clayton DJ, James LJ. Breakfast omission reduces subsequent resistance exercise performance. *J Strength Cond Res.* Jul 2019;33(7):1766–72. doi:10.1519/JSC.0000000000003054

204. Schoenfeld B, Aragon A. Is there a postworkout anabolic window of opportunity for nutrient consumption? Clearing up controversies. *J Orthop Sports Phys Ther.* 2018;48(12):911–4. doi:10.2519/jospt.2018.0615

205. Morton RW, McGlory C, Phillips SM. Nutritional interventions to augment resistance training-induced skeletal muscle hypertrophy. *Front Physiol.* 2015;6:245. doi:10.3389/fphys.2015.00245

206. Glynn EL, Fry CS, Drummond MJ, et al. Muscle protein breakdown has a minor role in the protein anabolic response to essential amino acid and carbohydrate intake following resistance exercise. *Am J Physiol Regul Integr Comp Physiol.* Aug 2010;299(2):R533–40. doi:10.1152/ajpregu.00077.2010

207. Greenhaff PL, Karagounis LG, Peirce N, et al. Disassociation between the effects of amino acids and insulin on signaling, ubiquitin ligases, and protein turnover in human muscle. *Am J Physiol Endocrinol Metab.* Sep 2008;295(3):E595–604. doi:10.1152/ajpendo.90411.2008

208. Hulmi JJ, Laakso M, Mero AA, Häkkinen K, Ahtiainen JP, Peltonen H. The effects of whey protein with or without carbohydrates on resistance training adaptations. *J Int Soc Sports Nutr.* 2015;12:48. doi:10.1186/s12970-015-0109-4

209. van Wyk HJ, Davis RE, Davies JS. A critical review of low-carbohydrate diets in people with type 2 diabetes. *Diabet Med.* Feb 2016;33(2):148–57. doi:10.1111/dme.12964

210. Huntriss R, Campbell M, Bedwell C. The interpretation and effect of a low-carbohydrate diet in the management of type 2 diabetes: a systematic review and meta-analysis of randomised controlled trials. *Eur J Clin Nutr.* Mar 2018;72(3):311–25. doi:10.1038/s41430-017-0019-4

211. Goldenberg JZ, Day A, Brinkworth GD, et al. Efficacy and safety of low and very low carbohydrate diets for type 2 diabetes remission: systematic review and meta-analysis of published and unpublished randomized trial data. *BMJ.* Jan 2021;372:m4743. doi:10.1136/bmj.m4743

212. Hall K, Guo J. Obesity energetics: body weight regulation and the effects of diet composition. *Gastroenterology.* Feb 2017:pii: S0016–5085(17)30152-X. doi: 10.1053/j.gastro.2017.01.052

213. Buga A, Kackley ML, Crabtree CD, et al. The effects of a 6-week controlled, hypocaloric ketogenic diet, with and without exogenous ketone salts, on body composition responses. *Front Nutr.* Mar 2021;8:618520. doi:10.3389/fnut.2021.618520

214. Crabtree CD, Kackley ML, Buga A, et al. Comparison of ketogenic diets with and without ketone salts versus a low-fat diet: liver fat responses in overweight adults. *Nutrients.* Mar 2021;13(3):966. doi:10.3390/nu13030966

215. Brown AW, Bohan Brown MM, Allison DB. Belief beyond the evidence: using the proposed effect of breakfast on obesity to show 2 practices that distort scientific evidence. *Am J Clin Nutr.* Nov 2013;98(5):1298–308. doi:10.3945/ajcn.113.064410

216. Sievert K, Hussain SM, Page MJ, et al. Effect of breakfast on weight and energy intake: systematic review and meta-analysis of randomised controlled trials. *BMJ.* Jan 2019;364:l42. doi:10.1136/bmj.l42

217. Keim NL, Van Loan MD, Horn WF, Barbieri TF, Mayclin PL. Weight loss is greater with consumption of large morning meals and fat-free mass is preserved with large evening meals in women on a controlled weight reduction regimen. *J Nutr.* Jan 1997;127(1):75–82. doi:10.1093/jn/127.1.75

218. Sofer S, Eliraz A, Kaplan S, et al. Greater weight loss and hormonal changes after 6 months diet with carbohydrates eaten mostly at dinner. *Obesity* (Silver Spring). Oct 2011;19(10):2006–14. doi:10.1038/oby.2011.48

219. Jakubowicz D, Barnea M, Wainstein J, Froy O. High caloric intake at breakfast vs. dinner differentially influences weight loss of overweight and obese women. *Obesity* (Silver Spring). Dec 2013;21(12):2504–12. doi:10.1002/oby.20460

220. Jakubowicz D, Froy O, Wainstein J, Boaz M. Meal timing and composition influence ghrelin levels, appetite scores and weight loss maintenance in overweight and obese adults. *Steroids.* Mar 2012;77(4):323–31. doi:10.1016/j.steroids.2011.12.006

221. Savikj M, Gabriel BM, Alm PS, et al. Afternoon exercise is more efficacious than morning exercise at improving blood glucose levels in individuals with type 2 diabetes: a randomised crossover trial. *Diabetologia.* Feb 2019;62(2):233–7. doi:10.1007/s00125-018-4767-z

222. Babraj JA, Vollaard NB, Keast C, Guppy FM, Cottrell G, Timmons JA. Extremely short duration high intensity interval training substantially improves insulin action in young healthy males. *BMC Endocr Disord.* Jan 2009;9:3. doi:10.1186/1472-6823-9-3

223. Richards JC, Johnson TK, Kuzma JN, et al. Short-term sprint interval training increases insulin sensitivity in healthy adults but does not affect the thermogenic response to beta-adrenergic stimulation. *J Physiol.* Aug 2010;588(Pt 15):2961–72. doi:10.1113/jphysiol.2010.189886

224. Murphy NE, Carrigan CT, Margolis LM. High-fat ketogenic diets and physical performance: a systematic review. *Adv Nutr.* Feb 2021;12(1):223–33. doi:10.1093/advances/nmaa101

225. Paoli A, Grimaldi K, D'Agostino D, et al. Ketogenic diet does not affect strength performance in elite artistic gymnasts. *J Int Soc Sports Nutr.* Jul 2012;9(1):34.

226. Escobar KA, VanDusseldorp TA, Kerksick CM. Carbohydrate intake and resistance-based exercise: are current recommendations reflective of actual need? *Br J Nutr.* Dec 2016;116(12):2053–65. doi:10.1017/

S0007114516003949

227. McSwiney FT, Doyle L, Plews DJ, Zinn C. Impact of ketogenic diet on athletes: current insights. *Open Access J Sports Med.* Nov 2019;10:171–83. doi:10.2147/OAJSM. S180409

228. Havemann L, West S, Goedecke J, et al. Fat adaptation followed by carbohydrate loading compromises high-intensity sprint performance. *J Appl Physiol.* Jan 2006;100(1):194–202. doi: 10.1152/japplphysiol.00813.2005

229. Wroble KA, Trott MN, Schweitzer GG, Rahman RS, Kelly PV, Weiss EP. Low-carbohydrate, ketogenic diet impairs anaerobic exercise performance in exercise-trained women and men: a randomized-sequence crossover trial. *J Sports Med Phys Fitness.* Apr 2019;59(4):600–7. doi:10.23736/S0022-4707.18.08318-4

230. Burke LM. Ketogenic low-CHO, high-fat diet: the future of elite endurance sport? *J Physiol.* Feb 2021;599(3):819–43. doi:10.1113/JP278928

231. Burke LM, Sharma AP, Heikura IA, et al. Crisis of confidence averted: Impairment of exercise economy and performance in elite race walkers by ketogenic low carbohydrate, high fat (LCHF) diet is reproducible. *PLoS One.* Jun 2020;15(6):e0234027. doi:10.1371/journal. pone.0234027

232. Burke LM, Whitfield J, Heikura IA, et al. Adaptation to a low carbohydrate high fat diet is rapid but impairs endurance exercise metabolism and performance despite enhanced glycogen availability. *J Physiol.* Feb 2021;599(3):771–90. doi:10.1113/JP280221

233. Cao J, Lei S, Wang X, Cheng S. The effect of a ketogenic low-carbohydrate, high-fat diet on aerobic capacity and exercise performance in endurance athletes: a systematic review and meta-analysis. *Nutrients.* Aug 2021;13(8):2896. doi:10.3390/nu13082896

234. Zajac A, Poprzecki S, Maszczyk A, Czuba M, Michalczyk M, Zydek G. The effects of a ketogenic diet on exercise metabolism and physical performance in off-road cyclists. *Nutrients.* Jul 2014;6(7):2493–508. doi: 10.3390/nu6072493

235. Bergström J, Hermansen L, Hultman E, Saltin B. Diet, muscle glycogen and physical performance. *Acta Physiol Scand.* Oct–Nov 1967;71(2):140–50. doi:10.1111/j.1748-1716.1967.tb03720.x

236. Hawley JA, Schabort EJ, Noakes TD, Dennis SC. Carbohydrate-loading and exercise performance. An update. *Sports Med.* Aug 1997;24(2):73–81. doi:10.2165/00007256-199724020-00001

237. Ormsbee MJ, Bach CW, Baur DA. Pre-exercise nutrition: the role of macronutrients, modified starches and supplements on metabolism and endurance performance. *Nutrients.* Apr 2014;6(5):1782–808. doi:10.3390/nu6051782

238. Hawley JA, Burke LM. Effect of meal frequency and timing on physical performance. *Br J Nutr.* Apr 1997;77 (Suppl 1):S91–103. doi:10.1079/bjn19970107

239. Burdon CA, Spronk I, Cheng HL, O'Connor HT. Effect of glycemic index of a pre-exercise meal on endurance exercise performance: a systematic review and meta-analysis. *Sports Med.* Jun 2017;47(6):1087–101. doi:10.1007/s40279-016-0632-8

240. Smith JW, Zachwieja JJ, Péronnet F, et al. Fuel selection and cycling endurance performance with ingestion of [13C]glucose: evidence for a carbohydrate dose response. *J Appl Physiol* (1985). Jun 2010;108(6):1520–9. doi:10.1152/japplphysiol.91394.2008

241. Smith JW, Pascoe DD, Passe DH, et al. Curvilinear dose-response relationship of carbohydrate (0–120 g·h(-1)) and performance. *Med Sci Sports Exerc.* Feb 2013;45(2):336–41. doi:10.1249/MSS.0b013e31827205d1

242. Colombani PC, Mannhart C, Mettler S. Carbohydrates and exercise performance in non-fasted athletes: a systematic review of studies mimicking real-life. *Nutr J.* Jan 2013;12:16. doi:10.1186/1475-2891-12-16

243. Pöchmüller M, Schwingshackl L, Colombani PC, Hoffmann G. A systematic review and meta-analysis of carbohydrate benefits associated with randomized controlled competition-based performance trials. *J Int Soc Sports Nutr.* Jul 2016;13:27. doi:10.1186/s12970-016-0139-6

244. Rosset R, Egli L, Lecoultre V. Glucose-fructose ingestion and exercise performance: the gastrointestinal tract and beyond. *Eur J Sport Sci.* Aug 2017;17(7):874–84. doi:10.1080/17461391.2017.1317035

245. Rowlands DS, Houltham S, Musa-Veloso K, Brown F, Paulionis L, Bailey D. Fructose-glucose composite carbohydrates and endurance performance: critical review and future perspectives. *Sports Med.* Nov 2015;45(11):1561–76. doi:10.1007/s40279-015-0381-0

246. Brietzke C, Franco-Alvarenga PE, Coelho-Júnior HJ, Silveira R, Asano RY, Pires FO. Effects of carbohydrate mouth rinse on cycling time trial performance: a systematic review and meta-analysis. *Sports Med.* Jan 2019;49(1):57–66. doi:10.1007/s40279-018-1029-7

247. Coyle EF. Fluid and fuel intake during exercise. *J Sports Sci.* Jan 2004;22(1):39–55. doi:10.1080/0264041031000140545

248. Jeukendrup AE, Jentjens RL, Moseley L. Nutritional considerations in triathlon. *Sports Med.* 2005;35(2):163–81. doi:10.2165/00007256-200535020-00005

249. Vitale K, Getzin A. Nutrition and supplement update for the endurance athlete: review and recommendations. *Nutrients.* Jun 2019;11(6):1289. doi:10.3390/nu11061289

250. Baker LB, Barnes KA, Anderson ML, Passe DH, Stofan JR. Normative data for regional sweat sodium concentration

and whole-body sweating rate in athletes. *J Sports Sci.* 2016;34(4):358–68. doi:10.1080/02640414.2015.1055291

251. Ivy JL. Glycogen resynthesis after exercise: effect of carbohydrate intake. *Int J Sports Med.* Jun 1998;19 (Suppl 2):S142–5. doi:10.1055/s-2007-971981

252. Jentjens R, Jeukendrup A. Determinants of post-exercise glycogen synthesis during short-term recovery. *Sports Med.* 2003;33(2):117–44. doi:10.2165/00007256-200333020-00004

253. Conlee RK, Lawler RM, Ross PE. Effects of glucose or fructose feeding on glycogen repletion in muscle and liver after exercise or fasting. *Ann Nutr Metab.* 1987;31(2):126–32. doi:10.1159/000177259

254. Rosset R, Lecoultre V, Egli L, et al. Postexercise repletion of muscle energy stores with fructose or glucose in mixed meals. *Am J Clin Nutr.* Mar 2017;105(3):609–17. doi:10.3945/ajcn.116.138214

255. Gonzalez JT, Fuchs CJ, Betts JA, van Loon LJ. Glucose plus fructose ingestion for post-exercise recovery—greater than the sum of its parts? *Nutrients.* Mar 2017;9(4):344. doi:10.3390/nu9040344

256. Leiper JB, Aulin KP, Söderlund K. Improved gastric emptying rate in humans of a unique glucose polymer with gel-forming properties. *Scand J Gastroenterol.* Nov 2000;35(11):1143–9. doi:10.1080/003655200750056600

257. Piehl Aulin K, Söderlund K, Hultman E. Muscle glycogen resynthesis rate in humans after supplementation of drinks containing carbohydrates with low and high molecular masses. *Eur J Appl Physiol.* Mar 2000;81(4):346–51. doi:10.1007/s004210050053

258. Stephens FB, Roig M, Armstrong G, Greenhaff PL. Post-exercise ingestion of a unique, high molecular weight glucose polymer solution improves performance during a subsequent bout of cycling exercise. *J Sports Sci.* Jan 2008;26(2):149–54. doi:10.1080/02640410701361548

259. Oliver JM, Almada AL, Van Eck LE, et al. Ingestion of high molecular weight carbohydrate enhances subsequent repeated maximal power: a randomized controlled trial. *PLoS One.* Sep 2016;11(9):e0163009. doi:10.1371/journal.pone.0163009

260. Starling RD, Trappe TA, Parcell AC, Kerr CG, Fink WJ, Costill DL. Effects of diet on muscle triglyceride and endurance performance. *J Appl Physiol* (1985). Apr 1997;82(4):1185–9. doi:10.1152/jappl.1997.82.4.1185

261. Friedman JE, Neufer PD, Dohm GL. Regulation of glycogen resynthesis following exercise. Dietary considerations. *Sports Med.* Apr 1991;11(4):232–43. doi:10.2165/00007256-199111040-00003

262. Jeukendrup AE. Periodized nutrition for athletes. *Sports Med.* Mar 2017;47(Suppl 1):51–63. doi:10.1007/

s40279-017-0694-2

263. Stellingwerff T, Spriet L, Watt M, et al. Decreased PDH activation and glycogenolysis during exercise following fat adaptation with carbohydrate restoration. *Am J Physiol Endocrinol Metab.* Feb 2006;290(2):E380–8. doi: 10.1152/ajpendo.00268.2005

264. Burke L. Re-examining high-fat diets for sports performance: did we call the "nail in the coffin" too soon? *Sports Med.* Nov 2015;45 (Suppl 1):S33–49. doi: 10.1007/s40279-015-0393-9

265. Marquet LA, Brisswalter J, Louis J, et al. Enhanced endurance performance by periodization of carbohydrate intake: "sleep low" strategy. *Med Sci Sports Exerc.* Apr 2016;48(4):663–72. doi:10.1249/MSS.0000000000000823

266. Impey SG, Hearris MA, Hammond KM, et al. Fuel for the work required: a theoretical framework for carbohydrate periodization and the glycogen threshold hypothesis. *Sports Med.* May 2018;48(5):1031–48. doi:10.1007/s40279-018-0867-7

267. Gejl KD, Thams LB, Hansen M, et al. No superior adaptations to carbohydrate periodization in elite endurance athletes. *Med Sci Sports Exerc.* Dec 2017;49(12):2486–97. doi:10.1249/MSS.0000000000001377

268. National Research Council (US) Committee on Diet and Health. Diet and Health: Implications for Reducing Chronic Disease Risk. Washington (DC): National Academies Press (US); 1989. 7, Fats and Other Lipids. Available from: www.ncbi.nlm.nih.gov/books/NBK218759/

269. Le HD, Meisel JA, de Meijer VE, Gura KM, Puder M. The essentiality of arachidonic acid and docosahexaenoic acid. *Prostaglandins Leukot Essent Fatty Acids.* Aug–Sep 2009;81(2–3):165–70. doi:10.1016/j.plefa.2009.05.020

270. Richard C, Lewis ED, Field CJ. Evidence for the essentiality of arachidonic and docosahexaenoic acid in the postnatal maternal and infant diet for the development of the infant's immune system early in life. *Appl Physiol Nutr Metab.* May 2016;41(5):461–75. doi:10.1139/apnm-2015-0660

271. Siguel E. Diagnosing essential fatty acid deficiency. *Circulation.* Jun 1998;97(25):2580–3. doi:10.1161/01.cir.97.25.2580

272. Whittaker J, Wu K. Low-fat diets and testosterone in men: systematic review and meta-analysis of intervention studies. *J Steroid Biochem Mol Biol.* Jun 2021;210:105878. doi:10.1016/j.jsbmb.2021.105878

273. Iraki J, Fitschen P, Espinar S, Helms E. Nutrition recommendations for bodybuilders in the off-season: a narrative review. *Sports* (Basel). Jun 2019;7(7):154. doi:10.3390/sports7070154

274. Ruiz-Castellano C, Espinar S, Contreras C, Mata F, Aragon A, Martínez-Sanz J. Achieving an optimal fat loss phase in

resistance-trained athletes: a narrative review. *Nutrients.* 2021;13(9):3255. https://doi.org/10.3390/nu13093255

275. Wohlgemuth KJ, Arieta LR, Brewer GJ, Hoselton AL, Gould LM, Smith-Ryan AE. Sex differences and considerations for female specific nutritional strategies: a narrative review. *J Int Soc Sports Nutr.* Apr 2021;18(1):27. doi:10.1186/s12970-021-00422-8

276. Childs CE, Kew S, Finnegan YE, et al. Increased dietary α-linolenic acid has sex-specific effects upon eicosapentaenoic acid status in humans: re-examination of data from a randomised, placebo-controlled, parallel study. *Nutr J.* Dec 2014;13(1):113. doi:10.1186/1475-2891-13-113

277. Mumme K, Stonehouse W. Effects of medium-chain triglycerides on weight loss and body composition: a meta-analysis of randomized controlled trials. *J Acad Nutr Diet.* Feb 2015;115(2):249–63. doi:10.1016/j.jand.2014.10.022

278. Clegg ME. Medium-chain triglycerides are advantageous in promoting weight loss although not beneficial to exercise performance. *Int J Food Sci Nutr.* Nov 2010;61(7):653–79. doi:10.3109/09637481003702114

279. Burke LM, Collier GR, Beasley SK, et al. Effect of coingestion of fat and protein with carbohydrate feedings on muscle glycogen storage. *J Appl Physiol* (1985). Jun 1995;78(6):2187–92. doi:10.1152/jappl.1995.78.6.2187

280. Fox AK, Kaufman AE, Horowitz JF. Adding fat calories to meals after exercise does not alter glucose tolerance. *J Appl Physiol* (1985). Jul 2004;97(1):11–6. doi:10.1152/japplphysiol.01398.2003

281. Elliot TA, Cree MG, Sanford AP, Wolfe RR, Tipton KD. Milk ingestion stimulates net muscle protein synthesis following resistance exercise. *Med Sci Sports Exerc.* Apr 2006;38(4):667–74. doi:10.1249/01.mss.0000210190.64458.25

282. van Vliet S, Shy EL, Abou Sawan S, et al. Consumption of whole eggs promotes greater stimulation of post-exercise muscle protein synthesis than consumption of isonitrogenous amounts of egg whites in young men. *Am J Clin Nutr.* Dec 2017;106(6):1401–12. doi:10.3945/ajcn.117.159855

283. Sacks FM, Lichtenstein AH, Wu JHY, et al. Dietary fats and cardiovascular disease: a presidential advisory from the American Heart Association. *Circulation.* Jul 2017;136(3):e1–23. doi:10.1161/CIR.0000000000000510

284. US Department of Agriculture and US Department of Health and Human Services. *Dietary Guidelines for Americans, 2020–2025.* 9th Edition. December 2020. Available at DietaryGuidelines.gov.

285. Lenighan YM, McNulty BA, Roche HM. Dietary fat composition: replacement of saturated fatty acids with PUFA as a public health strategy, with an emphasis on α-linolenic acid. *Proc Nutr Soc.* May 2019;78(2):234–45. doi:10.1017/S0029665118002793

286. Hooper L, Martin N, Jimoh OF, Kirk C, Foster E, Abdelhamid AS. Reduction in saturated fat intake for cardiovascular disease. *Cochrane Database Syst Rev.* Aug 2020;8:CD011737. doi:10.1002/14651858.CD011737.pub3

287. Lawrence GD. Dietary fats and health: dietary recommendations in the context of scientific evidence. *Adv Nutr.* May 2013;4(3):294–302. doi:10.3945/an.113.003657

288. Chowdhury R, Warnakula S, Kunutsor S, et al. Association of dietary, circulating, and supplement fatty acids with coronary risk: a systematic review and meta-analysis. *Ann Intern Med.* Mar 2014;160(6):398–406. doi:10.7326/M13-1788

289. Astrup A. A changing view on saturated fatty acids and dairy: from enemy to friend. *Am J Clin Nutr.* Dec 2014;100(6):1407–8. doi:10.3945/ajcn.114.099986

290. Heileson JL. Dietary saturated fat and heart disease: a narrative review. *Nutr Rev.* Jun 2020;78(6):474–85. doi:10.1093/nutrit/nuz091

291. Shih CW, Hauser ME, Aronica L, Rigdon J, Gardner CD. Changes in blood lipid concentrations associated with changes in intake of dietary saturated fat in the context of a healthy low-carbohydrate weight-loss diet: a secondary analysis of the Diet Intervention Examining The Factors Interacting with Treatment Success (DIETFITS) trial. *Am J Clin Nutr.* Feb 2019;109(2):433–41. doi:10.1093/ajcn/nqy305

292. Gardner CD, Trepanowski JF, Del Gobbo LC, et al. Effect of low-fat vs low-carbohydrate diet on 12-month weight loss in overweight adults and the association with genotype pattern or insulin secretion: the DIETFITS randomized clinical trial. *JAMA.* Feb 2018;319(7):667–79. doi:10.1001/jama.2018.0245

293. Liu AG, Ford NA, Hu FB, Zelman KM, Mozaffarian D, Kris-Etherton PM. A healthy approach to dietary fats: understanding the science and taking action to reduce consumer confusion. *Nutr J.* Aug 2017;16(1):53. doi:10.1186/s12937-017-0271-4

294. Duarte C, Boccardi V, Amaro Andrade P, Souza Lopes AC, Jacques PF. Dairy versus other saturated fats source and cardiometabolic risk markers: systematic review of randomized controlled trials. *Crit Rev Food Sci Nutr.* 2021;61(3):450–61. doi:10.1080/10408398.2020.1736509

295. Poppitt SD. Cow's milk and dairy consumption: is there now consensus for cardiometabolic health? *Front Nutr.* 2020;7:574725. doi:10.3389/fnut.2020.574725

296. O'Sullivan TA, Hafekost K, Mitrou F, Lawrence D. Food sources of saturated fat and the association with mortality: a meta-analysis. *Am J Public Health.* Sep 2013;103(9):e31–42.

297. Hirahatake KM, Astrup A, Hill JO, Slavin JL, Allison DB, Maki KC. Potential cardiometabolic health benefits of full-fat dairy: the evidence base. *Adv Nutr.* May 2020;11(3):533–47. doi:10.1093/advances/nmz132

298. Chen GC, Wang Y, Tong X, et al. Cheese consumption and risk of cardiovascular disease: a meta-analysis of prospective studies. *Eur J Nutr.* Dec 2017;56(8):2565–75. doi:10.1007/s00394-016-1292-z

299. Thorning TK, Raben A, Tholstrup T, Soedamah-Muthu SS, Givens I, Astrup A. Milk and dairy products: good or bad for human health? An assessment of the totality of scientific evidence. *Food Nutr Res.* Nov 2016;60:32527. doi:10.3402/fnr.v60.32527

300. Timon CM, O'Connor A, Bhargava N, Gibney ER, Feeney EL. Dairy consumption and metabolic health. *Nutrients.* Oct 2020;12(10):3040. doi:10.3390/nu12103040

301. Rosqvist F, Smedman A, Lindmark-Månsson H, et al. Potential role of milk fat globule membrane in modulating plasma lipoproteins, gene expression, and cholesterol metabolism in humans: a randomized study. *Am J Clin Nutr.* Jul 2015;102(1):20–30. doi:10.3945/ajcn.115.107045

302. Liting P, Guoping L, Zhenyue C. Apolipoprotein B/apolipoprotein A1 ratio and non-high-density lipoprotein cholesterol. Predictive value for CHD severity and prognostic utility in CHD patients. *Herz.* Mar 2015;40 (Suppl 1):1–7. doi:10.1007/s00059-014-4147-5

303. Goswami B, Rajappa M, Mallika V, Kumar S, Shukla DK. Apo-B/apo-AI ratio: a better discriminator of coronary artery disease risk than other conventional lipid ratios in Indian patients with acute myocardial infarction. *Acta Cardiol.* Dec 2008;63(6):749–55. doi:10.2143/AC.63.6.2033393

304. Nurtazina A, Kozhakhmetova D, Dautov D, Shakhanova A, Chattu VK. Apolipoprotein B/A1 ratio as a diagnostic alternative to triglycerides and HDL-cholesterol for the prediction of metabolic syndrome among hypertensives in Kazakhstan. *Diagnostics* (Basel). Jul 2020;10(8):510. doi:10.3390/diagnostics10080510

305. Kosmerl E, Rocha-Mendoza D, Ortega-Anaya J, Jiménez-Flores R, García-Cano I. Improving human health with milk fat globule membrane, lactic acid bacteria, and Bifidobacteria. *Microorganisms.* Feb 2021;9(2):341. doi:10.3390/microorganisms9020341

306. Beals E, Kamita SG, Sacchi R, et al. Addition of milk fat globule membrane-enriched supplement to a high-fat meal attenuates insulin secretion and induction of soluble epoxide hydrolase gene expression in the postprandial state in overweight and obese subjects. *J Nutr Sci.* Apr 2019;8:e16. doi:10.1017/jns.2019.11

307. Tokede OA, Gaziano JM, Djoussé L. Effects of cocoa products/dark chocolate on serum lipids: a meta-analysis. *Eur J Clin Nutr.* Aug 2011;65(8):879–86. doi:10.1038/ejcn.2011.64

308. Ried K, Sullivan T, Fakler P, Frank OR, Stocks NP. Does chocolate reduce blood pressure? A meta-analysis. *BMC Med.* Jun 28 2010;8:39. doi:10.1186/1741-7015-8-39

309. Yuan S, Li X, Jin Y, Lu J. Chocolate consumption and risk of coronary heart disease, stroke, and diabetes: a meta-analysis of prospective studies. *Nutrients.* Jul 2017;9(7):688. doi:10.3390/nu9070688

310. de Oliveira LN, de Jesus Coelho Castro R, de Oliveira MA, de Oliveira LF. Lipid characterization of white, dark, and milk chocolates by FT-Raman spectroscopy and capillary zone electrophoresis. *J AOAC Int.* 2015 Nov–Dec 2015;98(6):1598–607. doi:10.5740/jaoacint.15-083

311. Magrone T, Russo MA, Jirillo E. Cocoa and dark chocolate polyphenols: from biology to clinical applications. *Front Immunol.* Jun 2017;8:677. doi:10.3389/fimmu.2017.00677

312. Ebaditabar M, Djafarian K, Saeidifard N, Shab-Bidar S. Effect of dark chocolate on flow-mediated dilatation: systematic review, meta-analysis, and dose-response analysis of randomized controlled trials. *Clin Nutr ESPEN.* Apr 2020;36:17–27. doi:10.1016/j.clnesp.2019.10.017

313. Neelakantan N, Seah JYH, van Dam RM. The effect of coconut oil consumption on cardiovascular risk factors: a systematic review and meta-analysis of clinical trials. *Circulation.* Mar 2020;141(10):803–14. doi:10.1161/circulationaha.119.043052

314. Wallace TC. Health effects of coconut oil—a narrative review of current evidence. *J Am Coll Nutr.* Feb 2019;38(2):97–107. doi:10.1080/07315724.2018.1497562

315. Harris M, Hutchins A, Fryda L. The impact of virgin coconut oil and high-oleic safflower oil on body composition, lipids, and inflammatory markers in postmenopausal women. *J Med Food.* Apr 2017;20(4):345–51. doi:10.1089/jmf.2016.0114

316. Khaw KT, Sharp SJ, Finikarides L, et al. Randomised trial of coconut oil, olive oil or butter on blood lipids and other cardiovascular risk factors in healthy men and women. *BMJ Open.* Mar 2018;8(3):e020167. doi:10.1136/bmjopen-2017-020167

317. Chinwong S, Chinwong D, Mangklabruks A. Daily consumption of virgin coconut oil increases high-density lipoprotein cholesterol levels in healthy volunteers: a randomized crossover trial. *Evid Based Complement Alternat Med.* 2017;2017:7251562. doi:10.1155/2017/7251562

318. Cardoso DA, Moreira AS, de Oliveira GM, Raggio Luiz R,

Rosa G. A coconut extra virgin oil-rich diet increases HDL cholesterol and decreases waist circumference and body mass in coronary artery disease patients. *Nutr Hosp.* Nov 2015;32(5):2144–52. doi:10.3305/nh.2015.32.5.9642

319. Assunção ML, Ferreira HS, dos Santos AF, Cabral CR, Florêncio TM. Effects of dietary coconut oil on the biochemical and anthropometric profiles of women presenting abdominal obesity. *Lipids.* Jul 2009;44(7):593–601. doi:10.1007/s11745-009-3306-6

320. Valente FX, Cândido FG, Lopes LL, et al. Effects of coconut oil consumption on energy metabolism, cardiometabolic risk markers, and appetitive responses in women with excess body fat. *Eur J Nutr.* Jun 2018;57(4):1627–37. doi:10.1007/s00394-017-1448-5

321. Marina AM, Man YB, Nazimah SA, Amin I. Antioxidant capacity and phenolic acids of virgin coconut oil. *Int J Food Sci Nutr.* 2009;60 (Suppl 2):114–23. doi:10.1080/09637480802549127

322. World Cancer Research Fund, American Institute for Cancer Research. Limit red and processed meat. Accessed Oct 2021. www.wcrf.org/dietandcancer/limit-red-and-processed-meat/.

323. National Health Service (UK). Red meat and the risk of bowel cancer. Accessed October 2021. www.nhs.uk/live-well/eat-well/red-meat-and-the-risk-of-bowel-cancer/

324. O'Connor LE, Kim JE, Campbell WW. Total red meat intake of ≥0.5 servings/d does not negatively influence cardiovascular disease risk factors: a systemically searched meta-analysis of randomized controlled trials. *Am J Clin Nutr.* Jan 2017;105(1):57–69. doi:10.3945/ajcn.116.142521

325. Kruger C, Zhou Y. Red meat and colon cancer: a review of mechanistic evidence for heme in the context of risk assessment methodology. *Food Chem Toxicol.* Aug 2018;118:131–53. doi:10.1016/j.fct.2018.04.048

326. Maximova K, Khodayari Moez E, Dabravolskaj J, et al. Co-consumption of vegetables and fruit, whole grains, and fiber reduces the cancer risk of red and processed meat in a large prospective cohort of adults from Alberta's Tomorrow Project. *Nutrients.* Jul 2020;12(8):2265. doi:10.3390/nu12082265

327. McNeill SH. Inclusion of red meat in healthful dietary patterns. *Meat Sci.* Nov 2014;98(3):452–60. doi:10.1016/j.meatsci.2014.06.028

328. O'Connor LE, Paddon-Jones D, Wright AJ, Campbell WW. A Mediterranean-style eating pattern with lean, unprocessed red meat has cardiometabolic benefits for adults who are overweight or obese in a randomized, crossover, controlled feeding trial. *Am J Clin Nutr.* Jul 2018;108(1):33–40. doi:10.1093/ajcn/nqy075

329. Roussell MA, Hill AM, Gaugler TL, et al. Beef in an optimal lean diet study: effects on lipids, lipoproteins, and apolipoproteins. *Am J Clin Nutr.* Jan 2012;95(1):9–16. doi:10.3945/ajcn.111.016261

330. Beauchesne-Rondeau E, Gascon A, Bergeron J, Jacques H. Plasma lipids and lipoproteins in hypercholesterolemic men fed a lipid-lowering diet containing lean beef, lean fish, or poultry. *Am J Clin Nutr.* Mar 2003;77(3):587–93. doi:10.1093/ajcn/77.3.587

331. Maki KC, Van Elswyk ME, Alexander DD, Rains TM, Sohn EL, McNeill S. A meta-analysis of randomized controlled trials that compare the lipid effects of beef versus poultry and/or fish consumption. *J Clin Lipidol.* Jul–Aug 2012;6(4):352–61. doi:10.1016/j.jacl.2012.01.001

332. Mah E, Chen CO, Liska DJ. The effect of egg consumption on cardiometabolic health outcomes: an umbrella review. *Public Health Nutr.* Apr 2020;23(5):935–55. doi:10.1017/S1368980019002441

333. Drouin-Chartier JP, Chen S, Li Y, et al. Egg consumption and risk of cardiovascular disease: three large prospective US cohort studies, systematic review, and updated meta-analysis. *BMJ.* Mar 2020;368:m513. doi:10.1136/bmj.m513

334. Krittanawong C, Narasimhan B, Wang Z, et al. Association between egg consumption and risk of cardiovascular outcomes: a systematic review and meta-analysis. *Am J Med.* Jan 2021;134(1):76–83.e2. doi:10.1016/j.amjmed.2020.05.046

335. Fuller NR, Sainsbury A, Caterson ID, et al. Effect of a high-egg diet on cardiometabolic risk factors in people with type 2 diabetes: the Diabetes and Egg (DIABEGG) Study—randomized weight-loss and follow-up phase. *Am J Clin Nutr.* Jun 2018;107(6):921–31. doi:10.1093/ajcn/nqy048

336. Sugano M, Matsuoka R. Nutritional viewpoints on eggs and cholesterol. *Foods.* Feb 2021;10(3):494. doi:10.3390/foods10030494

337. Zhang X, Lv M, Luo X, et al. Egg consumption and health outcomes: a global evidence mapping based on an overview of systematic reviews. *Ann Transl Med.* Nov 2020;8(21):1343. doi:10.21037/atm-20-4243

338. Khalighi Sikaroudi M, Soltani S, Kolahdouz-Mohammadi R, et al. The responses of different dosages of egg consumption on blood lipid profile: an updated systematic review and meta-analysis of randomized clinical trials. *J Food Biochem.* Aug 2020;44(8):e13263. doi:10.1111/jfbc.13263

339. DiMarco DM, Missimer A, Murillo AG, et al. Intake of up to 3 eggs/day increases HDL cholesterol and plasma choline while plasma trimethylamine-N-oxide is unchanged in a healthy population. *Lipids.* Mar 2017;52(3):255–63. doi:10.1007/s11745-017-4230-9

340. DiMarco DM, Norris GH, Millar CL, Blesso CN,

Fernandez ML. Intake of up to 3 eggs per day is associated with changes in HDL function and increased plasma antioxidants in healthy, young adults. *J Nutr.* Mar 2017;147(3):323–9. doi:10.3945/jn.116.241877

341. Lemos BS, Medina-Vera I, Blesso CN, Fernandez ML. Intake of 3 eggs per day when compared to a choline bitartrate supplement, downregulates cholesterol synthesis without changing the LDL/HDL ratio. *Nutrients.* Feb 2018;10(2):258. doi:10.3390/nu10020258

342. Buzzard IM, McRoberts MR, Driscoll DL, Bowering J. Effect of dietary eggs and ascorbic acid on plasma lipid and lipoprotein cholesterol levels in healthy young men. *Am J Clin Nutr.* Jul 1982;36(1):94–105. doi:10.1093/ajcn/36.1.94

343. Flynn MA, Nolph GB, Osio Y, et al. Serum lipids and eggs. *J Am Diet Assoc.* Nov 1986;86(11):1541–8.

344. Clark RM, Herron KL, Waters D, Fernandez ML. Hypo- and hyperresponse to egg cholesterol predicts plasma lutein and beta-carotene concentrations in men and women. *J Nutr.* Mar 2006;136(3):601–7. doi:10.1093/jn/136.3.601

345. Mutungi G, Ratliff J, Puglisi M, et al. Dietary cholesterol from eggs increases plasma HDL cholesterol in overweight men consuming a carbohydrate-restricted diet. *J Nutr.* Feb 2008;138(2):272–6. doi:10.1093/jn/138.2.272

346. Mutungi G, Waters D, Ratliff J, et al. Eggs distinctly modulate plasma carotenoid and lipoprotein subclasses in adult men following a carbohydrate-restricted diet. *J Nutr Biochem.* Apr 2010;21(4):261–7. doi:10.1016/j.jnutbio.2008.12.011

347. Blesso CN, Andersen CJ, Barona J, Volek JS, Fernandez ML. Whole egg consumption improves lipoprotein profiles and insulin sensitivity to a greater extent than yolk-free egg substitute in individuals with metabolic syndrome. *Metabolism.* Mar 2013;62(3):400–10. doi:10.1016/j.metabol.2012.08.014

348. Wright CS, Zhou J, Sayer RD, Kim JE, Campbell WW. Effects of a high-protein diet including whole eggs on muscle composition and indices of cardiometabolic health and systemic inflammation in older adults with overweight or obesity: a randomized controlled trial. *Nutrients.* Jul 2018;10(7):946. doi:10.3390/nu10070946

349. Wallace SK, Mozaffarian D. Trans-fatty acids and nonlipid risk factors. *Curr Atheroscler Rep.* Nov 2009;11(6):423–33. doi:10.1007/s11883-009-0064-0

350. Gayet-Boyer C, Tenenhaus-Aziza F, Prunet C, et al. Is there a linear relationship between the dose of ruminant trans-fatty acids and cardiovascular risk markers in healthy subjects: results from a systematic review and meta-regression of randomised clinical trials. *Br J Nutr.* Dec 2014;112(12):1914–22. doi:10.1017/S0007114514002578

351. Allen BC, Vincent MJ, Liska D, Haber LT. Meta-regression analysis of the effect of trans fatty acids on low-density lipoprotein cholesterol. *Food Chem Toxicol.* Dec 2016;98(Pt B):295–307. doi:10.1016/j.fct.2016.10.014

352. Hu Y, Hu FB, Manson JE. Marine omega-3 supplementation and cardiovascular disease: an updated meta-analysis of 13 randomized controlled trials involving 127,477 participants. *J Am Heart Assoc.* Oct 2019;8(19):e013543. doi:10.1161/JAHA.119.013543

353. Bowman L, Mafham M, Wallendszus K, et al. Effects of n-3 fatty acid supplements in diabetes mellitus. *N Engl J Med.* Oct 2018;379(16):1540–50. doi:10.1056/NEJMoa1804989

354. Manson JE, Cook NR, Lee IM, et al. Marine n-3 fatty acids and prevention of cardiovascular disease and cancer. *N Engl J Med.* Jan 2019;380(1):23–32. doi:10.1056/NEJMoa1811403

355. Bhatt DL, Steg PG, Miller M, et al. Cardiovascular risk reduction with icosapent ethyl for hypertriglyceridemia. *N Engl J Med.* Jan 2019;380(1):11–22. doi:10.1056/NEJMoa1812792

356. Kris-Etherton PM, Harris WS, Appel LJ, Committee AHAN. Fish consumption, fish oil, omega-3 fatty acids, and cardiovascular disease. *Circulation.* Nov 19 2002;106(21):2747–57. doi:10.1161/01.cir.0000038493.65177.94

357. Kris-Etherton PM, Richter CK, Bowen KJ, et al. Recent clinical trials shed new light on the cardiovascular benefits of omega-3 fatty acids. *Methodist Debakey Cardiovasc J.* 2019 Jul–Sep 2019;15(3):171–8. doi:10.14797/mdcj-15-3-171

358. Baker EJ, Miles EA, Burdge GC, Yaqoob P, Calder PC. Metabolism and functional effects of plant-derived omega-3 fatty acids in humans. *Prog Lipid Res.* Oct 2016;64:30–56. doi:10.1016/j.plipres.2016.07.002

359. Lane K, Derbyshire E, Li W, Brennan C. Bioavailability and potential uses of vegetarian sources of omega-3 fatty acids: a review of the literature. *Crit Rev Food Sci Nutr.* 2014;54(5):572–9. doi:10.1080/10408398.2011.596292

360. Craddock JC, Neale EP, Probst YC, Peoples GE. Algal supplementation of vegetarian eating patterns improves plasma and serum docosahexaenoic acid concentrations and omega-3 indices: a systematic literature review. *J Hum Nutr Diet.* Dec 2017;30(6):693–9. doi:10.1111/jhn.12474

361. Simopoulos AP. The importance of the ratio of omega-6/omega-3 essential fatty acids. *Biomed Pharmacother.* Oct 2002;56(8):365–79. doi:10.1016/s0753-3322(02)00253-6

362. Simopoulos AP. The omega-6/omega-3 fatty acid ratio, genetic variation, and cardiovascular disease. *Asia Pac J Clin Nutr.* 2008;17 (Suppl 1):131–4.

363. Johnson GH, Fritsche K. Effect of dietary linoleic acid on

markers of inflammation in healthy persons: a systematic review of randomized controlled trials. *J Acad Nutr Diet.* Jul 2012; 112(7):1029–41, 1041.e1–15. doi:10.1016/j.jand.2012.03.029

364. Ramsden CE, Hibbeln JR, Majchrzak SF, Davis JM. n-6 fatty acid-specific and mixed polyunsaturate dietary interventions have different effects on CHD risk: a meta-analysis of randomised controlled trials. *Br J Nutr.* Dec 2010;104(11):1586–600. doi:10.1017/S0007114510004010

365. Ramsden CE, Zamora D, Leelarthaepin B, et al. Use of dietary linoleic acid for secondary prevention of coronary heart disease and death: evaluation of recovered data from the Sydney Diet Heart Study and updated meta-analysis. *BMJ.* Feb 2013;346:e8707. doi:10.1136/bmj.e8707

366. Ramsden CE, Zamora D, Majchrzak-Hong S, et al. Re-evaluation of the traditional diet-heart hypothesis: analysis of recovered data from Minnesota Coronary Experiment (1968–73). *BMJ.* Apr 2016;353:i1246. doi:10.1136/bmj.i1246

367. Hooper L, Al-Khudairy L, Abdelhamid AS, et al. Omega-6 fats for the primary and secondary prevention of cardiovascular disease. *Cochrane Database Syst Rev.* Nov 2018;11:CD011094. doi:10.1002/14651858.CD011094.pub4

368. Farvid MS, Ding M, Pan A, et al. Dietary linoleic acid and risk of coronary heart disease: a systematic review and meta-analysis of prospective cohort studies. *Circulation.* Oct 2014;130(18):1568–78. doi:10.1161/CIRCULATIONAHA.114.010236

369. Li J, Guasch-Ferré M, Li Y, Hu FB. Dietary intake and biomarkers of linoleic acid and mortality: systematic review and meta-analysis of prospective cohort studies. *Am J Clin Nutr.* Jul 2020,112(1):150–67. doi:10.1093/ajcn/nqz349

370. Marangoni F, Agostoni C, Borghi C, et al. Dietary linoleic acid and human health: focus on cardiovascular and cardiometabolic effects. *Atherosclerosis.* Jan 2020;292:90–8. doi:10.1016/j.atherosclerosis.2019.11.018

371. Schwingshackl L, Bogensberger B, Benčič A, Knüppel S, Boeing H, Hoffmann G. Effects of oils and solid fats on blood lipids: a systematic review and network meta-analysis. *J Lipid Res.* Sept 2018;59(9):1771–82. doi:10.1194/jlr.P085522

372. Kamil A, Chen CY. Health benefits of almonds beyond cholesterol reduction. *J Agric Food Chem.* Jul 2012;60(27):6694–702. doi:10.1021/jf2044795

373. Alexiadou K, Katsilambros N. Nuts: anti-atherogenic food? *Eur J Intern Med.* Apr 2011;22(2):141–6. doi:10.1016/j.ejim.2010.11.008

374. Vadivel V, Kunyanga CN, Biesalski HK. Health benefits of nut consumption with special reference to body weight control. *Nutrition.* Nov–Dec 2012;28(11–12):1089–97. doi:10.1016/j.nut.2012.01.004

375. Ros E. Nuts and CVD. *Br J Nutr.* Apr 2015;113 (Suppl 2):S111–20. doi:10.1017/S0007114514003924

376. de Souza RGM, Schincaglia RM, Pimentel GD, Mota JF. Nuts and human health outcomes: a systematic review. *Nutrients.* Dec 2017;9(12):1311. doi:10.3390/nu9121311

377. Harris WS. The omega-6:omega-3 ratio: a critical appraisal and possible successor. *Prostaglandins Leukot Essent Fatty Acids.* May 2018;132:34–40. doi:10.1016/j.plefa.2018.03.003

378. Forouhi NG, Krauss RM, Taubes G, Willett W. Dietary fat and cardiometabolic health: evidence, controversies, and consensus for guidance. *BMJ.* Jun 2018;361:k2139. doi:10.1136/bmj.k2139

379. Swann JP. The history of efforts to regulate dietary supplements in the USA. *Drug Test Anal.* Mar–Apr 2016;8(3–4):271–82. doi:10.1002/dta.1919

380. Dickinson A. History and overview of DSHEA. *Fitoterapia.* Jan 2011;82(1):5–10. doi:10.1016/j.fitote.2010.09.001

381. Lordan R. Dietary supplements and nutraceuticals market growth during the coronavirus pandemic—implications for consumers and regulatory oversight. *PharmaNutrition.* Dec 2021;18:100282. doi:10.1016/j.phanu.2021.100282

382. Benito PJ, Cupeiro R, Ramos-Campo DJ, Alcaraz PE, Rubio-Arias J. A systematic review with meta-analysis of the effect of resistance training on whole-body muscle growth in healthy adult males. *Int J Environ Res Public Health.* Feb 2020;17(4):1285. doi:10.3390/ijerph17041285

383. Aguiar AF, Grala AP, da Silva RA, et al. Free leucine supplementation during an 8-week resistance training program does not increase muscle mass and strength in untrained young adult subjects. *Amino Acids.* Jul 2017;49(7):1255–62. doi:10.1007/s00726-017-2427-0

384. Marcon M, Zanella PB. The effect of branched-chain amino acids supplementation in physical exercise: a systematic review of human randomized controlled trials. *Science & Sports.* 2022;(January [in press]) https://doi.org/10.1016/j.scispo.2021.05.006

385. Manore MM. Dietary supplements for improving body composition and reducing body weight: where is the evidence? *Int J Sport Nutr Exerc Metab.* Apr 2012;22(2):139–54. doi:10.1123/ijsnem.22.2.139

386. Stohs SJ, Badmaev V. A review of natural stimulant and non-stimulant thermogenic agents. *Phytother Res.* May 2016;30(5):732–40. doi:10.1002/ptr.5583

387. Watanabe M, Risi R, Masi D, et al. Current evidence to propose different food supplements for weight loss: a comprehensive review. *Nutrients.* Sep 2020;12(9):2873. doi:10.3390/nu12092873

388. Clark JE, Welch S. Comparing effectiveness of fat burners and thermogenic supplements to diet and exercise for

weight loss and cardiometabolic health: systematic review and meta-analysis. *Nutr Health.* Dec 2021;27(4):445–59. doi:10.1177/0260106020982362

389. Tabrizi R, Saneei P, Lankarani KB, et al. The effects of caffeine intake on weight loss: a systematic review and dose-response meta-analysis of randomized controlled trials. *Crit Rev Food Sci Nutr.* 2019;59(16):2688–96. doi:10.1080/10408398.2018.1507996

390. Kamangar F, Emadi A. Vitamin and mineral supplements: do we really need them? *Int J Prev Med.* Mar 2012;3(3):221–6.

391. Kim J, Choi J, Kwon SY, et al. Association of multivitamin and mineral supplementation and risk of cardiovascular disease: a systematic review and meta-analysis. *Circ Cardiovasc Qual Outcomes.* Jul 2018;11(7):e004224. doi:10.1161/CIRCOUTCOMES.117.004224

392. Sesso HD, Christen WG, Bubes V, et al. Multivitamins in the prevention of cardiovascular disease in men: the Physicians' Health Study II randomized controlled trial. *JAMA.* Nov 2012;308(17):1751–60. doi:10.1001/jama.2012.14805

393. Hercberg S, Galan P, Preziosi P, et al. The SU.VI.MAX study: a randomized, placebo-controlled trial of the health effects of antioxidant vitamins and minerals. *Arch Intern Med.* Nov 2004;164(21):2335–42. doi:10.1001/archinte.164.21.2335

394. USDA, USDHHS. *2015–2020 Dietary Guidelines for Americans,* 8th Edition. US Government Printing Office. https://health.gov/dietaryguidelines/2015/resources/2015-2020_Dietary_Guidelines.pdf

395. Huang HY, Caballero B, Chang S, et al. Multivitamin/mineral supplements and prevention of chronic disease. *Evid Rep Technol Assess (Full Rep).* May 2006;(139):1–117.

396. Bird JK, Murphy RA, Ciappio ED, McBurney MI. Risk of deficiency in multiple concurrent micronutrients in children and adults in the United States. *Nutrients.* Jun 2017;9(7):655. doi:10.3390/nu9070655

397. Calton JB. Prevalence of micronutrient deficiency in popular diet plans. *J Int Soc Sports Nutr.* Jun 2010;7:24. doi:10.1186/1550-2783-7-24

398. G Engel M, J Kern H, Brenna JT, H Mitmesser S. Micronutrient gaps in three commercial weight-loss diet plans. *Nutrients.* Jan 2018;10(1):108. doi:10.3390/nu10010108

399. Kleiner SM, Bazzarre TL, Litchford MD. Metabolic profiles, diet, and health practices of championship male and female bodybuilders. *J Am Diet Assoc.* Jul 1990;90(7):962–7.

400. Kleiner SM, Bazzarre TL, Ainsworth BE. Nutritional status of nationally ranked elite bodybuilders. *Int J Sport Nutr.* Mar 1994;4(1):54–69. doi:10.1123/ijsn.4.1.54

401. Misner B. Food alone may not provide sufficient micronutrients for preventing deficiency. *J Int Soc Sports Nutr.* Jun 2006;3:51–5. doi:10.1186/1550-2783-3-1-51

402. Ward E. Addressing nutritional gaps with multivitamin and mineral supplements. *Nutr J.* Jul 15 2014;13:72. doi:10.1186/1475-2891-13-72

403. Joncquel-Chevalier Curt M, Voicu PM, Fontaine M, et al. Creatine biosynthesis and transport in health and disease. *Biochimie.* Dec 2015;119:146–65. doi:10.1016/j.biochi.2015.10.022

404. Kreider RB. Effects of creatine supplementation on performance and training adaptations. *Mol Cell Biochem.* Feb 2003;244(1-2):89–94.

405. Persky AM, Brazeau GA. Clinical pharmacology of the dietary supplement creatine monohydrate. *Pharmacol Rev.* Jun 2001;53(2):161–76.

406. Cooper R, Naclerio F, Allgrove J, Jimenez A. Creatine supplementation with specific view to exercise/sports performance: an update. *J Int Soc Sports Nutr.* Jul 2012;9(1):33. doi:10.1186/1550-2783-9-33

407. Brosnan ME, Brosnan JT. The role of dietary creatine. *Amino Acids.* Aug 2016;48(8):1785–91. doi:10.1007/s00726-016-2188-1

408. Riesberg LA, Weed SA, McDonald TL, Eckerson JM, Drescher KM. Beyond muscles: The untapped potential of creatine. *Int Immunopharmacol.* Aug 2016;37:31–42. doi:10.1016/j.intimp.2015.12.034

409. Roschel H, Gualano B, Ostojic SM, Rawson ES. Creatine supplementation and brain health. *Nutrients.* Feb 2021;13(2):586. doi:10.3390/nu13020586

410. Naderi A, de Oliveira EP, Ziegenfuss TN, Willems MT. Timing, optimal dose and intake duration of dietary supplements with evidence-based use in sports nutrition. *J Exerc Nutrition Biochem.* Dec 2016;20(4):1–12. doi:10.20463/jenb.2016.0031

411. Antonio J, Ciccone V. The effects of pre versus post workout supplementation of creatine monohydrate on body composition and strength. *J Int Soc Sports Nutr.* Aug 2013;10:36. doi:10.1186/1550-2783-10-36

412. Candow DG, Vogt E, Johannsmeyer S, Forbes SC, Farthing JP. Strategic creatine supplementation and resistance training in healthy older adults. *Appl Physiol Nutr Metab.* Jul 2015;40(7):689–94. doi:10.1139/apnm-2014-0498

413. Candow DG, Zello GA, Ling B, et al. Comparison of creatine supplementation before versus after supervised resistance training in healthy older adults. *Res Sports Med.* 2014;22(1):61–74. doi:10.1080/15438627.2013.852088

414. Ribeiro F, Longobardi I, Perim P, et al. Timing of creatine supplementation around exercise: a real concern? *Nutrients.* Aug 2021;13(8):2844. doi:10.3390/nu13082844

415. Buford TW, Kreider RB, Stout JR, et al. International Society of Sports Nutrition position stand: creatine supplementation and exercise. *J Int Soc Sports Nutr.* Aug 2007;4:6. doi:10.1186/1550-2783-4-6

416. Rawson ES, Persky AM, Price TB, Clarkson PM. Effects of repeated creatine supplementation on muscle, plasma, and urine creatine levels. *J Strength Cond Res.* Feb 2004;18(1):162–7. doi:10.1519/1533-4287(2004)0182.0.co;2

417. Jäger R, Purpura M, Shao A, Inoue T, Kreider RB. Analysis of the efficacy, safety, and regulatory status of novel forms of creatine. *Amino Acids.* May 2011;40(5):1369–83. doi:10.1007/s00726-011-0874-6

418. Antonio J, Candow DG, Forbes SC, et al. Common questions and misconceptions about creatine supplementation: what does the scientific evidence really show? *J Int Soc Sports Nutr.* Feb 2021;18(1):13. doi:10.1186/s12970-021-00412-w

419. Trexler ET, Smith-Ryan AE. Creatine and caffeine: considerations for concurrent supplementation. *Int J Sport Nutr Exerc Metab.* Dec 2015;25(6):607–23. doi:10.1123/ijsnem.2014-0193

420. Marinho AH, Gonçalves JS, Araújo PK, Lima-Silva AE, Ataide-Silva T, de Araujo GG. Effects of creatine and caffeine ingestion in combination on exercise performance: a systematic review. *Crit Rev Food Sci Nutr.* Nov 2021:1–14. doi:10.1080/10408398.2021.2007470

421. van der Merwe J, Brooks NE, Myburgh KH. Three weeks of creatine monohydrate supplementation affects dihydrotestosterone to testosterone ratio in college-aged rugby players. *Clin J Sport Med.* Sep 2009;19(5):399–404. doi:10.1097/JSM.0b013e3181b8b52f

422. Kaufman KD. Androgens and alopecia. *Mol Cell Endocrinol.* Dec 2002;198(1-2):89–95. doi:10.1016/s0303-7207(02)00372-6

423. Artioli GG, Gualano B, Smith A, Stout J, Lancha AH. Role of beta-alanine supplementation on muscle carnosine and exercise performance. *Med Sci Sports Exerc.* Jun 2010;42(6):1162–73. doi:10.1249/MSS.0b013e3181c74e38

424. Everaert I, Mooyaart A, Baguet A, et al. Vegetarianism, female gender and increasing age, but not CNDP1 genotype, are associated with reduced muscle carnosine levels in humans. *Amino Acids.* Apr 2011;40(4):1221–9. doi:10.1007/s00726-010-0749-2

425. Hobson RM, Saunders B, Ball G, Harris RC, Sale C. Effects of β-alanine supplementation on exercise performance: a meta-analysis. *Amino Acids.* Jul 2012;43(1):25–37. doi:10.1007/s00726-011-1200-z

426. Saunders B, Elliott-Sale K, Artioli GG, et al. β-alanine supplementation to improve exercise capacity and performance: a systematic review and meta-analysis. *Br J Sports Med.* Apr 2017;51(8):658–69. doi:10.1136/bjsports-2016-096396

427. Brisola GMP, Zagatto AM. Ergogenic effects of β-alanine supplementation on different sports modalities: strong evidence or only incipient findings? *J Strength Cond Res.* Jan 2019;33(1):253–82. doi:10.1519/JSC.0000000000002925

428. Harris RC, Tallon MJ, Dunnett M, et al. The absorption of orally supplied beta-alanine and its effect on muscle carnosine synthesis in human vastus lateralis. *Amino Acids.* May 2006;30(3):279–89. doi:10.1007/s00726-006-0299-9

429. Saunders B, DE Salles Painelli V, DE Oliveira LF, et al. Twenty-four weeks of β-alanine supplementation on carnosine content, related genes, and exercise. *Med Sci Sports Exerc.* May 2017;49(5):896–906. doi:10.1249/MSS.0000000000001173

430. Stegen S, Bex T, Vervaet C, Vanhee L, Achten E, Derave W. β-alanine dose for maintaining moderately elevated muscle carnosine levels. *Med Sci Sports Exerc.* Jul 2014;46(7):1426–32. doi:10.1249/MSS.0000000000000248

431. Dolan E, Swinton PA, Painelli VS, et al. A systematic risk assessment and meta-analysis on the use of oral β-alanine supplementation. *Adv Nutr.* May 2019;10(3):452–63. doi:10.1093/advances/nmy115

432. Sale C, Saunders B, Harris RC. Effect of beta-alanine supplementation on muscle carnosine concentrations and exercise performance. *Amino Acids.* Jul 2010;39(2):321–33. doi:10.1007/s00726-009-0443-4

433. Décombaz J, Beaumont M, Vuichoud J, Bouisset F, Stellingwerff T. Effect of slow-release β-alanine tablets on absorption kinetics and paresthesia. *Amino Acids.* Jul 2012;43(1):67–76. doi:10.1007/s00726-011-1169-7

434. de Salazar L, Segarra I, López-Román FJ, Torregrosa-García A, Pérez-Piñero S, Ávila-Gandía V. Increased bioavailability of β-alanine by a novel controlled-release powder blend compared to a slow-release tablet. *Pharmaceutics.* Sep 2021;13(9):1517. doi:10.3390/pharmaceutics13091517

435. Blancquaert L, Everaert I, Missinne M, et al. Effects of histidine and β-alanine supplementation on human muscle carnosine storage. *Med Sci Sports Exerc.* Mar 2017;49(3):602–9. doi:10.1249/MSS.0000000000001213

436. Grgic J, Rodriguez RF, Garofolini A, et al. Effects of sodium bicarbonate supplementation on muscular strength and endurance: a systematic review and meta-analysis. *Sports Med.* Jul 2020;50(7):1361–75. doi:10.1007/s40279-020-01275-y

437. Calvo JL, Xu H, Mon-López D, Pareja-Galeano H, Jiménez SL. Effect of sodium bicarbonate contribution on energy metabolism during exercise: a systematic review and meta-analysis. *J Int Soc Sports Nutr.* Feb 2021;18(1):11. doi:10.1186/s12970-021-00410-y

438. Peart DJ, Siegler JC, Vince RV. Practical recommendations for coaches and athletes: a meta-analysis of sodium bicarbonate use for athletic performance. *J Strength Cond Res*. Jul 2012;26(7):1975–83. doi:10.1519/JSC.0b013e3182576f3d

439. Carr AJ, Hopkins WG, Gore CJ. Effects of acute alkalosis and acidosis on performance: a meta-analysis. *Sports Med*. Oct 2011;41(10):801–14. doi:10.2165/11591440-000000000-00000

440. Matson LG, Tran ZV. Effects of sodium bicarbonate ingestion on anaerobic performance: a meta-analytic review. *Int J Sport Nutr*. Mar 1993;3(1):2–28. doi:10.1123/ijsn.3.1.2

441. Grgic J, Pedisic Z, Saunders B, et al. International Society of Sports Nutrition position stand: sodium bicarbonate and exercise performance. *J Int Soc Sports Nutr*. Sep 2021;18(1):61. doi:10.1186/s12970-021-00458-w

442. Ducker KJ, Dawson B, Wallman KE. Effect of beta alanine and sodium bicarbonate supplementation on repeated-sprint performance. *J Strength Cond Res*. Dec 2013;27(12):3450–60. doi:10.1519/JSC.0b013e31828fd310

443. Hadzic M, Eckstein ML, Schugardt M. The impact of sodium bicarbonate on performance in response to exercise duration in athletes: a systematic review. *J Sports Sci Med*. Jun 2019;18(2):271–81.

444. Maughan RJ, Burke LM, Dvorak J, et al. IOC consensus statement: dietary supplements and the high-performance athlete. *Br J Sports Med*. Apr 2018;52(7):439–55. doi:10.1136/bjsports-2018-099027

445. McMahon NF, Leveritt MD, Pavey TG. The effect of dietary nitrate supplementation on endurance exercise performance in healthy adults: a systematic review and meta-analysis. *Sports Med*. Apr 2017;47(4):735–56. doi:10.1007/s40279-016-0617-7

446. Gao C, Gupta S, Adli T, et al. The effects of dietary nitrate supplementation on endurance exercise performance and cardiorespiratory measures in healthy adults: a systematic review and meta-analysis. *J Int Soc Sports Nutr*. Jul 2021;18(1):55. doi:10.1186/s12970-021-00450-4

447. Gallardo EJ, Coggan AR. What's in your beet juice? Nitrate and nitrite content of beet juice products marketed to athletes. *Int J Sport Nutr Exerc Metab*. Jul 2019;29(4):345–9. doi:10.1123/ijsnem.2018-0223

448. Clements WT, Lee SR, Bloomer RJ. Nitrate ingestion: a review of the health and physical performance effects. *Nutrients*. Nov 2014;6(11):5224–64. doi:10.3390/nu6115224

449. Hord NG, Tang Y, Bryan NS. Food sources of nitrates and nitrites: the physiologic context for potential health benefits. *Am J Clin Nutr*. Jul 2009;90(1):1–10. doi:10.3945/ajcn.2008.27131

450. Larsen FJ, Schiffer TA, Ekblom B, et al. Dietary nitrate reduces resting metabolic rate: a randomized, crossover study in humans. *Am J Clin Nutr*. Apr 2014;99(4):843–50. doi:10.3945/ajcn.113.079491

451. Pawlak-Chaouch M, Boissière J, Gamelin FX, Cuvelier G, Berthoin S, Aucouturier J. Effect of dietary nitrate supplementation on metabolic rate during rest and exercise in human: a systematic review and a meta-analysis. *Nitric Oxide*. Feb 2016;53:65–76. doi:10.1016/j.niox.2016.01.001

452. Cappelletti S, Piacentino D, Daria P, Sani G, Aromatario M. Caffeine: cognitive and physical performance enhancer or psychoactive drug? *Curr Neuropharmacol*. Jan 2015;13(1):71–88. doi:10.2174/1570159X13666141210215655

453. Meredith SE, Juliano LM, Hughes JR, Griffiths RR. Caffeine use disorder: a comprehensive review and research agenda. *J Caffeine Res*. Sep 2013;3(3):114–30. doi:10.1089/jcr.2013.0016

454. Martins GL, Guilherme JPLF, Ferreira LHB, de Souza-Junior TP, Lancha AH. Caffeine and exercise performance: possible directions for definitive findings. *Front Sports Act Living*. Dec 2020;2:574854. doi:10.3389/fspor.2020.574854

455. Goldstein ER, Ziegenfuss T, Kalman D, et al. International Society of Sports Nutrition position stand: caffeine and performance. *J Int Soc Sports Nutr*. Jan 2010;7(1):5. doi:10.1186/1550-2783-7-5

456. Grgic J, Trexler ET, Lazinica B, Pedisic Z. Effects of caffeine intake on muscle strength and power: a systematic review and meta-analysis. *J Int Soc Sports Nutr*. Mar 2018;15:11. doi:10.1186/s12970-018-0216-0

457. Grgic J, Grgic I, Pickering C, Schoenfeld BJ, Bishop DJ, Pedisic Z. Wake up and smell the coffee: caffeine supplementation and exercise performance—an umbrella review of 21 published meta-analyses. *Br J Sports Med*. Jun 2020;54(11):681–8. doi:10.1136/bjsports-2018-100278

458. Guest NS, VanDusseldorp TA, Nelson MT, et al. International Society of Sports Nutrition position stand: caffeine and exercise performance. *J Int Soc Sports Nutr*. Jan 2021;18(1):1. doi:10.1186/s12970-020-00383-4

459. Campbell B, Wilborn C, La Bounty P, et al. International Society of Sports Nutrition position stand: energy drinks. *J Int Soc Sports Nutr*. Jan 2013;10(1):1. doi:10.1186/1550-2783-10-1

460. Generali JA. Energy drinks: food, dietary supplement, or drug? *Hosp Pharm*. Jan 2013;48(1):5–9. doi:10.1310/hpj4801-5.test

461. Al-Shaar L, Vercammen K, Lu C, Richardson S, Tamez M, Mattei J. Health effects and public health concerns of energy drink consumption in the United States: a mini-review. *Front Public Health*. Aug 2017;5:225. doi:10.3389/

fpubh.2017.00225

462. Satel S. Is caffeine addictive? A review of the literature. *Am J Drug Alcohol Abuse.* 2006;32(4): 493–502. doi:10.1080/00952990600918965

463. Kim Y, Je Y, Giovannucci E. Coffee consumption and all-cause and cause-specific mortality: a meta-analysis by potential modifiers. *Eur J Epidemiol.* Aug 2019;34(8):731–52. doi:10.1007/s10654-019-00524-3

464. Ruiz LD, Scherr RE. Risk of energy drink consumption to adolescent health. *Am J Lifestyle Med.* Jan–Feb 2019;13(1):22–5. doi:10.1177/1559827618803069

465. Poole R, Kennedy OJ, Roderick P, Fallowfield JA, Hayes PC, Parkes J. Coffee consumption and health: umbrella review of meta-analyses of multiple health outcomes. *BMJ.* Nov 2017;359:j5024. doi:10.1136/bmj.j5024

466. Doepker C, Franke K, Myers E, et al. Key findings and implications of a recent systematic review of the potential adverse effects of caffeine consumption in healthy adults, pregnant women, adolescents, and children. *Nutrients.* Oct 2018;10(10):1536. doi:10.3390/nu10101536

467. Higgins S, Straight CR, Lewis RD. The effects of preexercise caffeinated coffee ingestion on endurance performance: an evidence-based review. *Int J Sport Nutr Exerc Metab.* Jun 2016;26(3):221–39. doi:10.1123/ijsnem.2015-0147

468. Grgic J, Pickering C, Del Coso J, Schoenfeld BJ, Mikulic P. CYP1A2 genotype and acute ergogenic effects of caffeine intake on exercise performance: a systematic review. *Eur J Nutr.* Apr 2021;60(3):1181–95. doi:10.1007/s00394-020-02427-6

469. Kouri EM, Pope HG, Katz DL, Oliva P. Fat-free mass index in users and nonusers of anabolic-androgenic steroids. *Clin J Sport Med.* Oct 1995;5(4):223–8. doi:10.1097/00042752-199510000-00003

470. Trexler ET, Smith-Ryan AE, Blue MNM, et al. Fat-free mass index in NCAA Division I and II collegiate American football players. *J Strength Cond Res.* Oct 2017;31(10):2719–27. doi:10.1519/JSC.0000000000001737

471. Hattori K, Kondo M, Abe T, Tanaka S, Fukunaga T. Hierarchical differences in body composition of professional sumo wrestlers. *Ann Hum Biol.* Mar–Apr 1999;26(2):179–84. doi:10.1080/030144699282886

472. Wilson JM, Lowery RP, Joy JM, et al. The effects of 12 weeks of beta-hydroxy-beta-methylbutyrate free acid supplementation on muscle mass, strength, and power in resistance-trained individuals: a randomized, double-blind, placebo-controlled study. *Eur J Appl Physiol.* Jun 2014;114(6):1217–27. doi:10.1007/s00421-014-2854-5

473. Kyle UG, Schutz Y, Dupertuis YM, Pichard C. Body composition interpretation. Contributions of the fat-free mass index and the body fat mass index. *Nutrition.* Jul–Aug

2003;19(7–8):597–604. doi:10.1016/s0899-9007(03)00061-3

474. van der Ploeg GE, Brooks AG, Withers RT, Dollman J, Leaney F, Chatterton BE. Body composition changes in female bodybuilders during preparation for competition. *Eur J Clin Nutr.* Apr 2001;55(4):268–77. doi:10.1038/sj.ejcn.1601154

475. Cureton KJ, Collins MA, Hill DW, McElhannon FM. Muscle hypertrophy in men and women. *Med Sci Sports Exerc.* Aug 1988;20(4):338–44. doi:10.1249/00005768-198808000-00003

476. Levine JA, Eberhardt NL, Jensen MD. Role of nonexercise activity thermogenesis in resistance to fat gain in humans. *Science.* Jan 1999;8;283(5399):212–4. doi: 10.1126/science.283.5399.212

477. Gentil P, Steele J, Pereira MC, Castanheira RP, Paoli A, Bottaro M. Comparison of upper body strength gains between men and women after 10 weeks of resistance training. *PeerJ.* Feb 2016;4:e1627. doi:10.7717/peerj.1627

478. Janssen I, Heymsfield SB, Wang ZM, Ross R. Skeletal muscle mass and distribution in 468 men and women aged 18–88 yr. *J Appl Physiol* (1985). Jul 2000;89(1):81–8. doi:10.1152/jappl.2000.89.1.81

479. Abe T, Bell ZW, Wong V, et al. Skeletal muscle size distribution in large-sized male and female athletes. *Am J Hum Biol.* Mar 2021;33(2):e23473. doi:10.1002/ajhb.23473

480. Norgan NG. The beneficial effects of body fat and adipose tissue in humans. *Int J Obes Relat Metab Disord.* Sep 1997;21(9):738–46. doi:10.1038/sj.ijo.0800473

481. El Ghoch M, Milanese C, Calugi S, Pellegrini M, Battistini NC, Dalle Grave R. Body composition, eating disorder psychopathology, and psychological distress in anorexia nervosa: a longitudinal study. *Am J Clin Nutr.* Apr 2014;99(4):771–8. doi:10.3945/ajcn.113.078816

482. Manuelli M, Blundell JE, Biino G, Cena H. Body composition and resting energy expenditure in women with anorexia nervosa: is hyperactivity a protecting factor? *Clin Nutr ESPEN.* Feb 2019;29:160–4. doi:10.1016/j.clnesp.2018.10.015

483. Abernathy RP, Black DR. Healthy body weights: an alternative perspective. *Am J Clin Nutr.* Mar 1996;63(3 Suppl):448S–51S. doi:10.1093/ajcn/63.3.448

484. Fleck SJ. Body composition of elite American athletes. *Am J Sports Med.* Nov–Dec 1983; 11(6):398–403. doi:10.1177/036354658301100604

485. Hulmi JJ, Isola V, Suonpää M, et al. The effects of intensive weight reduction on body composition and serum hormones in female fitness competitors. *Front Physiol.* Jan 2016;7:689. doi:10.3389/fphys.2016.00689

486. Rossow LM, Fukuda DH, Fahs CA, Loenneke JP, Stout JR. Natural bodybuilding competition preparation and

recovery: a 12-month case study. *Int J Sports Physiol Perform*. Sep 2013;8(5):582–92. doi:10.1123/ijspp.8.5.582

487. Nackers L, Ross K, Perri M. The association between rate of initial weight loss and long-term success in obesity treatment: does slow and steady win the race? *Int J Behav Med*. Sep 2010;17(3):161–7. doi: 10.1007/s12529-010-9092-y

488. Garthe I, Raastad T, Refsnes P, Koivisto A, Sundgot-Borgen J. Effect of two different weight-loss rates on body composition and strength and power-related performance in elite athletes. *Int J Sport Nutr Exerc Metab*. Apr 2011;21(2):97–104. doi: 10.1123/ijsnem.21.2.97

489. Helms E, Aragon A, Fitschen P. Evidence-based recommendations for natural bodybuilding contest preparation: nutrition and supplementation. *J Int Soc Sports Nutr*. May 2014 12;11:20.

490. von Loeffelholz C, Birkenfeld A. The role of non-exercise activity thermogenesis in human obesity. 2018 Apr 9. In: Feingold KR, Anawalt B, Boyce A, Chrousos G, de Herder WW, Dhatariya K, Dungan K, Hershman JM, Hofland J, Kalra S, Kaltsas G, Koch C, Kopp P, Korbonits M, Kovacs CS, Kuohung W, Laferrère B, Levy M, McGee EA, McLachlan R, Morley JE, New M, Purnell J, Sahay R, Singer F, Sperling MA, Stratakis CA, Trence DL, Wilson DP, editors. Endotext [Internet]. South Dartmouth (MA): MDText.com, Inc.; 2000–. PMID: 25905303.

491. Wing RR, Phelan S. Long-term weight loss maintenance. *Am J Clin Nutr*. Jul 2005;82(1 Suppl):222S–5S. doi:10.1093/ajcn/82.1.222S

492. Keesey RE, Boyle PC. Effects of quinine adulteration upon body weight of LH-lesioned and intact male rats. *J Comp Physiol Psychol*. Jul 1973;84(1):38–46. doi:10.1037/h0035016

493. Wirtshafter D, Davis JD. Set points, settling points, and the control of body weight. *Physiol Behav*. Jul 1977;19(1):75–8. doi:10.1016/0031-9384(77)90162-7

494. Fazzino TL, Rohde K, Sullivan DK. Hyper-palatable foods: development of a quantitative definition and application to the US Food System Database. *Obesity* (Silver Spring). Nov 2019;27(11):1761–8. doi:10.1002/oby.22639

495. Johnson F, Wardle J. Variety, palatability, and obesity. *Adv Nutr*. Nov 2014;5(6):851–9. doi:10.3945/an.114.007120

496. Hall KD. Did the food environment cause the obesity epidemic? *Obesity* (Silver Spring). Jan 2018;26(1):11–3. doi:10.1002/oby.22073

497. Müller MJ, Geisler C, Heymsfield SB, Bosy-Westphal A. Recent advances in understanding body weight homeostasis in humans. *F1000Res*. 2018;7. doi:10.12688/f1000research.14151.1

498. Sherman AM, Bowen DJ, Vitolins M, et al. Dietary adherence: characteristics and interventions. *Control Clin Trials*. Oct 2000;21(5 Suppl):206S–11S. doi:10.1016/s0197-2456(00)00080-5

499. Lemstra M, Bird Y, Nwankwo C, Rogers M, Moraros J. Weight loss intervention adherence and factors promoting adherence: a meta-analysis. *Patient Prefer Adherence*. Aug 2016;10:1547–59. doi:10.2147/PPA.S103649

500. Cruwys T, Norwood R, Chachay VS, Ntontis E, Sheffield J. "An important part of who I am": the predictors of dietary adherence among weight-loss, vegetarian, vegan, Paleo, and gluten-free dietary groups. *Nutrients*. Apr 2020;12(4):970. doi:10.3390/nu12040970

501. Spreckley M, Seidell J, Halberstadt J. Perspectives into the experience of successful, substantial long-term weight-loss maintenance: a systematic review. *Int J Qual Stud Health Well-being*. Dec 2021;16(1):1862481. doi:10.1080/17482631.2020.1862481

502. Resnicow K, Page SE. Embracing chaos and complexity: a quantum change for public health. *Am J Public Health*. Aug 2008;98(8):1382–9. doi:10.2105/AJPH.2007.129460

503. Hall K. A review of the carbohydrate-insulin model of obesity. *Eur J Clin Nutr*. Mar 2017;71(3):323–6. doi:10.1038/ejcn.2016.260

504. Hall KD, Guyenet SJ, Leibel RL. The carbohydrate-insulin model of obesity is difficult to reconcile with current evidence. *JAMA Intern Med*. Aug 2018;178(8):1103–5. doi:10.1001/jamainternmed.2018.2920

505. Patrick H, Williams GC. Self-determination theory: its application to health behavior and complementarity with motivational interviewing. *Int J Behav Nutr Phys Act*. Mar 2012;9:18. doi:10.1186/1479-5868-9-18

506. Yancy WS, Mayer SB, Coffman CJ, et al. Effect of allowing choice of diet on weight loss: a randomized trial. *Ann Intern Med*. Jun 2015;162(12):805–14. doi:10.7326/M14-2358

507. McClain AD, Otten JJ, Hekler EB, Gardner CD. Adherence to a low-fat vs. low-carbohydrate diet differs by insulin resistance status. *Diabetes Obes Metab*. Jan 2013;15(1):87–90. doi:10.1111/j.1463-1326.2012.01668.x

508. Rosanoff A, Weaver CM, Rude RK. Suboptimal magnesium status in the United States: are the health consequences underestimated? *Nutr Rev*. Mar 2012;70(3):153–64. doi:10.1111/j.1753-4887.2011.00465.x

509. Cogswell ME, Zhang Z, Carriquiry AL, et al. Sodium and potassium intakes among US adults: NHANES 2003–2008. *Am J Clin Nutr*. Sep 2012;96(3):647–57. doi:10.3945/ajcn.112.034413

510. Vadiveloo M, Sacks FM, Champagne CM, Bray GA, Mattei J. Greater healthful dietary variety is associated with greater 2-year changes in weight and adiposity in the preventing overweight using novel dietary strategies (POUNDS

lost) trial. *J Nutr.* Aug 2016;146(8):1552–9. doi:10.3945/jn.115.224683

511. Loria-Kohen V, Gómez-Candela C, Fernández-Fernández C, Pérez-Torres A, García-Puig J, Bermejo LM. Evaluation of the usefulness of a low-calorie diet with or without bread in the treatment of overweight/obesity. *Clin Nutr.* Aug 2012;31(4):455–61. doi:10.1016/j.clnu.2011.12.002

512. Farhangi MA, Jahangiry L. Dietary diversity score is associated with cardiovascular risk factors and serum adiponectin concentrations in patients with metabolic syndrome. *BMC Cardiovasc Disord.* Apr 2018;18(1):68. doi:10.1186/s12872-018-0807-3

513. Steinberg DM, Bennett GG, Askew S, Tate DF. Weighing every day matters: daily weighing improves weight loss and adoption of weight control behaviors. *J Acad Nutr Diet.* Apr 2015;115(4):511–8. doi:10.1016/j.jand.2014.12.011

514. Peterson ND, Middleton KR, Nackers LM, Medina KE, Milsom VA, Perri MG. Dietary self-monitoring and long-term success with weight management. *Obesity* (Silver Spring). Sep 2014;22(9):1962–7. doi:10.1002/oby.20807

515. Klos LA, Esser VE, Kessler MM. To weigh or not to weigh: the relationship between self-weighing behavior and body image among adults. *Body Image.* Sep 2012;9(4):551–4. doi:10.1016/j.bodyim.2012.07.004

516. Rohde P, Arigo D, Shaw H, Stice E. Relation of self-weighing to future weight gain and onset of disordered eating symptoms. *J Consult Clin Psychol.* Aug 2018;86(8):677–87. doi:10.1037/ccp0000325

517. Aragon A. How can we track body composition changes with minimal technology and resources? *AARR,* May 2020.

518. Macdiarmid J, Blundell J. Assessing dietary intake: who, what and why of under-reporting. *Nutr Res Rev.* Dec 1998;11(2):231–53. doi:10.1079/NRR19980017

519. Schwingshackl L, Zähringer J, Nitschke K, et al. Impact of intermittent energy restriction on anthropometric outcomes and intermediate disease markers in patients with overweight and obesity: systematic review and meta-analyses. *Crit Rev Food Sci Nutr.* 2021;61(8):1293–304. doi:10.1080/10408398.2020.1757616

520. Cui Y, Cai T, Zhou Z, et al. Health effects of alternate-day fasting in adults: a systematic review and meta-analysis. *Front Nutr.* Nov 2020;7:586036. doi:10.3389/fnut.2020.586036

521. Gabel K, Hoddy KK, Haggerty N, et al. Effects of 8-hour time restricted feeding on body weight and metabolic disease risk factors in obese adults: a pilot study. *Nutr Healthy Aging.* Jun 2018;4(4):345–53. doi:10.3233/NHA-170036

522. Lowe DA, Wu N, Rohdin-Bibby L, et al. Effects of time-restricted eating on weight loss and other metabolic parameters in women and men with overweight and obesity: the TREAT randomized clinical trial. *JAMA Intern Med.* Nov 2020;180(11):1491–9. doi:10.1001/jamainternmed.2020.4153

523. Headland ML, Clifton PM, Keogh JB. Effect of intermittent compared to continuous energy restriction on weight loss and weight maintenance after 12 months in healthy overweight or obese adults. *Int J Obes* (Lond). Oct 2019;43(10):2028–36. doi:10.1038/s41366-018-0247-2

524. Conley M, Le Fevre L, Haywood C, Proietto J. Is two days of intermittent energy restriction per week a feasible weight loss approach in obese males? A randomised pilot study. *Nutr Diet.* Feb 2018;75(1):65–72. doi:10.1111/1747-0080.12372

525. Cioffi I, Evangelista A, Ponzo V, et al. Intermittent versus continuous energy restriction on weight loss and cardiometabolic outcomes: a systematic review and meta-analysis of randomized controlled trials. *J Transl Med.* Dec 2018;16(1):371. doi:10.1186/s12967-018-1748-4

526. Harris L, Hamilton S, Azevedo LB, et al. Intermittent fasting interventions for treatment of overweight and obesity in adults: a systematic review and meta-analysis. *JBI Database System Rev Implement Rep.* Feb 2018;16(2):507–47. doi:10.11124/JBISRIR-2016-003248

527. Meng H, Zhu L, Kord-Varkaneh H, O Santos H, Tinsley GM, Fu P. Effects of intermittent fasting and energy-restricted diets on lipid profile: a systematic review and meta-analysis. *Nutrition.* Sept 2020;77:110801. doi:10.1016/j.nut.2020.110801

528. Headland M, Clifton PM, Carter S, Keogh JB. Weight-loss outcomes: a systematic review and meta-analysis of intermittent energy restriction trials lasting a minimum of 6 months. *Nutrients.* Jun 2016;8(6):354. doi:10.3390/nu8060354

529. Keenan S, Cooke MB, Belski R. The effects of intermittent fasting combined with resistance training on lean body mass: a systematic review of human studies. *Nutrients.* Aug 2020;12(8):2349. doi:10.3390/nu12082349

530. Seimon R, Roekenes J, Zibellini J, et al. Do intermittent diets provide physiological benefits over continuous diets for weight loss? A systematic review of clinical trials. *Mol Cell Endocrinol.* 2015;418(Pt 2):153–72. doi: 10.1016/j.mce.2015.09.014

531. Welton S, Minty R, O'Driscoll T, et al. Intermittent fasting and weight loss: systematic review. *Can Fam Physician.* Feb 2020;66(2):117–25.

532. Adafer R, Messaadi W, Meddahi M, et al. Food timing, circadian rhythm and chrononutrition: a systematic review of time-restricted eating's effects on human health.

Nutrients. Dec 2020;12(12):3770. doi:10.3390/nu12123770

533. O'Connor SG, Boyd P, Bailey CP, et al. Perspective: time-restricted eating compared with caloric restriction: potential facilitators and barriers of long-term weight loss maintenance. *Adv Nutr.* Mar 2021;12(2):325–33. doi:10.1093/advances/nmaa168

534. Headland ML, Clifton PM, Keogh JB. Impact of intermittent vs. continuous energy restriction on weight and cardiometabolic factors: a 12-month follow-up. *Int J Obes* (Lond). Jun 2020;44(6):1236–42. doi:10.1038/s41366-020-0525-7

535. Campbell BI, Aguilar D, Colenso-Semple LM, et al. Intermittent energy restriction attenuates the loss of fat free mass in resistance trained individuals. a randomized controlled trial. *J Funct Morphol Kinesiol.* Mar 2020;5(1):19. doi:10.3390/jfmk5010019

536. Peos JJ, Helms ER, Fournier PA, et al. Continuous versus intermittent dieting for fat loss and fat-free mass retention in resistance-trained adults: the ICECAP trial. *Med Sci Sports Exerc.* Aug 2021;53(8):1685–98. doi:10.1249/MSS.0000000000002636

537. Kysel P, Haluzíková D, Doležalová RP, et al. The influence of cyclical ketogenic reduction diet vs. nutritionally balanced reduction diet on body composition, strength, and endurance performance in healthy young males: a randomized controlled trial. *Nutrients.* Sep 2020;12(9):2832. doi:10.3390/nu12092832

538. Byrne NM, Sainsbury A, King NA, Hills AP, Wood RE. Intermittent energy restriction improves weight loss efficiency in obese men: the MATADOR study. *Int J Obes* (Lond). Feb 2018;42(2):129–38. doi:10.1038/ijo.2017.206

539. Antonio J, Peacock C, Ellerbroek A, Fromhoff B, Silver T. The effects of consuming a high protein diet (4.4 g/kg/d) on body composition in resistance-trained individuals. *J Int Soc Sports Nutr.* May 2014;11:19. doi:10.1186/1550-2783-11-19

540. Wing RR, Jeffery RW. Prescribed "breaks" as a means to disrupt weight control efforts. *Obes Res.* Feb 2003;11(2):287–91. doi:10.1038/oby.2003.43

541. Peos JJ, Helms ER, Fournier PA, Krieger J, Sainsbury A. A 1-week diet break improves muscle endurance during an intermittent dieting regime in adult athletes: a pre-specified secondary analysis of the ICECAP trial. *PLoS One.* Feb 2021;16(2):e0247292. doi:10.1371/journal.pone.0247292

542. do Vale R, Pieters R, Zeelenberg M. The benefits of behaving badly on occasion: successful regulation by planned hedonic deviations. *Journal of Consumer Psychology.* Jan 2016;26(1):17–28. https://doi.org/10.1016/j.jcps.2015.05.001

543. Corney RA, Sunderland C, James LJ. Immediate pre-meal water ingestion decreases voluntary food intake in lean young males. *Eur J Nutr.* Mar 2016;55(2):815–9. doi:10.1007/s00394-015-0903-4

544. Dennis EA, Dengo AL, Comber DL, et al. Water consumption increases weight loss during a hypocaloric diet intervention in middle-aged and older adults. *Obesity* (Silver Spring). Feb 2010;18(2):300–7. doi:10.1038/oby.2009.235

545. Daniels MC, Popkin BM. Impact of water intake on energy intake and weight status: a systematic review. *Nutr Rev.* Sep 2010;68(9):505–21. doi:10.1111/j.1753-4887.2010.00311.x

546. National Institute on Alcohol Abuse and Alcoholism, National Institutes of Health. Drinking patterns and their definitions. *Alcohol Research: Current Reviews.* Jan 2018, Vol 39, Issue 1.

547. Golan R, Gepner Y, Shai I. Wine and health—new evidence. *Eur J Clin Nutr.* Jul 2019;72(Suppl 1):55–59. doi:10.1038/s41430-018-0309-5

548. Chiva-Blanch G, Badimon L. Benefits and risks of moderate alcohol consumption on cardiovascular disease: current findings and controversies. *Nutrients.* Dec 2019;12(1):108. doi:10.3390/nu12010108

549. Castaldo L, Narváez A, Izzo L, et al. Red wine consumption and cardiovascular health. *Molecules.* Oct 2019;24(19):3626. doi:10.3390/molecules24193626

550. Estruch R, Hendriks HFJ. Associations between low to moderate consumption of alcoholic beverage types and health outcomes: a systematic review. *Alcohol Alcohol.* Mar 2022;57(2):176–84. doi:10.1093/alcalc/agab082

551. Pavlidou E, Mantzorou M, Fasoulas A, Tryfonos C, Petridis D, Giaginis C. Wine: An aspiring agent in promoting longevity and preventing chronic diseases. *Diseases.* Aug 2018;6(3):73. doi:10.3390/diseases6030073

552. Rehm J. The risks associated with alcohol use and alcoholism. *Alcohol Res Health.* 2011;34(2):135–43.

553. Dirlewanger M, di Vetta V, Guenat E, et al. Effects of short-term carbohydrate or fat overfeeding on energy expenditure and plasma leptin concentrations in healthy female subjects. *Int J Obes Relat Metab Disord.* Nov 2000;24(11):1413–8. doi:10.1038/sj.ijo.0801395

554. Soeliman FA, Azadbakht L. Weight loss maintenance: a review on dietary related strategies. *J Res Med Sci.* Mar 2014;19(3):268–75.

555. Jensen MD, Ryan DH, Apovian CM, et al. 2013 AHA/ACC/TOS guideline for the management of overweight and obesity in adults: a report of the American College of Cardiology/American Heart Association Task Force on Practice Guidelines and the Obesity Society. *Circulation.* Jun 2014;129(25 Suppl 2):S102–38. doi:10.1161/01.cir.0000437739.71477.ee

556. Wing RR, Hill JO. Successful weight loss maintenance. *Annu Rev Nutr.* 2001;21:323–41. doi:10.1146/annurev.nutr.21.1.323

557. Ribeiro AS, Nunes JP, Schoenfeld BJ, Aguiar AF, Cyrino ES. Effects of different dietary energy intake following resistance training on muscle mass and body fat in bodybuilders: a pilot study. *J Hum Kinet.* Nov 2019;70:125–34. doi:10.2478/hukin-2019-0038

558. Lichtman S, Pisarska K, Berman E, et al. Discrepancy between self-reported and actual caloric intake and exercise in obese subjects. *N Engl J Med.* Dec 1992;327(27):1893–8. doi: 10.1056/NEJM199212313272701

559. Thomas DM, Martin CK, Redman LM, et al. Effect of dietary adherence on the body weight plateau: a mathematical model incorporating intermittent compliance with energy intake prescription. *Am J Clin Nutr.* Sep 2014;100(3):787–95. doi:10.3945/ajcn.113.079822

560. Townshend T, Lake A. Obesogenic environments: current evidence of the built and food environments. *Perspect Public Health.* Jan 2017;137(1):38–44. doi:10.1177/1757913916679860

561. Rosenbaum M, Leibel RL. Adaptive thermogenesis in humans. *Int J Obes* (Lond). Oct 2010;34 Suppl 1:S47–55. doi:10.1038/ijo.2010.184

562. Clark J. Periodization of exercise induces long-term weight loss while focusing strictly on improvements in cardiovascular and musculoskeletal fitness for individuals who are overfat. *Sport Sciences for Health.* Apr 2018;14:517–30. https://doi.org/10.1007/s11332-018-0450-5

563. Aragon A. *The Cycle of Progress* (evolved version of what originally appeared in *Girth Control,* 2007). 2021.

564. Halın SL, Kaciroti N, Eisenberg D, Weeks HM, Bauer KW, Sonneville KR. Introducing dietary self-monitoring to undergraduate women via a calorie counting app has no effect on mental health or health behaviors: results from a randomized controlled trial. *J Acad Nutr Diet.* Dec 2021;121(12):2377–88. doi:10.1016/j.jand.2021.06.311

565. Levinson CA, Fewell L, Brosof LC. My Fitness Pal calorie tracker usage in the eating disorders. *Eat Behav.* Dec 2017;27:14–6. doi:10.1016/j.eatbeh.2017.08.003

566. Simpson CC, Mazzeo SE. Calorie counting and fitness tracking technology: associations with eating disorder symptomatology. *Eat Behav.* Aug 2017;26:89–92. doi:10.1016/j.eatbeh.2017.02.002

567. Eikey E. Effects of diet and fitness apps on eating disorder behaviours: qualitative study. *BJPsych Open.* Sept 2021;7(5):e176. doi:10.1192/bjo.2021.1011

568. Griffiths C, Harnack L, Pereira MA. Assessment of the accuracy of nutrient calculations of five popular nutrition tracking applications. *Public Health Nutr.* Jun 2018;21(8):1495–502. doi:10.1017/S1368980018000393

569. Passler S, Bohrer J, Blöchinger L, Senner V. Validity of wrist-worn activity trackers for estimating VO. *Int J Environ Res Public Health.* Aug 2019;16(17):3037. doi:10.3390/ijerph16173037